肩關節攣縮的評估與運動治療

臨床篇

監修　林典雄

執筆　赤羽根良和

監修者的話

此次的《臨床篇》是赤羽根大作《評估肩關節攣縮和運動療法》的續集。

本書透過代表性肩關節疾病、外傷的案例分析,解說肩關節攣縮的診療方法。肩關節攣縮基本上是原疾病續發導致的障礙,了解原疾病相關知識非常重要。然而,導致肩關節攣縮的組織,並不一定會受到原疾病影響而出現變化。持續閱讀本書,於各章重複介紹治療技術。重複敍述的內容,正是改善攣縮的關鍵技術,希望各位能加上觸診技術反覆練習。

赤羽根是為數不少一起參與臨床學生的其中一人。離開我這邊後,他總是秉持著認真治療臨床、病患的信念,活用自己的技術,終於成為獨當一面的物理治療師。他不再是「林老師的學生赤羽根良和」,而是「引領運動器官物理治療的赤羽根良和」,展翅高飛。由衷期待他的表現,也希望能再次聽到他說「林老師!請説慢一些!」。

在此,有2件事要請各位協助。第1件事為培養能承接赤羽根技術的晚輩。我希望傳達給赤羽根的熱情(passion),能夠再傳遞給下一代的年輕臨床醫師。病患、運動員、社會所要求的正統物理治療師,是無論時代如何變化,絕對不會有所改變的。由赤羽根成為傳達這個想法的中間人。請務必要親自尋找出次一個世代的「赤羽根良和」。第2件事為請推動赤羽根所做的「運動療法視覺化」。包含我在內,物理治療師是醫療領域之中,成為獨當一面的人的重要過程。只有赤羽根能做到的技術,在赤羽根死後就會中斷消失。接受過赤羽根獨門技術治療的病患只占全體很小一部分。視覺化是一種科學,是提供重現技術的基礎。我希望各位能和我一起推動。

在忙碌的臨床工作、演講之間找出空檔寫文,是縮減個人時間和睡眠時間的作業,撰寫的人可說是必須具備極為強大的精神力。然而,沒有妻子及其他家人的理解、支持,也無法順利完成。趁此次本書出版,向妻子、孩子們表達心中的感謝之意。

最後,身為本書的監修者,要感謝在各項事務上,總是盡全力幫忙的運動與醫學的出版社的園部。

運動器官機能解剖學研究所　林典雄

序言

　　我成為物理治療師後，第一個工作的地方就是吉田骨科醫院。在那裡遇到恩師林典雄老師（現今：（株）運動器官機能解剖學研究所），教我成為物理治療師的心理建設。除了肩關節外，亦學習到了四肢和脊椎的觀念、技術。那些技能一直到現在，仍然是我實施物理療法的真髓。延續2013年出版的《評估肩關節攣縮和運動療法》，此次《臨床篇》請林典雄老師監修。由衷感謝林典雄老師在百忙之中，爽快同意接下本書監修的工作。我的文章原本錯字、缺字頗多，請託林典雄老師幫忙增刪內容，他亦指導我對於各種疾病的觀念，提供許多意見給我，真的深受他的關照。對於他的恩惠，只有感謝遠遠不夠。藉由本文再次由衷感謝他的幫忙。

　　此外，在前一本著作之中也有提到過，我成為物理治療師的那一刻，林典雄老師出了2個功課給我，分別是平日用功3小時、解讀2萬張正常的X光片。在1～2年裡完成了解讀X光片的功課，用功3小時從那時候一直持續至現在。秉持著恩師給我的功課，務必要持續進行下去的想法，每天兢兢業業於臨床工作。

　　我擔任物理治療師至今已經20年。一心一意投入臨床工作，專業為透過運動療法治療關節攣縮。園部俊晴老師（現為運動與醫學的出版社代表董事）委託我撰寫本書時，告訴我寫哪一種關節都可以，因此我選擇了肩關節。若要說我們治療師在改善攣縮上，所遇到過的最強對手、總是讓我們陷入苦戰的，當然非肩關節莫屬。肩關節是由很大的球（肱骨頭）和小凹槽（臼蓋）組成，關節周圍有著許多軟組織。因此，一旦以軟組織為主體的拉伸動作受到限制、滑動出現障礙，就會導致運動時疼痛和可動區域受限。這就是所謂的關節攣縮。需要治療對象的組織按壓疼痛症狀變嚴重、組織硬度變高，只要消除這些症狀，大多能改善運動時疼痛和可動區域受限。也就是說，肩關節周圍存在著大量的軟組織，若能學會可以確實治療肩關節攣縮的技術，該技術也足以用來處理其他四肢和脊椎的問題。

　　園部俊晴老師是一位非常親切、我打從心底尊敬的物理治療師。園部俊晴老師推動的是以力學為中心的運動療法，跟本書以組織學為中心的觀念有些不

同，但在臨床實務上，力學和組織學兩者同等重要，能夠適當運用這兩者的治療師，相信一定能帶給病患高品質的運動療法。

　　本書列舉出 10 種肩關節攣縮的病例，在撰寫過程中，盡量以簡潔、易懂的用詞，解說運動療法實際觀念和技巧。若能確實理解這 10 個病例的樣態後再來進行運動療法，相信治療成效將不同於以往。不過，臨床上非常要求我們治療師的觸診技術能力，務必要拜讀幫忙監修本書的林典雄老師《運動療法的機能解剖學觸診技術》（Medical Review 公司）這本著作。觸診跟治療成績密切相關，在閱讀本書之前，請一定要先增進自己的觸診技術能力。只有這樣，才能提升治療成績。

　　另外，本書所提到的知識和技術，並非全憑我一人之力想到的。承蒙林典雄老師和骨科復健學會的老師們不吝教導，以老師們教授予我的知識為基礎，才能順利完成本書。衷心感謝老師們的幫忙。

　　在此，也向園部俊晴老師帶領的運動與醫學的出版社各位同仁、竭盡心力校正本書的關東勞災醫院中央復健部今屋健醫師、勝木秀治醫師、依照我的想法繪製插圖的谷本健老師、協助拍攝照片的醫療法人佐藤骨科、城北骨科診所的各位，表達我心中的謝意。真的非常謝謝各位鼎力協助。

　　若本書能增加多位臨床家的知識、促使相關技術的發展，幫助到深受肩機能障礙所苦的病患，將是我人生一大樂事。

佐藤骨科　物理治療師　赤羽根良和

開始閱讀本書之前

本書介紹的10個病例在治療過程中,加入了許多肌肉攣縮的運動療法。

消除肌肉攣縮的運動療法,有「①減輕攣縮肌肉緊繃的鬆弛運動」,以及「②恢復縮短肌肉拉伸性的伸展運動」2種,這2項技術水平高度,直接影響治療成績好壞。在開始閱讀本書之前,筆者先以小圓肌為範例,介紹這2種運動療法具體概念和進行方式。

① 減輕攣縮肌肉緊繃的鬆弛運動

鬆弛的目的為消除攣縮肌肉的緊繃。因此,在鬆弛之後,必須透過實際觸診,確認肌肉緊繃和按壓疼痛是否獲得改善。

具體方法為分開該肌肉的起點和止點,由他人被動拉伸該肌肉。從拉伸位置沿著肌肉收縮方向,一直到能活動的可動範圍,以5～10%左右的強度自動、被動進行運動。有節奏地重複這一連串的動作,直到肌肉緊繃和按壓疼痛獲得改善為止。此時,肌肉收縮和運動同步,溫柔地引導病患,是確保鬆弛運動有效的訣竅。透過觸診確認肌肉拉伸和收縮,有助於更加確實進行運動療法。

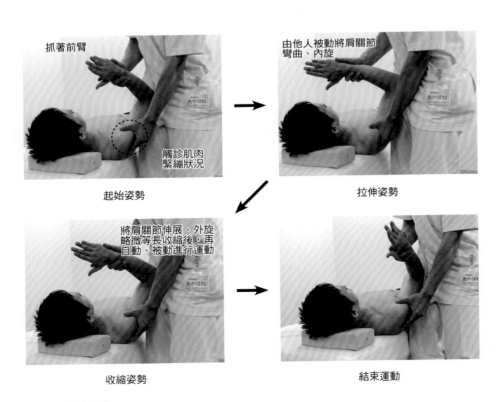

小圓肌鬆弛運動

有節奏地反覆進行這一連串的動作,直到肌肉緊繃和按壓疼痛獲得改善為止。

② 恢復縮短肌肉拉伸性的伸展運動

伸展運動的目的在於恢復肌肉長度。因此，在完成鬆弛運動後，必須確認是否確實拉伸肌肉，擴大可動區域。

具體方法為分開該肌肉的起點和止點，由他人被動拉伸該肌肉。利用拉伸姿勢，以 10～20% 左右的強度讓肌肉等長收縮，拉伸肌腱移動處給予刺激。之後，切換成自動、被動進行運動，在肌肉可以活動的範圍內，刺激肌肉收縮。也就是説，有節奏地重複被動拉伸 → 拉伸姿勢等長收縮（拉伸刺激）→ 之後自動、被動進行運動至縮短位置 → 被動拉伸這一連串動作，確認可動區域擴大。此時，透過觸診確認肌肉拉伸和收縮，有助於更加確實進行運動療法。

鬆弛和伸展的技法非常類似，但伸展運動是在伸長位置等長收縮，拉伸肌肉給予刺激。如此一來，肌腱移動處拉伸、刺激，可以激發 Ib 群纖維，抑制跟收縮有關的 α 運動纖維，更容易恢復肌肉的拉伸性。兩者最重要的，就是在整個可動區域裡促進肌肉收縮。

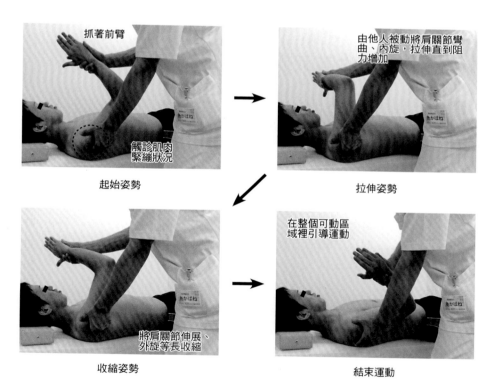

小圓肌伸展運動

有節奏地反覆進行這一連串的動作，直到能順利拉伸肌肉為止。

參考文獻

赤羽根良和、林典雄（監修）：評估肩關節攣縮和運動療法，運動與醫學的出版社，2013。

丹羽滋郎等人：骨頭·關節疾病與單一關節肌、二·多關節肌之關係，醫療上的伸展運動，金原出版株式會社，2008，p23-72。

目 錄

第4章　五十肩的運動療法

第5章　退化性肩關節炎的運動療法

第6章　旋轉肌袖破裂縫合手術後的運動療法

第7章　鎖骨骨幹部骨折的運動療法

第8章　大結節骨折的運動療法

第9章　肱骨頭近端骨折的運動療法

第 10 章　頸部揮鞭症候群的運動療法

第 1 章
胸廓出口症候群（牽拉型）的運動療法

1. 胸廓出口症候群的概要與臨床上的狀況

1）掌握胸廓出口症候群的基礎知識

① 什麼是胸廓出口症候群

　　胸廓出口是位在鎖骨和第1肋骨之間的縫隙。臂神經叢和鎖骨下靜脈穿過前斜角肌、中斜角肌、第1肋骨組成的三角區，以及鎖骨、第1肋骨、鎖骨下肌形成的肋鎖間隙，還有胸小肌、胸廓形成的胸小肌間隙（圖1-1）。前斜角肌與中斜角肌之間距離平均9 mm[1)]，不過這個距離會隨著肩帶的位置而出現變動（圖1-2）。

　　穿過胸廓出口的臂神經叢和鎖骨下靜脈，容易因為牽拉、擠壓受到刺激，當這類機械性刺激轉為慢性後，將顯現頸部疼痛和上肢疼痛、發麻等症狀。依病症發生部任，又可以再細分為斜角肌症候群、胸小肌症候群、肋鎖症候群、頸肋症候群等，統一定義為胸廓出口症候群（thoracic outlet syndrome：TOS）[2)]。

　　Roos投入TOS臨床研究多年。據他表示，99％屬於臂神經叢過敏的神經性

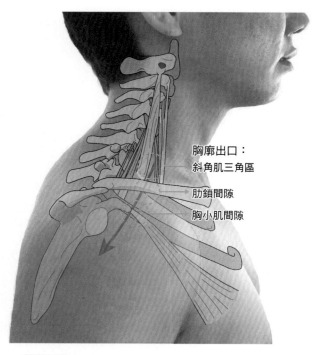

胸廓出口：
斜角肌三角區

肋鎖間隙

胸小肌間隙

圖 1-1　胸廓出口解剖圖

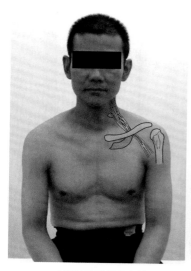 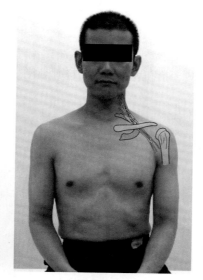

a：讓胸廓緊縮的姿勢　　　　　　　　b：讓胸廓伸展的姿勢

圖 1-2　**肩帶位置與胸廓出口樣態的關係**

a 姿勢中肩帶內縮下降，拉扯到臂神經叢。

疼痛、血管性病變極為少見[3)4)]。一直以來，造成第1肋骨發育不全等的臂神經
叢，是罹患 TOS 的主因（**壓迫型**），但如今反而是牽拉臂神經叢造成的刺激，
才與引發症狀有關，而不是骨骼異常帶來的壓迫所導致（**牽拉型**）[5)6)]。從北村
等人的基礎研究來看[7)]，可得知臂神經叢對於牽拉，比末梢神經還要敏感，尤
其神經外膜組織只要受到牽拉，血流量就會明顯減少。

在評斷 TOS 上會進行多種理學檢查。TOS 始終是症候群的一種，因此最重要的，自然是找出顯露病症和臨床觀察的一致性。

占 TOS 病患大多數的臂神經叢牽拉型，除了 Morley 測試（圖 1-3）外，上肢向下牽拉測試（圖 1-4）亦有效。抬高肩帶消除牽拉刺激後，能立刻舒緩症狀（圖 1-5）是該病症最大特色。

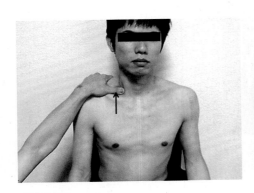

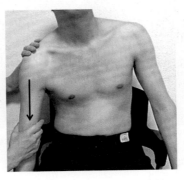

圖 1-3　Morley 測試

壓迫鎖骨上窩造成刺激後，再觀看疼痛和發麻狀況的檢查方法。

圖 1-4　上肢向下牽拉測試

將上肢向下牽拉給予刺激後，再觀看疼痛和發麻狀況的檢查方法。

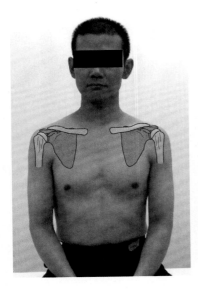

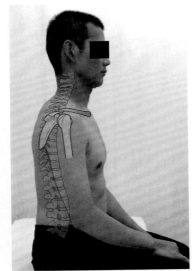

圖 1-5　能改善症狀的肢體姿勢

將內縮下降的肩帶向上抬高後，減輕臂神經叢承受的牽拉刺激，立即舒緩症狀。

此外，在 TOS 上還有脈管測試這項重要的輔助檢查。

Adson 測試（圖1-6）會轉動病患的頸部，讓斜角肌三角區變狹窄，接著病患深呼吸，肌肉緊蹦，再觀察橈動脈消失、減弱的狀況。然而，此檢查方式容易出現偽陽性，同時也被批評深呼吸會產生神經反應，造成血流減少，判斷病症必須更謹慎小心[8]。

Wright 測試（圖1-7）是將雙肩關節外轉、外翻90度、肘關節保持屈曲90度，讓兩側上肢得以水平伸展，藉此縮短胸小肌和胸廓之間的距離後，再觀察橈動脈消失、減弱狀況的檢查方式。這項檢查將肋鎖間隙縮小至5mm以下，所以只要判定肋鎖間隙出現異常就是陽性[9]。

Eden 測試（圖1-8）是伸展前胸，將兩側上肢向後下方拉動，縮小肋鎖間隙後，再觀察橈動脈消失、減弱狀況的檢查方式。肋鎖間隙在檢查過程中會縮減至4mm以下，可說是判斷肋鎖症候群時不可或缺的測試[9]。

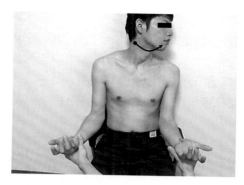

圖 1-6　Adson 測試

病患轉動頸部並且深呼吸後，再觀察此時橈動脈跳動減弱狀況的檢查方式。

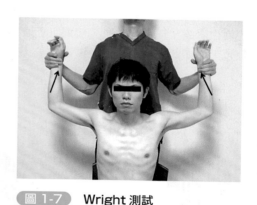

圖 1-7　Wright 測試

雙肩關節外轉、外翻90度，肘關節保持屈曲90度，水平伸展兩側上肢後，再觀察橈動脈跳動減弱狀況的檢查方式。

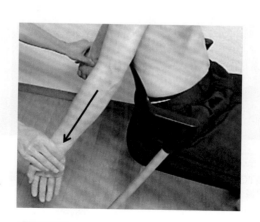

圖 1-8　Eden 測試

伸展前胸，將兩側上肢向後下方拉動後，再觀察橈動脈跳動減弱狀況的檢查方式。

2）胸廓出口症候群（牽拉型）的臨床表現

① 病症特徵

　　牽拉型TOS最大特徵就是呈現駝背姿勢，常見到肩胛骨外轉、向下旋轉、前傾，頭部向前方偏移，頸椎前彎幅度減少，胸椎過度後彎，鎖骨和第1肋骨向下降（圖1-9）。之後斜方肌中段、下段纖維肌力低落和肌肉出力不良，造成肩帶機能不良，而且菱形肌、提肩胛肌、胸小肌過度緊繃，結果變成習慣性姿勢不良。姿勢不良正是臂神經叢過度緊繃的原因，到最後導致上肢疼痛和麻痺逐漸慢性化[10][11][12]。

　　目前大多以多年姿勢不良導致的前胸攣縮，作為判斷牽拉型TOS的依據。可以透過福吉等人研發的前胸柔軟度測試，掌握前胸攣縮的程度（圖1-10）[13][14]。測試後判斷陽性時，就有可能是抑制肩胛骨內轉、向上旋轉、後傾的肩鎖關節和胸鎖關節發生攣縮，以及胸小肌、前鋸肌上段纖維、鎖骨下肌、外腹斜肌柔軟度下滑。也因為如此，在治療上最重要的，莫過於以這些組織為中心實施運動療法。

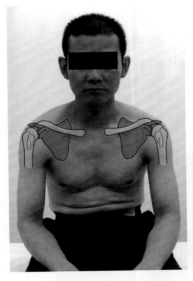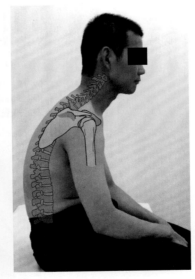

圖 1-9　牽拉型 TOS 姿勢特徵

牽拉型TOS的病患大多肩胛骨外轉、向下旋轉、前傾，頭部向前方偏移，頸椎前彎幅度減少，胸椎過度後彎，鎖骨和第1肋骨向下降。

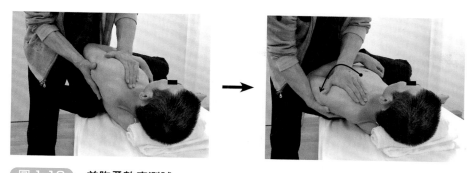

圖 1-10 前胸柔軟度測試

肩峰毫無抵抗直接碰觸到地面時即為陰性。

② 治療概念

牽拉型 TOS 治療目標為矯正姿勢和肩胛骨自然曲度，並維持住肢體姿勢，以便恢復原有的肌肉機能。

原本將肩胛骨矯正成內轉、向上旋轉、後傾，有助於鬆開臂神經叢，舒緩症狀。然而，當神經極高度敏感時，肩胛骨運動本身就會過度刺激臂神經叢，導致難以進行治療。尤其是斜角肌、鎖骨下肌、胸小肌，當肌肉攣縮、肌肉內部壓力上升，只要些微壓力刺激，就會出現激烈的症狀反應。如果是這一類的病患，可以先從改善神經自身閾值著手。

對於壓迫型 TOS，治療首要目的為鬆開造成臂神經叢、鎖骨下動靜脈的因子。另一方面，治療牽拉型 TOS 的運動療法，則是利用身體姿勢，鬆弛過度牽拉的臂神經叢。除了胸廓出口四周區域之外，連頸部到手指位置都必須納入治療範圍內，如果疏忽掉這一點，將無法順利地進行治療。

此外，雖然有許多病患，採用運動療法合併 KS 型彈力帶（圖 1-11），當能有效改善症狀[15]，但若不慎過度矯正，反而會讓症狀惡化，因此務必要循序漸進指導病患穿上彈力帶。

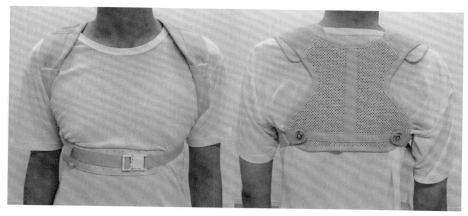

圖 1-11 KS 型彈力帶

2. 案例分析

肩關節上舉受限的臂神經叢牽拉型病例

1）本件病例概要

　　本件病例為50歲世代的女性。3個月前罹患頸椎突出（C5/C6），判定前臂橈側至拇指、食指橈側1/2的腹側嚴重麻痺。後來，因跌倒造成薦骨骨折。受到骨折影響無法坐下，日常生活活動（ADL）只能做出仰臥姿勢。就是從那時候開始，前臂尺骨、1/2食指尺骨和小指出現麻痺。經過神經學檢查，認為頸椎突出處與此次病發的症狀無太大關聯，必須思考是否為頸椎突出以外的其他疾病，造成了此次的症狀。

　　頸椎突出的病患大多呈現肩胛骨外轉、向下旋轉、前傾，頸椎前彎幅度減少，胸椎過度後彎，鎖骨和第1肋骨向下降，亦即呈現駝背姿勢。結果，因為頭部重心向前移動，頸椎的椎間盤內部壓力變得容易上升。同時，駝背姿勢也會更加過度牽拉臂神經叢。本件病例前胸出現攣縮，無法做出有助於鬆開臂神經叢的肢體姿勢，並且時常加重牽拉刺激，合併牽拉型的胸廓出口症候群（TOS）。另外，TOS各種檢查項目的結果都是陽性，對於牽拉、按壓刺激非常敏感。

　　為了消除臂神經叢承受的壓力，運動療法從鬆弛形成斜角肌三角區的前斜角肌、中斜角肌及胸小肌開始進行。鬆弛肌肉明顯舒緩對麻痺的敏感度後，運動療法才進入下一個步驟，消除前胸的攣縮。即使胸小肌和前鋸肌上段纖維嚴重縮短，不過在控制住疼痛之下進行治療，有效改善了肩帶位置異常。接著，改善斜方肌中段、下段纖維的機能，以提升肩胛骨固定肌的機能。

　　如同本件病例的狀況般，縱然是難以進行治療的TOS病患，只要制定階段性治療的計畫，也能消除症狀，恢復健康。

2）病歷和評估

① 病例

　　50歲世代的女性，家庭主婦。3個月前確定罹患頸椎突出（C5/C6）。判定前臂橈側至拇指、食指橈側1/2的腹側嚴重麻痺。家人病歷並無需要特別記錄的事項。

② 目前病況

　　跌倒造成薦骨骨折，進入其他醫院接受治療。到骨頭癒合為止的 3 週裡，必須臥床休養。由他人幫忙洗髮，但低頭洗髮時，前臂尺骨、1/2 食指尺骨、小指感到強烈麻痺。出院後至本院看診，並開始運動療法。

③ 運動療法開始前的基本評估

a）問診

i 出現疼痛、麻痺的時間

　　約 1 個月前開始。

ii 造成疼痛的原因

　　病患表示洗髮時大力拉動到頭部、頸部，但仍不清楚確切的致病原因。

iii 出現麻痺的部位

　　前臂尺骨、1/2 食指尺骨、小指感到強烈麻痺，坐下和站立時症狀更加嚴重（圖 1-12）。

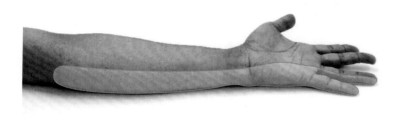

圖 1-12 感到麻痺的部位

b）視診、觀察

　　肩胛骨外轉、向下旋轉、前傾，胸椎過度後彎，頸部僵直且頭部向前偏移。

肩峰高度比健側還要低，也就是姿勢駝背（圖1-13）。

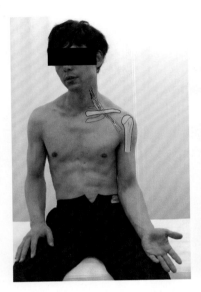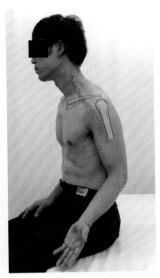

> ※ 此處使用露出上半身的照片，包括後續
> 　的照片在內，都是由模特兒示範，而非
> 　病患本人。

圖 1-13　本件病例的姿勢

肩帶和脊椎姿勢不良，造成臂神經叢過度緊繃。

c）觸診

ⅰ　確認按壓感到疼痛的部位（圖1-14）

　　按壓後斜角肌三角區、胸小肌間隙、前鋸肌上段纖維感到疼痛。尤其是斜角肌三角區和胸小肌間隙疼痛感受大，即使是輕微按壓，也會感到劇烈疼痛。而且，按壓時疼痛會擴散到上肢。

ⅱ　確認肌肉緊繃狀況（圖1-15）

　　前斜角肌、中斜角肌、胸小肌、大菱形肌、小菱形肌、提肩胛肌、鎖骨下肌、前鋸肌上段纖維明顯緊繃。

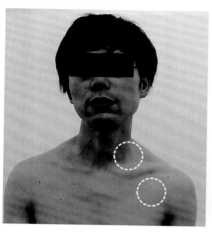 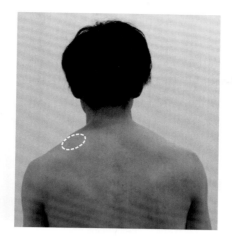

圖 1-14 按壓會感到疼痛的部位

按壓後斜角肌三角區、胸小肌間隙、前鋸肌上段纖維感到疼痛。
尤其是斜角肌三角區和胸小肌間隙明顯疼痛，即使是輕微按壓，也會感到劇烈疼痛。

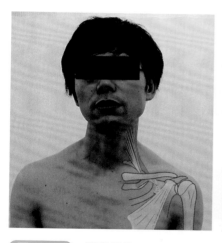 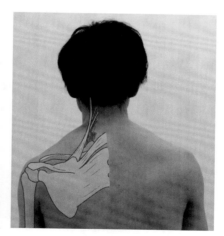

圖 1-15 緊繃部位

前斜角肌、中斜角肌、胸小肌、大菱形肌、小菱形肌、提肩胛肌、鎖骨下肌、前鋸肌上段纖維
明顯緊繃。

d）關節可動區域

彎曲：150度　　外轉：135度

第1種肢體姿勢外旋：60度　　綁帶動作：至第12節胸椎

第2種肢體姿勢外旋：80度　　第2種肢體姿勢內旋：45度

第3種肢體姿勢外旋：90度　　第3種肢體姿勢內旋：0度

其中又以第2種肢體姿勢外旋可動區域受到限制時，前臂尺骨、1/2食指尺骨、小指麻痺感最為強烈。

e）肌肉、韌帶、關節囊拉伸測試

根據各種拉伸測試的結果，如下判斷肢體姿勢受到限制的原因。

i 第1種肢體姿勢外旋受限：無

ii 第1種肢體姿勢內旋受限：無

iii 第2種肢體姿勢外旋受限：胸小肌、鎖骨下肌、前鋸肌上段纖維

iv 第2種肢體姿勢內旋受限：大菱形肌、小菱形肌

v 第3種肢體姿勢外旋受限：無

vi 第3種肢體姿勢內旋受限：大菱形肌、小菱形肌

依上述各種拉伸測試的結果來看，判定胸小肌、前鋸肌上段纖維受到的限制最大。

f）前胸柔軟度測試

測試後發現患側下彎距離地面8指寬（健側：6指寬）。仰臥時肩峰距離地面5指寬（健側：4指寬），懷疑肩鎖關節、胸鎖關節、胸椎、胸廓的柔軟度下滑。

g）肌力

斜方肌的中段纖維為等級4，下段纖維則是等級3+。

h）骨科測試

在TOS各種檢查項目之中，Morley測試及上肢向下牽拉測試結果為陽性，Roos 3分鐘測試（向上舉高3分鐘負載測試）約10秒。另一方面，由他人被動向上旋轉肩胛骨，將它矯正成後傾，減輕了進行各種檢查時所發生的麻痺感。

④ 病例影像

a）X光檢查（圖1-16）

ⅰ　正面影像

　兩側鎖骨向下降低。

ⅱ　側面影像

　頸部僵直，能看到第7節頸椎，懷疑肩胛骨過度向下。

ⅲ　斜位影像

　第5、6節頸椎的椎間盤腔體萎縮，椎間孔輕微狹窄。

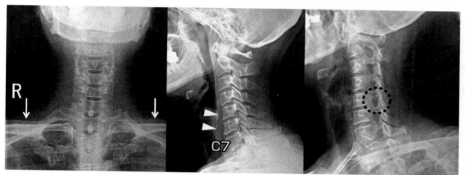

頸椎　正面影像　　　　頸椎　側面影像　　　頸椎　　　　斜位影像

圖 1-16　X光檢查

正面影像：兩側鎖骨向下降低。
側面影像：頸部僵直。
斜位影像：C5/6的椎間盤腔體萎縮，椎間孔輕微狹窄。

3）展開運動療法

① 放鬆構成各間隙部的肌肉

　　斜角肌三角區由前斜角肌、中斜角肌、第1肋骨組成。姿勢長期不良，持續拉伸前斜角肌、中斜角肌，將造成肌肉內部壓力升高。而且，肩胛骨向下旋轉、呈現前傾的病患，胸小肌緊繃度變高。本件病例按壓斜角肌三角區、胸小肌間隙後，會覺得強烈疼痛，即使是輕微按壓，上肢也會明顯感到麻痺。

　　因此，針對病患情況展開放鬆肌肉的運動療法，希望藉此降低構成斜角肌三角區，以及胸小肌間隙的肌肉內部壓力。

　　以仰臥作為起始姿勢。將上肢放在腹部上，肩胛骨至上臂下方敷毛巾。由於上位胸椎過度後彎，仰臥時頸椎會變成過度伸展。所以，在頭部下方放置毛巾，補正頸椎自然曲度（圖1-17）。擺成上述肢體姿勢後，經由觸診確認臂神經叢緊繃獲得舒緩。施加至肌腱移動區域的按壓刺激極其輕微，不會引起任何症狀。放鬆肌肉改善了斜角肌和胸小肌的肌肉緊繃、肌肉內部壓力，輕輕按壓造成的疼痛。

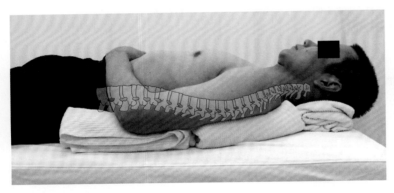

圖1-17　起始姿勢

a）抑制 Ib、消除前斜角肌和中斜角肌攣縮的舒緩運動

前斜角肌和中斜角肌停止部位各異，但開始活動的部位卻大多互相重疊，難以將兩者分開各自治療。因此，治療上會將前斜角肌和中斜角肌整合在一起。不過，即使是健側，前斜角肌和中斜角肌也常高度緊繃，不論是健側或是患側，都必須舒緩肌肉的緊繃。進行治療時，要注意不要直接碰觸到斜角肌三角區。臂神經叢移動，除了症狀更形惡化外，也會造成肌肉緊繃變得更嚴重。

接下來具體解說治療技巧。雙手分別觸摸附著在第2節頸椎橫突前方的肌腹。再來，物理治療師的指腹慢慢地按壓斜角肌，輕輕拉動刺激肌腱移動區域，以便抑制住 Ib。按壓時間3秒左右。重複將各個頸椎橫突，一個一個向下拉的一連串動作，直到按壓疼痛和肌肉緊繃獲得舒緩為止（圖1-18）。

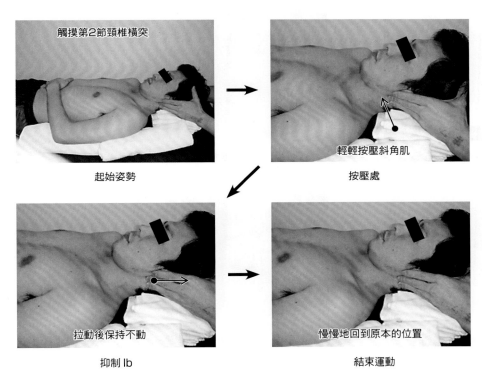

圖 1-18　抑制 Ib、消除前斜角肌和中斜角肌攣縮的舒緩運動

b）抑制Ib、消除胸小肌攣縮的舒緩運動

　　胸小肌位在胸大肌的深層，較容易經由觸診了解肌肉的狀況。觸診時，必須注意是否按壓到胸小肌間隙，避免直接按壓到臂神經叢。臂神經叢受到壓迫造成症狀惡化時，將變得更加難以控制住肌肉的緊繃。

　　接下來具體解說治療技巧。一隻手的指腹輕輕觸摸喙突，另一隻手貼合在附著於第3肋骨（有時第2肋骨位在最上方）的肌腹上。接著，輕輕固定住喙突，再以指腹慢慢地按壓附著在肋骨上的肌腹，拉動刺激肌腱移動區域。按壓時間3秒左右。各個肋骨同樣進行這一連串的動作，不斷重複，直到按壓疼痛和肌肉緊繃獲得舒緩為止（圖1-19）。

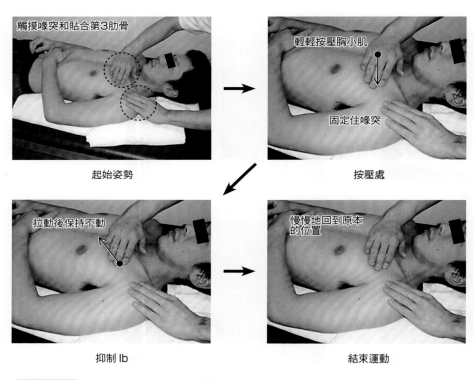

觸摸喙突和貼合第3肋骨

起始姿勢

輕輕按壓胸小肌

固定住喙突

按壓處

拉動後保持不動

抑制 Ib

慢慢地回到原本的位置

結束運動

圖 1-19　抑制 Ib、消除胸小肌攣縮的舒緩運動

> **重點提醒．建議**
>
> 進行「①放鬆構成各間隙部的肌肉」之後，減輕了斜角肌和胸小肌的緊繃，舒緩斜角肌三角區和胸小肌間隙的按壓疼痛。最初控制肌肉群的緊繃，除了舒緩按壓造成的疼痛外，也是為了後續能順利進行肩關節跟肩帶的運動。

後面開始治療連接肩胛骨與軀幹的肌肉，但動到斜角肌三角區和胸小肌間隙，容易傷害、刺激臂神經叢。因此，記得不要忘了確認肩胛骨和軀幹的運動，是否造成上述的肌肉過度緊繃，並且在肌肉緊繃時立即放鬆肌肉。

② 放鬆連接肩胛骨與軀幹的肌肉

本件病例的斜方肌中段纖維、下段纖維機能低下，取而代之的，是菱形肌、提肩胛肌、胸小肌固定住肩胛骨。結果，肩胛骨向下旋轉、前傾，加重臂神經叢承受到的拉扯。

此外，向下旋轉肌群的肌肉橫斷面積，比向上旋轉肌群還要小，容易因為肌肉疲勞，引起肌肉的攣縮和縮短。隨之而來的前胸攣縮，姿勢不良，造成臂神經叢受到的牽拉刺激逐漸慢性化。

實施運動療法的目的，在於調整成能鬆開臂神經叢的姿勢，因此會從放鬆連接軀幹與肩胛骨的肌肉開始著手。

起始姿勢為側躺。肩關節過度伸展和內轉，會造成臂神經叢緊繃，因此在肩胛骨到上臂下方放置毛巾。朝向頸椎對面側彎也會加重臂神經叢的緊繃，要記得在頭部下方鋪毛巾（圖1-20）。物理治療師經由觸診，確認臂神經叢緊繃獲得舒緩後，再開始進行運動療法。

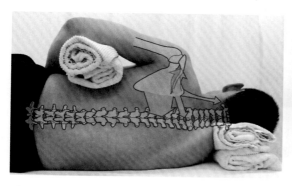 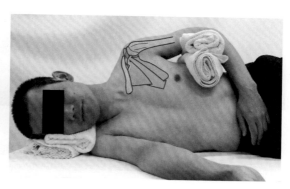

圖 1-20　**起始姿勢**

　　罹患 TOS 的病患的臂神經叢敏感度很高，上肢運動容易造成症狀惡化。因此，在活動肩關節和肩帶之際，應注意支撐上肢的力道、觸診時按壓的力道，以及向上舉高維持數分鐘以上的姿勢，避免反效果導致症狀惡化。

　　除此之外，在活動肩關節和肩胛骨時，必須同時確認橈動脈的跳動。跳動減弱卻仍繼續活動肩關節和肩胛骨，手指將變得寒冷和感到麻痺。此一現象常伴隨整個上肢肌肉緊繃加重，建議一邊運動治療，一邊確認橈動脈跳動狀況。本階段治療目標為改善大菱形肌、小菱形肌、提肩胛肌、胸小肌、前鋸肌上段纖維的肌肉緊繃，消除按壓的疼痛。

a）利用反覆收縮消除大菱形肌、小菱形肌攣縮的舒緩運動

　　治療大菱形肌時，一隻手的指腹貼合在距離髆棘三角區遠端的內側邊緣肌腹，另一隻手輕輕觸摸第 2～5 胸椎棘突。接著，觸摸的手固定住各個棘突，另一隻手緩慢地將肩胛骨外轉、向上旋轉，伸展肩胛骨給予刺激。之後，將肩胛骨內轉、向下旋轉，慢慢地輕輕收縮。不斷重複這一連串的動作，直到按壓疼痛和肌肉緊繃獲得改善為止（圖 1-21）。

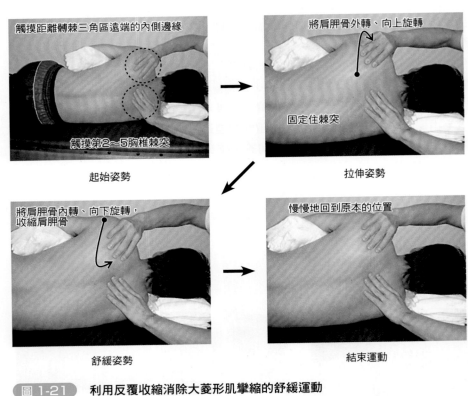

起始姿勢　　　　　　　　　　　拉伸姿勢

舒緩姿勢　　　　　　　　　　　結束運動

圖 1-21　利用反覆收縮消除大菱形肌攣縮的舒緩運動

至於小菱形肌方面，一隻手的指腹貼合在距離髆棘三角區近端的內側邊緣肌腹，另一隻手輕輕觸摸第7節頸椎～第1胸椎棘突。接著，觸摸的手固定住各個棘突，另一隻手緩慢地將肩胛骨外轉、向上旋轉，輕輕地伸展肩胛骨給予刺激。之後，將肩胛骨內轉、向下旋轉，慢慢地輕輕收縮。不斷重複這一連串的動作，直到按壓疼痛和肌肉緊繃獲得改善為止（圖1-22）。

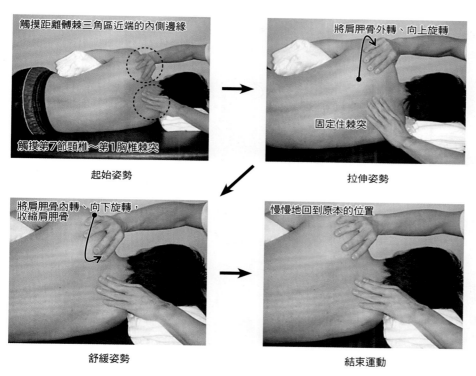

圖 1-22　利用反覆收縮消除小菱形肌攣縮的舒緩運動

b）利用反覆收縮消除提肩胛肌攣縮的舒緩運動

　一隻手的指腹貼合附著在肩胛骨上角的肌腹，另一隻手輕輕觸摸第1〜4頸椎橫突。接著，觸摸的手固定住各個橫突，另一隻手緩慢地將肩胛骨向下推動、向上旋轉，輕輕地伸展肩胛骨給予刺激。之後，將肩胛骨向上舉起、向下旋轉，慢慢地輕輕收縮。不斷重複這一連串的動作，直到按壓疼痛和肌肉緊繃獲得改善為止（圖1-23）。

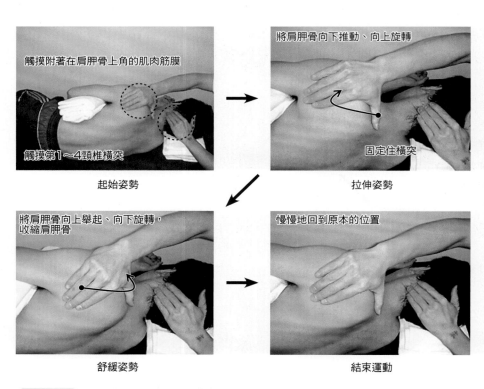

觸摸附著在肩胛骨上角的肌肉筋膜

觸摸第1〜4頸椎橫突

起始姿勢

將肩胛骨向下推動、向上旋轉

固定住橫突

拉伸姿勢

將肩胛骨向上舉起、向下旋轉，
收縮肩胛骨

舒緩姿勢

慢慢地回到原本的位置

結束運動

圖1-23 利用反覆收縮消除提肩胛肌攣縮的舒緩運動

c）利用反覆收縮消除胸小肌攣縮的舒緩運動

　　一隻手抓著肩峰，另一隻手輕輕觸摸第3（或2）～4肋骨的前方。接著，觸摸的手固定住各個肋骨，另一隻手將肩胛骨向後傾、向上旋轉，輕輕地伸展肩胛骨給予刺激。之後，將肩胛骨向前傾、向下旋轉，慢慢地輕輕收縮肩胛骨。不斷重複這一連串的動作，直到按壓疼痛和肌肉緊繃獲得改善為止（圖1-24）。

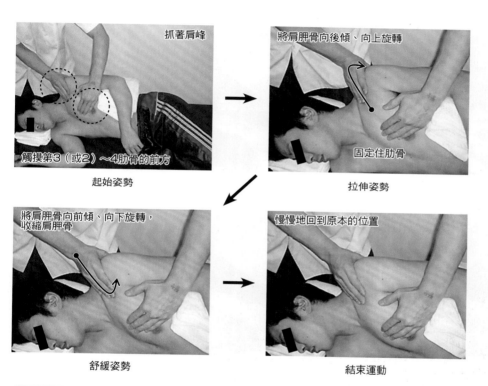

圖 1-24　利用反覆收縮消除胸小肌攣縮的舒緩運動

d）利用反覆收縮消除前鋸肌上段纖維攣縮的舒緩運動

　　一隻手抓著肩胛骨上角，另一隻手輕輕觸摸第1肋骨。接著，觸摸的手固定住第1肋骨，另一隻手將肩胛骨內轉、向上旋轉，輕輕地伸展肩胛骨給予刺激。之後，將肩胛骨外轉、向下旋轉，慢慢地輕輕收縮肩胛骨。不斷重複這一連串的動作，直到按壓疼痛和肌肉緊繃獲得改善為止（圖1-25）。

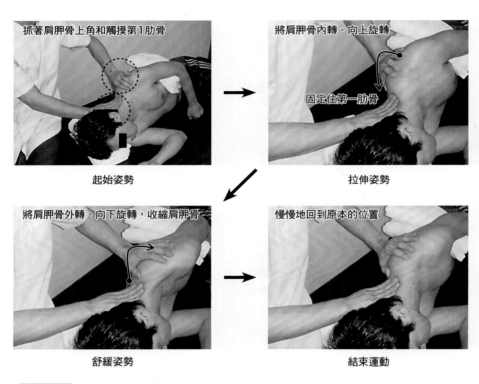

圖 1-25 利用反覆收縮消除前鋸肌上段纖維攣縮的舒緩運動

重點提醒・建議
進行「②放鬆連接肩胛骨與軀幹的肌肉」之後，不但改善了肩胛骨位置的異常，同時也舒緩了肌肉緊繃。相較於初診，更能夠確認肩關節向上舉高，拉動胸椎伸展，以及肩胛骨生理性向上旋轉運動的狀況。

在放鬆連接肩胛骨與軀幹的肌肉之後，根據疼痛和麻痺的閾值，決定是否要進入伸展階段。若活動關節會引發疼痛和麻痺，則回到放鬆階段，必須等到閾值升高後才能夠開始伸展肌肉。

③ 伸展連接肩胛骨與軀幹的肌肉

本件病例因為肩帶和脊椎長期姿勢不良，造成肌肉縮短，只進行放鬆運動，前胸柔軟度測試的結果依然無法達到陰性。因此，從本時期開始伸展肌肉，以便讓肌肉恢復伸展性。

以側躺作為起始姿勢，髖關節彎曲。確認骨盆穩定後，肩關節於肩胛骨平面上舉90度。接著頸椎側彎，消除臂神經叢的緊繃，必要時可以在頭部下方放置毛巾（圖 1-26）。

進行伸展運動時，可以適當搭配等長收縮訓練，有助於提升治療的效果。伸展運動的最終目標，為前胸柔軟度測試下彎距地面4指寬以內、肩峰距離地面2指寬以內。

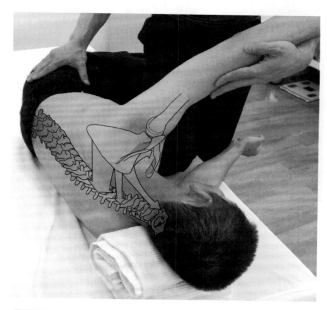

圖 1-26　起始姿勢

a）消除大菱形肌、小菱形肌縮短的伸展運動

伸展大菱形肌時，讓肩關節維持在肩胛骨平面上舉90度，一隻手的指腹貼合距離髆棘三角區遠端的內側邊緣肌腹，另一隻手觸摸第2～5胸椎棘突。接著，固定住各個棘突，同時一隻手將肩胛骨外轉、向上旋轉，伸展肩胛骨給予刺激。持續3秒之後，先將肩胛骨內轉、向下旋轉等長收縮（1秒、收縮力5％左右），再外轉、向上旋轉，維持在能伸展肩胛骨的姿勢。不斷重複這一連串的動作，直到肌肉阻力減輕為止（圖1-27）。

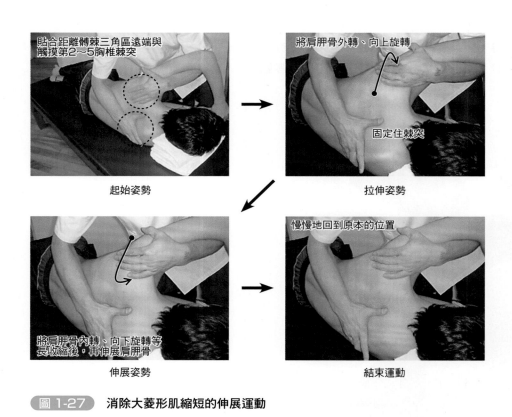

圖1-27 　消除大菱形肌縮短的伸展運動

至於小菱形肌方面，讓肩關節維持在肩胛骨平面上舉90度，一隻手的指腹貼合距離髃棘三角區近端的內側邊緣肌腹，另一隻手觸摸第7節頸椎～第1胸椎棘突。接著，觸摸的手固定住各個棘突，另一隻手將肩胛骨外轉、向上旋轉，適度伸展肩胛骨給予刺激。持續3秒之後，先將肩胛骨內轉、向下旋轉等長收縮（1秒、收縮力5％左右），再外轉、向上旋轉，維持在能伸展肩胛骨的姿勢。不斷重複這一連串的動作，直到肌肉阻力減輕為止（圖1-28）。

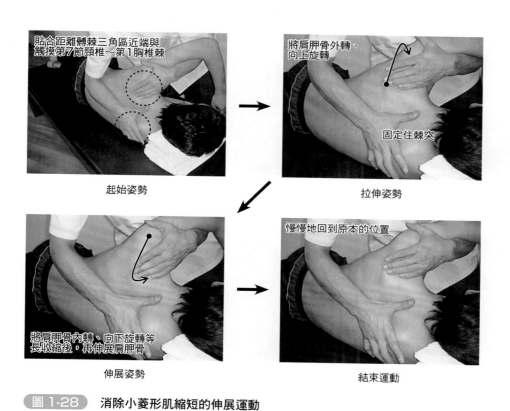

圖 1-28 消除小菱形肌縮短的伸展運動

b）消除提肩胛肌縮短的伸展運動

　　讓肩關節維持在肩胛骨平面上舉90度，一隻手的指腹貼合肩胛骨上角的肌腹，另一隻手觸摸第1頸椎～第4頸椎橫突。接著，固定住各個橫突，同時一隻手將肩胛骨向下推動、向上旋轉，伸展肩胛骨給予刺激。之後，先將肩胛骨向上舉起、向下旋轉等長收縮（1秒、收縮力5％左右），再向下推動、向上旋轉，維持在能伸展肩胛骨的姿勢。不斷重複這一連串的動作，直到肌肉阻力減輕為止（圖1-29）。

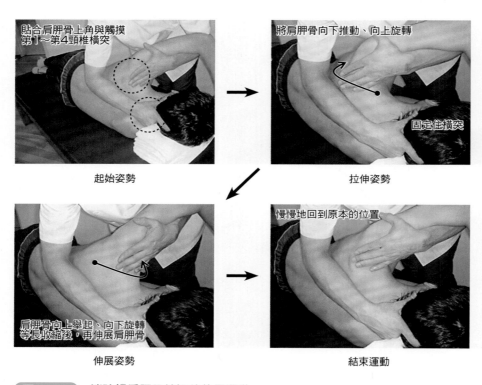

起始姿勢　　　　　　　　　　　　　拉伸姿勢

伸展姿勢　　　　　　　　　　　　　結束運動

圖 1-28　消除提肩胛肌縮短的伸展運動

c）消除胸小肌縮短的伸展運動

　　讓肩關節維持在肩胛骨平面上舉90度，一隻手抓著肩峰，另一隻手輕輕觸摸第3（或2）～5肋骨的前方。接著，觸摸的手固定住各個肋骨，另一隻手將肩胛骨向後傾、向上旋轉，伸展肩胛骨給予刺激。之後，將肩胛骨向前傾、向下旋轉等長收縮（1秒、收縮力5％左右），再向後傾、向上旋轉，維持在能伸展肩胛骨的姿勢。不斷重複這一連串的動作，直到肌肉阻力減輕為止（圖1-30）。

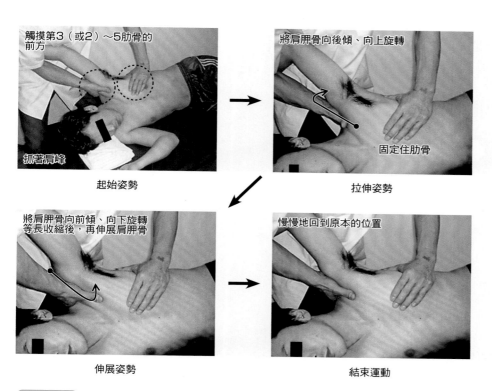

圖 1-30 消除胸小肌縮短的伸展運動

d）消除前鋸肌上段纖維縮短的伸展運動

　　讓肩關節維持在肩胛骨平面上舉90度，一隻手抓著肩峰，另一隻手觸摸第1肋骨。接著，觸摸的手固定住第1肋骨，另一隻手將肩胛骨內轉、向後傾、向上旋轉，伸展肩胛骨給予刺激。之後，將肩胛骨外轉、向前傾、向下旋轉等長收縮（1秒、收縮力5％左右），再內轉、向後傾、向上旋轉，維持在能伸展肩胛骨的姿勢。不斷重複這一連串的動作，直到肌肉阻力減輕為止（圖1-31）。

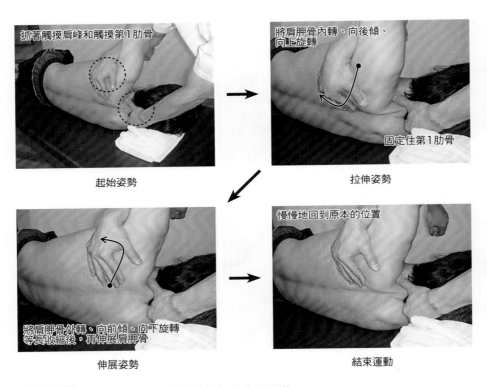

抓著觸摸肩峰和觸摸第1肋骨

起始姿勢

將肩胛骨內轉、向後傾、向上旋轉

固定住第1肋骨

拉伸姿勢

將肩胛骨外轉、向前傾、向下旋轉等長收縮後，再伸展肩胛骨

伸展姿勢

慢慢地回到原本的位置

結束運動

圖 1-31　消除前鋸肌上段纖維縮短的伸展運動

重點提醒・建議

進行「③伸展連接肩胛骨與軀幹的肌肉」後，改善了肩胛骨對於軀幹的活動性，前胸柔軟度測試結果為下彎距離地面3指寬、肩峰距離地面2指寬。肩關節可動區域進展到彎曲、外轉皆可達180度，以及第1種肢體姿勢外旋80度，綁帶動作可至第7節胸椎，第2種肢體姿勢外旋90度和內旋80度，第3種肢體姿勢內旋30度。

進行前述的伸展運動時，重點在於整個過程中，隨時確認手指是否出現麻痺。一旦疏於確認手指狀況，即有可能造成症狀惡化。另外，當手指出現麻痺時，只要立即放下上肢，搓揉手部和手指就能消除麻痺。

此時，進行前胸柔軟度測試，若肩峰與地面之間的距離恢復，代表連接肩胛骨與軀幹的固定肌機能獲得改善。要注意的是，當尚未解決檢查後發現的問題時，無論再怎麼試著改善固定肌的機能，都只會反效果助長疼痛、麻痺，無法順利展開治療。

④ 改善連接肩胛骨與軀幹的固定肌機能

縱使改善了肩胛骨四周區域的柔軟度，坐下後肩胛骨依然無法保持穩定，而且手指出現麻痺。因此，以肩胛骨保持內轉姿勢為目標，從本階段開始進行能提升斜方肌中段纖維、下段纖維機能的運動療法。

以側躺作為起始姿勢，髖關節保持彎曲。除了確認骨盆穩定外，也必須考量臂神經叢緊繃程度，必要時可以在頭部下方放置毛巾（圖1-32）。

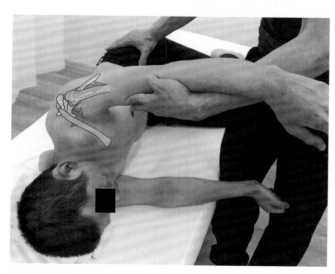

圖 1-32　起始姿勢

　　此處進行的運動，都是在上肢重量的阻礙之下，利用斜方肌中段纖維、下段纖維，保持肩胛骨的內轉姿勢。斜方肌中段纖維、下段纖維屬於會向上旋轉的肌肉群，提高肌肉活動量後能交互抑制，舒緩向下旋轉肌肉群的緊繃度。

　　罹患 TOS 之後，身體會想利用斜方肌上段纖維和向下旋轉肌肉群，固定住肩胛骨。進行運動療法時，重點為將肩胛骨內旋，避免斜方肌上段纖維和提肩胛肌拉動肩胛骨向上舉起。治療目標為消除斜角肌三角區及胸小肌間隙壓迫造成的症狀、各種 TOS 骨科測試結果呈現陰性。

a）利用斜方肌中段纖維肌肉收縮交互抑制

　　物理治療師以前臂支撐住病患上肢，維持在肩胛骨平面上舉90度。一隻手抓著髆棘，另一隻手觸摸第1～6胸椎棘突。觸摸棘突的手向前推動棘突，伸展胸椎，抓著髆棘的手將肩胛骨內轉、向上旋轉。循序漸進切換成主動協助運動，同時慢慢地減輕上肢的負荷。在實施運動治療過程中，必須時常注意是否有拉動到向下旋轉肌肉群的肌肉。如果斜方肌中段纖維的肌肉能充分收縮，重複維持肩胛骨內轉姿勢數秒鐘後再鬆開的運動。維持時間從1秒鐘開始，再逐漸延長收縮時間。藉由交互抑制，減輕向下旋轉肌肉群的緊繃程度（圖1-33）。

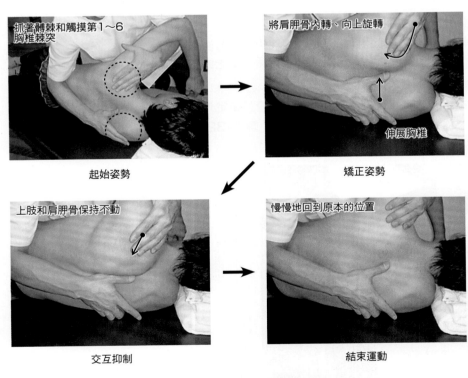

抓著髆棘和觸摸第1～6胸椎棘突　　　　　　將肩胛骨內轉、向上旋轉

伸展胸椎

起始姿勢　　　　　　　　　　　　　矯正姿勢

上肢和肩胛骨保持不動　　　　　　　慢慢地回到原本的位置

交互抑制　　　　　　　　　　　　　結束運動

圖1-33　利用斜方肌中段纖維肌肉收縮交互抑制

上述的運動療法會慢慢地鬆開上肢，上肢逐漸承受原本的負荷，希望藉此讓肩胛骨保持在內轉和向上旋轉的姿勢。

b）利用斜方肌下段纖維肌肉收縮交互抑制

針對斜方肌下段纖維的運動療法，建議等到斜方肌中段纖維的機能充分恢復後再開始進行。物理治療師以前臂消除上肢全部的負荷，讓肩關節回到零位（zero position）。一隻手抓著髖棘三角區，另一隻手觸摸第7～12胸椎棘突。接著，觸摸棘突的手向前推動棘突，伸展胸椎，抓著髖棘三角區的手將肩胛骨內轉、向下推動、向上旋轉。觸摸斜方肌下段纖維，確認肌肉活動量增加之後，慢慢地鬆開上肢，讓上肢逐漸承受原本的負荷。此時，必須時常注意是否有拉動到向下旋轉肌肉群的肌肉。如果斜方肌下段纖維的肌肉能充分收縮，重複維持上肢姿勢數秒鐘後再鬆開的運動。維持時間從1秒鐘開始，再逐漸延長收縮時間。藉由交互抑制，減輕向下旋轉肌肉群的緊繃程度（圖1-34）。

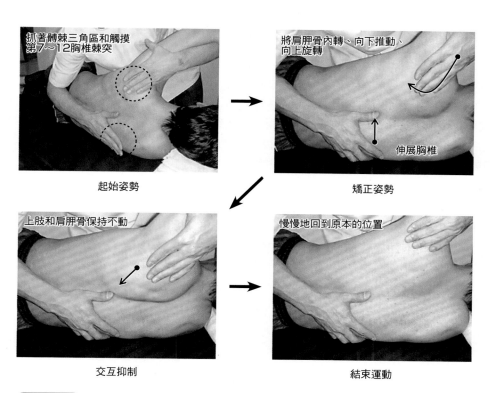

抓著髖棘三角區和觸摸
第7～12胸椎棘突

起始姿勢

將肩胛骨內轉、向下推動、
向上旋轉

伸展胸椎

矯正姿勢

上肢和肩胛骨保持不動

交互抑制

慢慢地回到原本的位置

結束運動

圖 1-34　利用斜方肌下段纖維肌肉收縮交互抑制

肩關節的角度從零位開始，若手指未感到麻痺，再逐漸增加向上舉起的角度。上述的運動療法會慢慢地鬆開上肢，讓上肢逐漸承受原本的負荷，希望藉此讓肩胛骨保持在後傾、內轉、向下推動和向上旋轉的姿勢。

最後提升機能，即使對上肢施加阻力，肩帶和脊椎也不會偏移。

重點提醒．建議

進行「④改善連接肩胛骨與軀幹的固定肌機能」後，在坐下的同時舒緩大菱形肌、小菱形肌、提肩胛肌、胸小肌、前鋸肌上段纖維的肌肉緊繃。接著，透過肩關節向上舉起的運動，適當地讓肩胛骨向後傾、內轉、下移、向上旋轉，並且伸展胸椎，消除斜角肌三角區、胸小肌間隙的按壓疼痛和症狀，通過各種骨科測試。

在改善肩帶肌肉群的機能之際，記得要伸展胸椎。活動胸椎對於促進斜方肌中段纖維、下段纖維收縮來說非常重要。

總結

牽拉型TOS是駝背等姿勢不良，造成臂神經叢過度緊繃，導致上肢出現疼痛和麻痺等症狀的疾病。治療時基本上是讓肩帶和脊椎恢復柔軟度，肩胛骨保持內轉姿勢。應根據肩胛骨是否能活動保持住良好姿勢，來決定運動療法的順序，大致上優先治療前胸攣縮，接著再改善肩胛骨四周肌肉機能的方式效果較佳。

TOS症狀輕微的病患，早期可以從提高斜方肌緊繃程度的運動開始，但如同本件病例般，疼痛和神經症狀嚴重時，建議從舒緩向下旋轉肌肉群緊繃、改善肩胛骨和脊椎姿勢不良著手，有助於整體治療過程更加順利。

参考文献

1) 小路俊廣, 他：胸郭出口症候群の病態について－屍体における観察－. 整形外科と災害外科 30：22-25, 1981.

2) Peet RM, et al：Thoracic-outlet syndrome：evaluation of a therapeutic exercise program. Proc Staff Meet Mayo Clin 31：281-287, 1956.

3) Roos DB：Congenital anomalies associated with thoracic outlet syndrome. Anatomy, symptoms, diagnosis, and treatment. Am J Surg 132：771-778, 1976.

4) Roos DB：Transaxillary approach for first rib resection to relieve thoracic outlet syndrome. Ann Surg 163：354-358, 1966.

5) Schwartzman RJ：Brachial plexus traction injuries. Hand Clin 7：547-556, 1991.

6) Brantigan CO, et al：Diagnosing thoracic outlet syndrome. Hand Clin 20：27-36, 2004.

7) 北村歳男, 他：牽引刺激における腕神経叢の微小血行動態に関する実験的研究. 肩関節 18：1-4, 1994.

8) 北村歳男, 他：ADSON'S TEST の問題点；深吸気が脈管テストに与える影響. 肩関節 17：179-182, 1993.

9) 今釜哲男, 他：胸郭出口症候群の脈管テストの機序について－臨床所見および局所解剖所見から－. 整形外科と災害外科 27：559-563, 1978.

10) Novak CB, et al：Outcome following conservative management of thoracic outlet syndrome. J Hand Surg 20-A：542-548, 1995.

11) Watson LA, et al：Thoracic outlet syndrome part 2：conservative management of thoracic outlet. Man Ther 15：305-314, 2010.

12) Sucher BM, et al：Thoracic outlet syndrome-posture type：ultrasound imaging of pectoralis minor and brachial plexus abnormalities. PM R 4：65-72, 2012.

13) 福吉正樹, 他：小胸筋の組織弾性からみた前胸部の柔軟性と投球障害との関連性について. 第 21 回整形外科リハビリテーション学会学術集会（抄録）, 2012.

14) 小野哲矢, 他：投球障害肩および投球障害肘における前胸部柔軟性低下. 第 22 回整形外科リハビリテーション学会学術集会（抄録）, 2013.

15) 山鹿眞紀夫：TOS の保存療法. 関節外科 26：54-62, 2007.

胸廓出口症候群（牽拉型）

第 2 章

肩關節周圍炎
（上方支撐組織沾黏）
的運動療法

1. 肩關節周圍炎的概要與臨床上的狀況

1）掌握肩關節周圍炎的基礎知識

① 什麼是肩關節周圍炎

肩關節周圍炎是「因肩關節構成組織退化而引起，病人主訴肩關節疼痛、運動受限制，但能夠自然痊癒的症候群」[1]。

如果遵循上述定義，那麼中年期之後病發的肩關節四周疼痛，大多數都屬於肩關節周圍炎。而且，一直到治癒後，才診斷出罹患的是肩關節周圍炎。目前仍不清楚治療中的病患是否能夠自然痊癒，因此應特別注意所有採取的治療手段[2]。

肩關節周圍炎呈現的症狀不一，必須根據檢查後的結果綜合解釋，明確釐清病症及發病原因[3]。最近隨著MRI和超音波影像解析裝置進步，相較於過往，能獲得更加詳細的資料。拜裝置進步之賜，發現旋轉肌袖撕裂和細微斷裂，也會引發肩關節周圍炎及加重其病症（圖2-1）。接著結合影像檢查和理學檢查的結果，從根本了解病症和發病原因，進而提升治療的精準度。

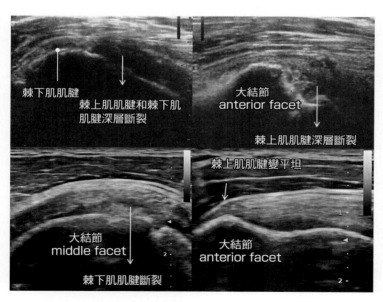

圖 2-1 旋轉肌袖撕裂和細微斷裂

旋轉肌袖撕裂和細微斷裂等造成的影響，也會引發肩關節周圍炎及加重其病症。

此外，肩關節周圍炎的病期分成持續發炎和攣縮的急性期（freezing phase）、攣縮結束的慢性期（frozen phase）、攣縮逐漸獲得改善的恢復期（thawing phase）[4]，疼痛性質和發生原因依時期而不同（表1）。

急性期 freezing phase	慢性期 frozen phase	恢復期 thawing phase
～1個月	1～3個月	3個月～
以發炎性疼痛為中心	發炎性疼痛減輕	發炎性疼痛幾乎消失
因為疼痛活動受到限制	因為攣縮活動受到限制	活動因為攣縮受到限制的情況好轉，可動區域變大
靜養時疼痛、運動時疼痛、夜晚疼痛等	夜晚疼痛	
以靜養為主	疼痛獲得控制之下可以活動關節	要積極活動關節

表1　肩關節周圍炎的病期

肩關節周圍炎（上方支撐組織沾黏）

急性期由於發炎，不論何種誘發疼痛測試，結果都是陽性。出現在關節四周的滑膜炎，一旦擴大至肩峰下滑液囊、旋轉肌袖、肩袖間隙、肱二頭肌長頭肌腱等[5]（圖2-2），將引起自發性疼痛、疼痛性運動障礙、夜間疼痛。另一方面，局部注射藥劑和服用消炎鎮痛藥物，有效抑制住發炎時，自發性疼痛、疼痛性運動障礙、夜間疼痛也大多明顯獲得改善。

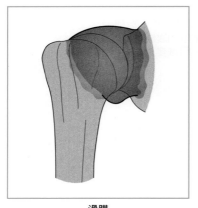

滑膜

喙肩韌帶
肩峰下滑液囊
棘上肌肌腱
喙肱韌帶

喙肩韌帶和棘上肌肌腱

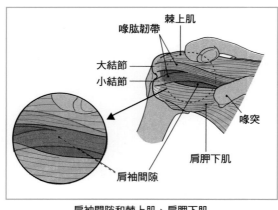

棘上肌
喙肱韌帶
大結節
小結節
喙突
肩胛下肌
肩袖間隙

肩袖間隙和棘上肌、肩胛下肌

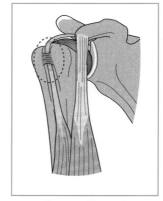

肱二頭肌長頭肌腱

圖2-2　急性期發炎部位

幾乎每一位病患關節四周的滑膜組織都出現發炎，甚至擴大至肩峰下滑液囊、旋轉肌袖、肩袖間隙、肱二頭肌長頭肌腱等組織。

到了慢性期，雖然滑膜炎和局部發炎趨於穩定，但卻會因為膠原纖維增生，導致攣縮性運動障礙。而且，一旦肩峰下滑液囊、旋轉肌袖、肩袖間隙等上方支撐組織沾黏、結疤（圖2-3），除了限制住關節可動區域外，亦會造成肩峰下壓力上升，引發夜間疼痛[6][7]。

　　恢復期時，肩關節周圍組織的攣縮逐漸紓解。以上方支撐組織為中心，組織之間的滑動性和柔軟度獲得改善，將有助於減輕攣縮性運動障礙和夜間疼痛。也因為如此，能夠慢慢地恢復肩關節的機能。

　　此外，在臨床實務上，也出現過病情無法分期的案例。例如，雖然出現攣縮，但仍然持續發炎的混合期。這個時期最大特色為同時出現發炎性疼痛和攣縮性疼痛，導致極難控制住疼痛。即使侵害刺激非常輕微，也可能造成發炎復發，因此必須更加確實活動關節，審慎對應。

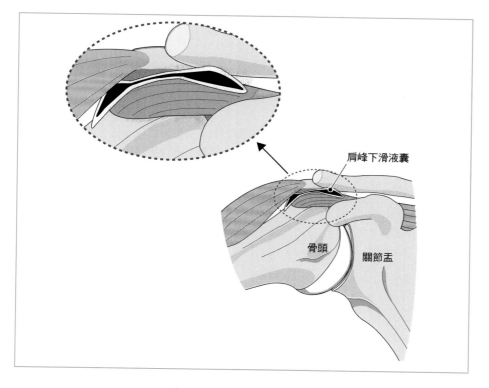

肩峰下滑液囊

骨頭　　關節盂

圖2-3　上方支撐組織沾黏、結疤

肩峰下滑液囊、旋轉肌袖、肩袖間隙等上方支撐組織容易沾黏、結疤。

② 理學檢查（圖2-4）

　　肩關節周圍炎其實是屬於症候群的一種，顯現症狀和臨床發現五花八門。因此，必須全面性多方進行評估。病發主要起因於上方支撐組織發炎、沾黏、結疤，進行下列測試能幫助評估病情。

a）棘上肌測試

　　以肩胛骨平面上肩關節外轉30度、手臂內轉（拇指向下）的姿勢開始測試。接著讓上肢外轉，物理治療師施加阻力。感到疼痛時，代表旋轉肌袖可能發炎了，肌力出現落差時，就要懷疑是棘上肌的肌腱可能受傷、斷裂。

b）棘下肌測試

　　在保持第1種肢體姿勢之下，讓肩關節外轉至最大角度，並以此姿勢開始進行測試。接著物理治療師放手後，如果無法維持外轉姿勢，反而內旋時，將判斷為陽性。若感到疼痛，代表棘下肌的肌腱可能受傷、斷裂。

c）離背（lift off）測試

　　以綁帶動作的肢體姿勢作為測試起始姿勢。接著指示病患手臂向內轉，手無法與身體分開時將判斷為陽性。若感到疼痛，代表肩胛下肌的肌腱可能受傷、斷裂。

d）Yergason測試

　　以肘關節彎曲90度、前臂旋前的姿勢作為測試起始姿勢。接著，讓前臂旋後，物理治療師施加阻力。此時若感到疼痛，代表肱二頭肌肌腱的功能可能發生障礙。

e）速度（Speed）測試

　　以肘關節伸展、前臂旋後（手掌朝上）的姿勢作為測試起始姿勢。接著病患彎曲上肢且物理治療師施加阻力。此時若感到疼痛，代表肱二頭肌肌腱的功能可能發生障礙。

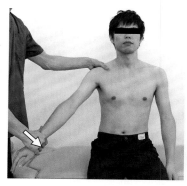

棘上肌測試

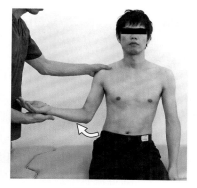

棘下肌測試

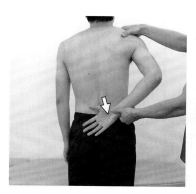

離背測試

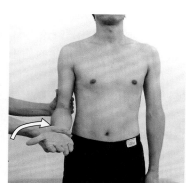

Yergason 測試

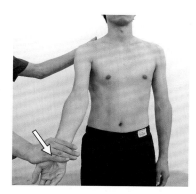

速度測試

圖 2-4 **掌握肩關節周圍炎症狀時常進行的測試**

棘上肌測試　　 ：以肩胛骨平面上肩關節外轉30度、手臂內轉（拇指向下）的姿勢開始測試。接著讓
　　　　　　　　 上肢外轉，物理治療師施加阻力。
棘下肌測試　　 ：在保持第1種肢體姿勢之下，讓肩關節外轉至最大角度，並以此姿勢開始進行測試。
　　　　　　　　 接著物理治療師放手後，如果無法維持外轉姿勢，反而內旋時，將判斷為陽性。
離背測試　　　 ：以綁帶動作的肢體姿勢作為測試起始姿勢。接著指示病患手臂向內轉，手無法與身體
　　　　　　　　 分開時將判斷為陽性。
Yergason測試　 ：以肘關節彎曲90度、前臂旋前的姿勢作為測試起始姿勢。接著，讓前臂翻轉，物理
　　　　　　　　 治療師施加阻力。
速度測試　　　 ：以肘關節伸展、前臂旋後（手掌朝上）的姿勢作為測試起始姿勢。接著病患彎曲上肢
　　　　　　　　 且物理治療師施加阻力。

2）肩關節周圍炎的臨床表現

① 病症特徵

罹患肩關節周圍炎時，肩峰下滑液囊和旋轉肌袖等上方支撐組織容易沾黏、結疤，而感到疼痛的侵害受體，大量存在於肩峰下滑液囊和旋轉肌袖的關節附近[8)9)]。

肩關節周圍炎起源於軟部組織退化，是身體不可逆的變化。因此，在治療上並無明確的判斷基準，唯一能解釋的，就是從有症狀轉換成無症狀的時間點[10)]。也就是說，將疼痛消失視為治癒，並以此作為判斷基準，即使未進行治療，許多病患只要在病發2年內不再感到疼痛，就代表已經痊癒[11)]。

然而，針對40名病患，進行平均44個月的前瞻性調查後，有11名病患中度攣縮，5名病患高度攣縮[12)]，過了4年之後，仍有約40％的病患身上存在著相關症狀[13)]。

以此調查結果為基礎，試著觀察自然痊癒病患的肩關節狀況。結果，發現不少病患運動時疼痛和夜間疼痛完全消失，日常生活的活動不再受到阻礙。進行超音波影像診斷，觀察上方支撐組織，確定有症狀階段會出現的肩峰下滑液囊浮腫、旋轉肌袖腫脹、上方支撐組織沾黏、喙肱韌帶拉伸不足等，都在自然痊癒階段獲得改善。在自己可動區域內，也能夠順暢地向內、向外活動關節。

不過，肩關節可動範圍或多或少會受到限制，並未完全改善軟組織的硬度，以及組織之間的滑動性。亦即許多肩關節周圍炎的病患，雖然在發炎趨緩和疼痛閾值獲得改善後，不再感到疼痛，但肩關節攣縮的症狀仍在。肩關節攣縮是造成本疾病不時復發的凶手之一。若是局部攣縮，隨著時間經過，肩關節將逐漸喪失正常的機能。

② 治療概念

由上述內容可以得知，本疾病必須根據病期，抑制發炎和消除疼痛。同時，確實評估上方支撐組織沾黏、結疤的狀況，而消除攣縮現象的技巧也同樣極為重要。

此外，前胸攣縮、肩胛骨錯位等時，將進一步加重傷害、刺激已經沾黏、結疤的上方支撐組織。所以，除了局部治療上方支撐組織以外，亦應考量肩關節整體機能，一併採取相對應的治療。

本章將從下一頁開始，透過實際病例，說明肩關節周圍炎常見症狀及其改善方法。

2. 案例分析

肩關節周圍炎衍生上方支撐組織沾黏，引發夜間疼痛的病例

1）本件病例概要

　　病患為60歲世代的男性。臨床症狀為肩關節攣縮併發難纏的夜間疼痛（林的分類 Type 4）。夜間疼痛造成自律神經系統失調、疼痛閾值明顯低下，究其原因，大多是肩峰下滑液囊為中心的上方支撐組織發生沾黏所導致。

　　本件病例的夜間疼痛，肇因於上方支撐組織嚴重沾黏、結疤，除了組織閉塞外，亦與肩峰下壓力的上升、閾值有關。病症跟本件病例一樣的病患，即使注射玻尿酸，也無法滲透至周邊組織深處，效果不彰，當然對本件病例來說同樣無效。

　　另外，本件病例除了肩關節外，肩胛骨因為前胸攣縮而外轉、向下旋轉。在保持此一姿勢之下仰臥，會強迫肩關節過度伸展，最後引起夜間疼痛。

　　對本件病例實施運動療法時，參照上述情況，決定先從改善上方支撐組織沾黏、結疤的問題著手。但是，上方支撐組織沾黏、結疤極難處理，再加上對疼痛非常敏感，受到侵害刺激時往往過度反應，妨礙了運動療法的進行。

　　運動療法步驟簡單，從治療效果較佳的消除前胸攣縮開始。肩帶柔軟度獲得改善，有助於減輕肩關節所承受的負荷，能更有效率地剝離上方支撐組織的沾黏。

　　消除上方支撐組織攣縮的運動療法，以是否能從喙突肩峰弓拉出大結節最為重要。治療的訣竅為一開始先輕輕地伸展刺激，改善上方支撐組織的滑動性，疼痛隨之獲得舒緩，之後再積極地拉動大結節。

2）病歷和評估

① 病例

　　60歲世代的男性、無業。不論是過往病歷、家人病歷，皆無必須特別記載的事項。興趣為拍照。

② 目前病況

　主要症狀為夜間疼痛，有前往其他醫院注射玻尿酸和服用消炎鎮痛藥物，但症狀並未獲得舒緩。因此，在朋友建議之下來到本院看診，開始進行運動療法。

③ 運動療法開始前的基本評估

a）問診

ⅰ　出現疼痛的時間

　至少3個月前。

ⅱ　造成疼痛的原因

　不清楚。

ⅲ　何種情形下感到疼痛

　以手掌轉動肩關節四周區域時會感到疼痛。

ⅳ　出現疼痛的部位（圖2-5）

　肩關節前面和外側表面。

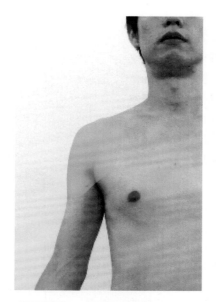

※ 此處使用露出上半身的照片，包括後續的照片在內，都是由模特兒示範，而非病患本人。

圖 2-5　**出現疼痛的部位**

肩關節前面和外側表面感到隱隱作痛。

肩關節周圍炎（上方支撐組織沾黏）

ｖ　夜間疼痛

　　林的分類[6]：Type 4

以夜間疼痛的程度為基準分類

TYPE1：夜間完全不會感到疼痛

TYPE2：有時會出現夜間疼痛，但不會痛到醒來

TYPE3：每天都會夜間疼痛，晚上會痛醒 2 ～ 3 次

TYPE4：每天都會夜間疼痛，嚴重影響到睡眠

---

b）視診、觀察

　　肩胛骨外轉、向下旋轉、向前傾，肩峰高度比健側還要低，胸椎過度後彎，頸椎僵直、頭部向前傾（圖2-6）。

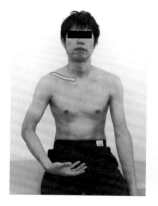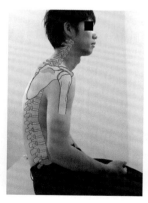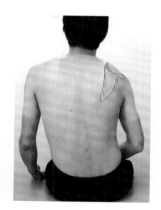

圖 2-6　　**本件病例的姿勢**

肩胛骨外轉、向下旋轉、向前傾，胸椎過度後彎，頸椎僵直、頭部向前傾，肩峰高度比健側還要低。

肩關節周圍炎（上方支撐組織沾黏）

c）觸診

i 確認按壓感到疼痛的部位（圖2-7）

按壓棘上肌前段和後段纖維、棘下肌上段和下段纖維、肩胛下肌上段纖維、肩袖間隙會感到疼痛。尤其是棘下肌下段纖維和肩胛骨頸部相連處，疼痛最為明顯。

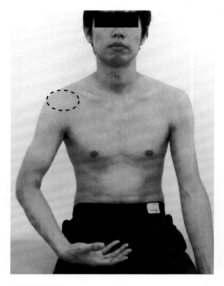
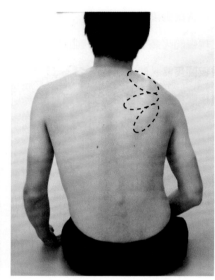

圖 2-7　按壓會感到疼痛的部位

按壓棘上肌前段和後段纖維、棘下肌上段和下段纖維、肩胛下肌上段纖維、肩袖間隙會感到疼痛。

ii 確認肌肉緊繃狀況（圖2-8）

棘上肌前段和後段纖維、棘下肌上段和下段纖維、肩胛下肌上段纖維、胸小肌、前鋸肌上段纖維緊繃亢進。

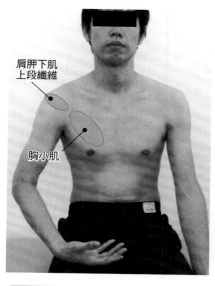
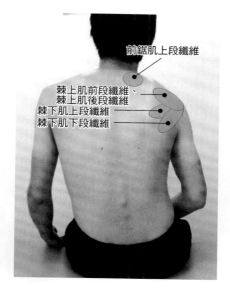

圖 2-8 緊繃部位

棘上肌前段纖維、棘上肌後段纖維、棘下肌上段纖維、棘下肌下段纖維、肩胛下肌上段纖維、
胸小肌、前鋸肌上段纖維出現緊繃。

d）關節可動區域

彎曲：175度　　外轉：160度

第1種肢體姿勢外旋：0度　　　　綁帶動作：至臀部外側

第2種肢體姿勢外旋：15度　　第2種肢體姿勢內旋：30度

第3種肢體姿勢外旋：35度　　第3種肢體姿勢內旋：0度

其中，第1種肢體姿勢外旋可動區域和綁帶動作非常重要，可作為判斷上方
支撐組織沾黏、結疤程度的指標。

e）肌肉、韌帶、關節囊拉伸測試

根據各種拉伸測試的結果，如下判斷肢體姿勢受到限制的原因。

i　第1種肢體姿勢外旋受限：棘上肌前段纖維、肩胛下肌上段纖維、肩袖間隙

ii　第1種肢體姿勢內旋受限：棘上肌後段纖維、棘下肌上段纖維

iii　第2種肢體姿勢外旋受限：肩胛下肌下段纖維、胸小肌

iv　第2種肢體姿勢內旋受限：棘下肌下段纖維

v　第3種肢體姿勢外旋受限：未受限

vi　第3種肢體姿勢內旋受限：未受限

依上述各種拉伸測試的結果來看，判定棘上肌前段纖維、肩胛下肌上段纖
維、棘下肌上段纖維、肩袖間隙受到的限制最大。

f）前胸柔軟度測試

進行前胸柔軟度測試後，發現患側下彎距離地面4.5指寬（健側：3.0指寬）。仰臥時肩峰距離地面3.5指寬（健側：2.0指寬），懷疑肩鎖關節、胸鎖關節、胸椎、胸廓的柔軟度略微不足（圖2-9）。

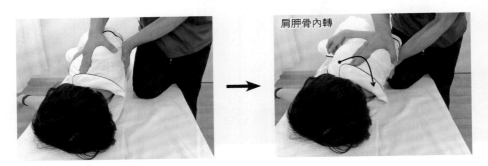

圖 2-9　前胸柔軟度測試

肩峰毫無受阻直接碰到地面即為陰性。前胸柔軟度測試結果為肩峰距離地面4.5指寬（健側：3.0指寬）。仰臥時肩峰距離地面3.5指寬（健側：2.0指寬）。

g）肌力

未發現肌力低下。

h）骨科測試

強制伸展、內轉肩關節後，旋轉肌袖明顯緊繃（圖2-10a）。

強制做出綁帶動作後，肩關節前面感到疼痛（圖2-10b）。

肩膀下垂、強制外轉後，肩關節外側感到疼痛（圖2-10c）。

上方支撐組織沾黏引起肩峰下夾擠症候群（圖2-10d）。

④ 病例影像

a）X光檢查（圖2-11）

ⅰ　正面影像

正常肩膀的肩盂肱關節幾乎為0度，但本件病例角度變大，肩關節外轉攣縮。

ⅱ　側面影像

肩胛骨和肱骨頭的位置關係良好。

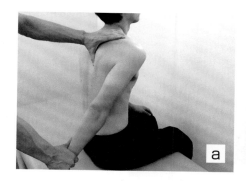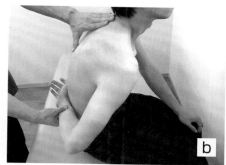
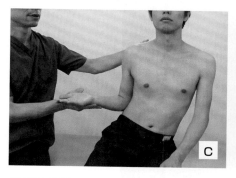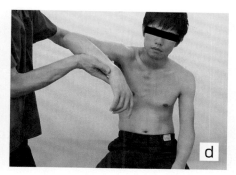

圖 2-10　本件病例的骨科測試

a：伸展、內轉肩關節後，旋轉肌袖明顯緊繃。
b：做出綁帶動作後，肩關節前面感到疼痛。
c：肩膀下垂、外轉後，肩關節外側感到疼痛。
d：上方支撐組織沾黏引起肩峰下夾擠症候群。

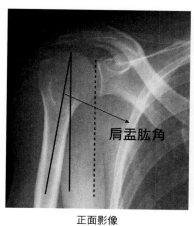

肩盂肱角

正面影像　　　　　　　側面影像

圖 2-11　X 光檢查

正面影像：肩盂肱關節的角度變大，而且向外轉、攣縮。
側面影像：肱骨頭和肩胛骨的位置關係良好。

b）超音波影像（圖2-12）

i 棘上肌肌腱的短軸影像

上方（superior facet）骨頭略微硬化，但棘上肌的肌腱正常。

ii 棘上肌肌腱的長軸影像

棘上肌的肌腱深層斷裂。

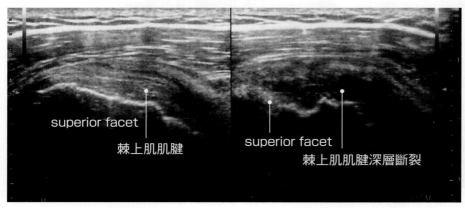

短軸影像　　　　　　　　　　　　　長軸影像

圖 2-12　棘上肌肌腱的超音波影像

短軸影像：上方（superior facet）骨頭略微硬化，但棘上肌的肌腱正常。
長軸影像：棘上肌的肌腱深層斷裂。

3）展開運動療法

① 消除前胸攣縮的運動療法

以側躺作為起始姿勢，並且髖關節保持屈曲90度，確保脊椎和骨盆穩定。強制伸展、內轉肩關節會感到疼痛，因此在上肢和軀幹之間放置毛巾（圖2-13）。治療目標為前胸柔軟度測試結果4指寬以內、肩峰距離地面2指寬以內。

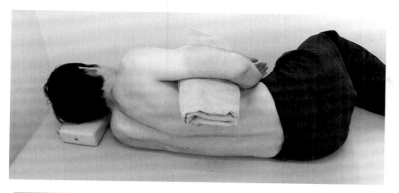

圖 2-13 起始姿勢

a）消除胸小肌縮短的伸展運動

　　一隻手從肩峰抓著髃棘，另一隻手輕輕觸摸第3～5肋骨的前方，同時避免伸展、內轉肩關節。接著，觸摸的手固定住肋骨，另一隻手將肩胛骨向後傾、向上旋轉，伸展肩胛骨給予刺激。之後，將肩胛骨向前傾、向下旋轉等長收縮（2～3秒、收縮力10％左右），再向後傾、向上旋轉，維持在能伸展肩胛骨的姿勢。不斷重複這一連串的動作，直到肌肉阻力減輕為止（圖2-14）。

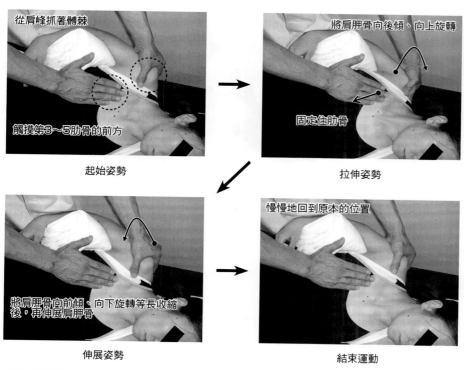

圖 2-14 消除胸小肌縮短的伸展運動

肩關節周圍炎（上方支撐組織沾黏）

b）消除前鋸肌上段纖維縮短的伸展運動

一隻手從肩峰抓著髆棘，另一隻手觸摸第1肋骨表面，同時避免伸展、內轉肩關節。接著，觸摸的手固定住肋骨，另一隻手將肩胛骨內轉、向後傾、向上旋轉，伸展肩胛骨給予刺激。之後，將肩胛骨外轉、向前傾、向下旋轉等長收縮（2～3秒、收縮力10％左右），再內轉、向後傾、向上旋轉，維持在能伸展肩胛骨的姿勢。不斷重複這一連串的動作，直到肌肉阻力減輕為止（圖2-15）。

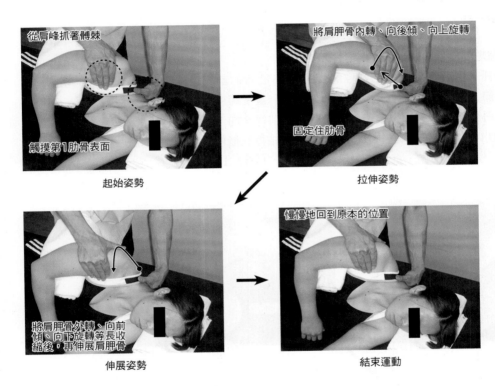

圖 2-15 消除前鋸肌上段纖維縮短的伸展運動

c）消除鎖骨下肌縮短的伸展運動

一隻手觸摸鎖骨下肌為起點的鎖骨，另一隻手觸摸第1肋骨的前方，同時避免伸展、內轉肩關節。接著，觸摸肋骨的手固定住第1肋骨，另一隻手將鎖骨向上舉、向後旋轉，伸展鎖骨給予刺激。之後，將鎖骨向下推動、向前方旋轉收縮（2～3秒、收縮力10％左右），再將鎖骨向上舉、向後旋轉，維持在能伸展鎖骨的姿勢。不斷重複這一連串的動作，直到肌肉阻力減輕為止（圖2-16）。

肩關節周圍炎（上方支撐組織沾黏）

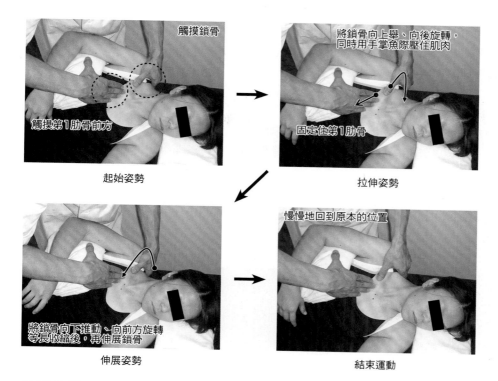

起始姿勢　　　　　　　　　　　　　拉伸姿勢

觸摸鎖骨

觸摸第1肋骨前方

將鎖骨向上舉、向後旋轉，
同時用手掌魚際壓住肌肉

固定住第1肋骨

伸展姿勢　　　　　　　　　　　　　結束運動

將鎖骨向下推動、向前方旋轉
等長收縮後，再伸展鎖骨

慢慢地回到原本的位置

圖 2-16　消除鎖骨下肌縮短的伸展運動

重點提醒・建議

進行「①消除前胸攣縮的運動療法」之後，改善了肩胛骨的活動性，前胸
柔軟度測試結果為3指寬、肩峰距離地面2指寬。

減輕就寢時對上方支撐組織的傷害刺激，舒緩夜間疼痛，後來夜間疼痛的
頻率，從每晚降為2天1次。

本項運動療法的重點，在於治療時立體呈現肱骨頭和關節盂的位置關係，
避免強制伸展、內旋肩關節。

接著進行消除上方支撐組織肌肉緊繃的運動療法，但在前胸攣縮未充分獲得改善之下活動關節時，每一個步驟都必須特別小心。亦即前胸攣縮會限制住肩胛骨的可動性，容易過度活動肩盂肱關節，引起疼痛。所以，活動關節之際，務必要隨時注意肩胛骨關節囊的狀況。

② 消除上方支撐組織肌肉緊繃的運動療法

充分改善前胸的攣縮後，開始進入治療上方支撐組織的階段。本件病例上方支撐組織嚴重沾黏、結疤，變得極為敏感，即使是非常輕微地伸展、刺激上方支撐組織，也會造成疼痛惡化。因此，第一步先減輕上方支撐組織肌肉內部壓力，降低對伸展刺激的敏感度。以仰臥作為起始姿勢（圖2-17）。治療目標為減輕上方支撐組織肌肉內部壓力，消除按壓疼痛。

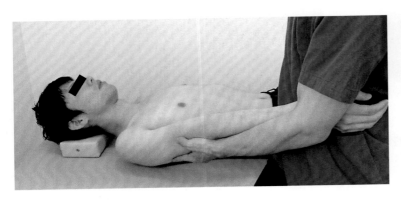

圖 2-17　起始姿勢

a）消除棘上肌攣縮的舒緩運動

讓肩關節維持在肩胛骨平面上外轉45度，一隻手的指腹貼合棘上肌的肌腹，另一隻手支撐住上肢，避免上肢的重量造成負荷。

前段纖維治療方式，為一隻手觸摸棘上肌，確認伸展狀況，另一隻手將肩關節於肩胛骨平面上輕輕內轉、外旋，伸展肩關節給予刺激。之後，輕輕地讓肩關節於肩胛骨平面上外轉、內旋收縮。不斷重複這一連串的動作，直到按壓疼痛和肌肉緊繃獲得改善為止（圖2-18）。

至於後段纖維，則是一隻手觸摸棘上肌，確認伸展狀況，另一隻手將肩關節於肩胛骨平面上輕輕內轉、內旋，伸展肩關節給予刺激。之後，輕輕地讓肩關節於肩胛骨平面上外轉、外旋收縮。不斷重複這一連串的動作，直到按壓疼痛和肌肉緊繃獲得改善為止（圖2-19）。

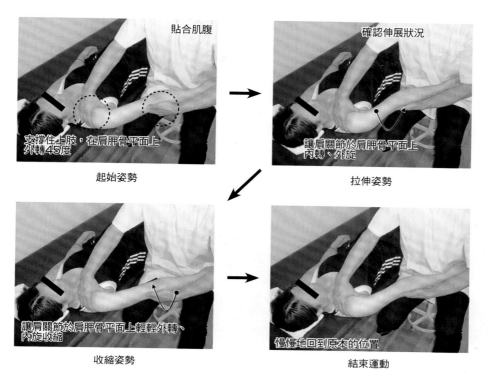

貼合肌腹　　　　　　　　　　　　　　確認伸展狀況

支撐住上肢，在肩胛骨平面上　　　　　讓肩關節於肩胛骨平面上
外轉45度　　　　　　　　　　　　　　內轉、外旋

　　　　起始姿勢　　　　　　　　　　　　　拉伸姿勢

讓肩關節於肩胛骨平面上輕輕外轉、　　慢慢地回到原本的位置
內旋收縮

　　　　收縮姿勢　　　　　　　　　　　　　結束運動

圖 2-18　消除棘上肌前段纖維攣縮的舒緩運動

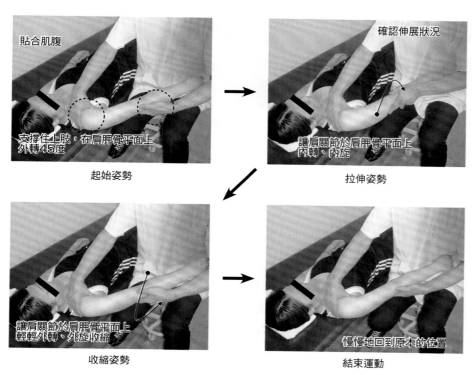

貼合肌腹　　　　　　　　　　　　　　確認伸展狀況

支撐住上肢，在肩胛骨平面上　　　　　讓肩關節於肩胛骨平面上
外轉45度　　　　　　　　　　　　　　內轉、內旋

　　　　起始姿勢　　　　　　　　　　　　　拉伸姿勢

讓肩關節於肩胛骨平面上　　　　　　　慢慢地回到原本的位置
輕輕外轉、外旋收縮

　　　　收縮姿勢　　　　　　　　　　　　　結束運動

圖 2-19　消除棘上肌後段纖維攣縮的舒緩運動

肩關節周圍炎（上方支撐組織沾黏）

b）消除棘下肌上段纖維攣縮的舒緩運動

　　讓肩關節維持在肩胛骨平面上外轉45度，一隻手的指腹貼合棘下肌的肌腹，另一隻手支撐住上肢，避免上肢的重量造成負荷。貼合肌腹的手觸摸棘下肌上段纖維，確認伸展狀況，另一隻手將肩關節輕輕內轉、內旋，伸展肩關節給予刺激。之後，緩慢、輕輕地讓肩關節外轉、外旋收縮。不斷重複這一連串的動作，直到按壓疼痛和肌肉緊繃獲得改善為止（圖2-20）。

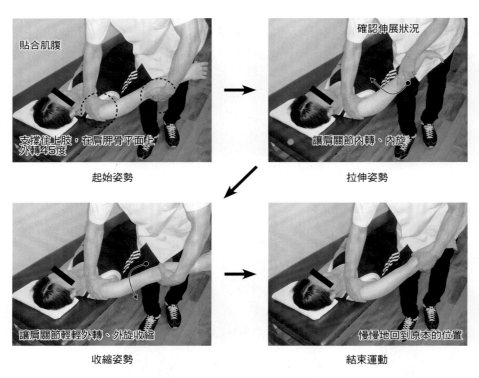

貼合肌腹
確認伸展狀況
支撐住上肢，在肩胛骨平面上外轉45度
讓肩關節內轉、內旋

起始姿勢　　　　　　　　　　　　　拉伸姿勢

讓肩關節輕輕外轉、外旋收縮
慢慢地回到原本的位置

收縮姿勢　　　　　　　　　　　　　結束運動

圖 2-20　消除棘下肌上段纖維攣縮的舒緩運動

c）消除肩胛下肌上段纖維攣縮的舒緩運動

　　讓肩關節維持在肩胛骨平面上外轉45度，一隻手的指腹貼合肩胛下肌上段纖維的肌腹，另一隻手支撐住上肢，避免上肢的重量造成負荷。貼合肌腹的手觸摸肩胛下肌上段纖維，確認伸展狀況，另一隻手將肩關節輕輕內轉、外旋，伸展肩關節給予刺激。之後，緩慢、輕輕地將肩關節外轉、內旋收縮。不斷重複這一連串的動作，直到按壓疼痛和肌肉緊繃獲得改善為止（圖2-21）。

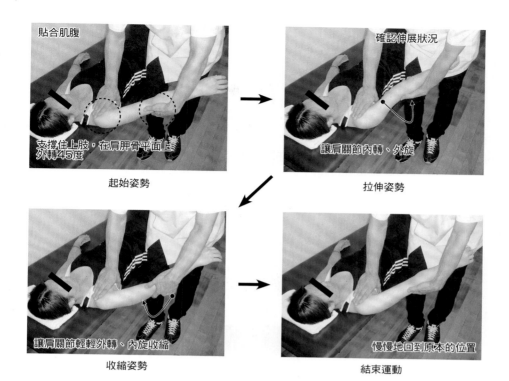

貼合肌腹

支撐住上肢，在肩胛骨平面上外轉45度

起始姿勢

確認伸展狀況

讓肩關節內轉、外旋

拉伸姿勢

讓肩關節輕輕外轉、內旋收縮

收縮姿勢

慢慢地回到原本的位置

結束運動

圖 2-21 消除肩胛下肌上段纖維攣縮的舒緩運動

重點提醒・建議

進行「②消除上方支撐組織肌肉緊繃的運動療法」之後，舒緩了上方支撐組織的肌肉緊繃，消除各個肌肉的按壓疼痛。此外，也減輕了運動疼痛和防禦性收縮，更容易活動關節。

本項運動療法的重點，在於讓構成上方支撐組織的肌肉不再攣縮，本階段必須避免過度拉緊。如果在肌肉攣縮未充分獲得舒緩之下，過度伸展刺激旋轉肌袖，只會加重疼痛，導致關節難以活動。

接下來，開始剝離上方支撐組織的沾黏、結疤，在此階段觸診技術極為重要。必須用滑動的方式，觸摸身體表面上已經沾黏、結疤的組織，沾黏、結疤剝離時會感到疼痛，容易加重肌肉緊繃程度，建議治療過程中適時加入舒緩放鬆的運動。

③ 消除上方支撐組織沾黏、結疤的運動療法

確保上方支撐組織的滑動性，讓組織之間保有多餘空間，再開始剝離上方支撐組織的沾黏，減輕肩峰下壓力。經由運動療法，改善上方支撐組織的滑動性時，玻尿酸更容易滲透至組織四周，可望有效減輕肩峰下壓力。到了最後，就能夠控制住夜間疼痛。

以仰臥作為起始姿勢（圖2-22）。治療目標為第1種肢體姿勢外旋可動區域25度以上，綁帶動作可到第3節腰椎以上。

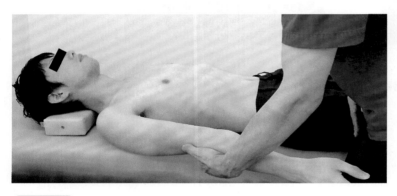

圖 2-22　起始姿勢

a）剝離棘上肌的沾黏

一隻手觸摸棘上肌肌腱附著的大結節（superior facet），另一隻手支撐住上肢，讓肩關節保持外轉20度。

前段纖維治療方式，為一隻手將大結節推出至外側，另一隻手讓肩關節於肩胛骨平面上內轉、外旋，伸展肩關節給予刺激。之後，讓肩關節於肩胛骨平面上外轉、內旋收縮，大結節滑入至喙突肩峰弓底下。不斷重複這一連串的動作，直到大結節滑動性獲得改善為止（圖2-23）。

至於後段纖維，則是一隻手將大結節推出至外側，另一隻手讓肩關節於肩胛骨平面上內轉、內旋，伸展肩關節給予刺激。之後，讓肩關節於肩胛骨平面上外轉、外旋收縮，大結節滑入至喙突肩峰弓底下。不斷重複這一連串的動作，直到大結節滑動性獲得改善為止（圖2-24）。

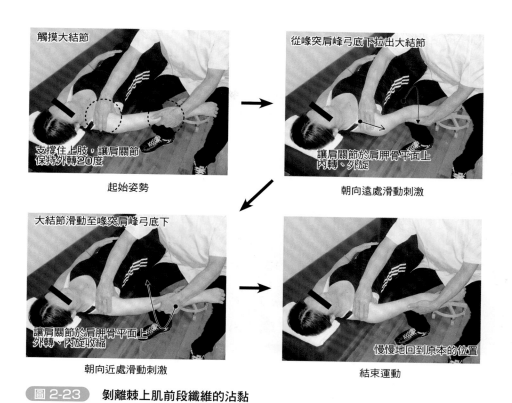

觸摸大結節

支撐住上肢，讓肩關節
保持外轉20度

起始姿勢

從喙突肩峰弓底下拉出大結節

讓肩關節於肩胛骨平面上
內轉、外旋

朝向遠處滑動刺激

大結節滑動至喙突肩峰弓底下

讓肩關節於肩胛骨平面上
外轉、內旋收縮

朝向近處滑動刺激

慢慢地回到原本的位置

結束運動

圖 2-23　剝離棘上肌前段纖維的沾黏

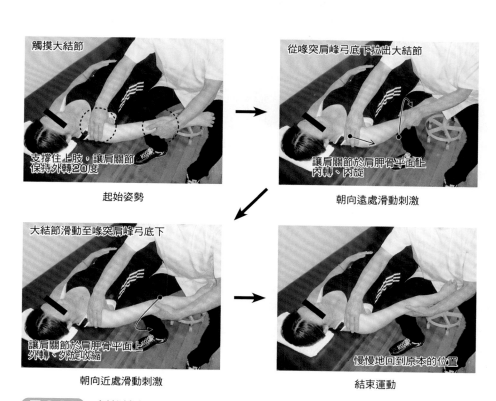

觸摸大結節

支撐住上肢，讓肩關節
保持外轉20度

起始姿勢

從喙突肩峰弓底下拉出大結節

讓肩關節於肩胛骨平面上
內轉、內旋

朝向遠處滑動刺激

大結節滑動至喙突肩峰弓底下

讓肩關節於肩胛骨平面上
外轉、外旋收縮

朝向近處滑動刺激

慢慢地回到原本的位置

結束運動

圖 2-24　剝離棘上肌後段纖維的沾黏

b）剝離棘下肌上段纖維的沾黏

一隻手觸摸棘下肌上段纖維附著的大結節（middle facet），另一隻手支撐住上肢，讓肩關節保持外轉20度。觸摸大結節的手將大結節推出至外側，另一隻手讓肩關節內轉、內旋，伸展肩關節給予刺激。之後，讓肩關節外轉、外旋收縮，大結節滑入至喙突肩峰弓底下。不斷重複這一連串的動作，直到大結節滑動性獲得改善為止（圖2-25）。

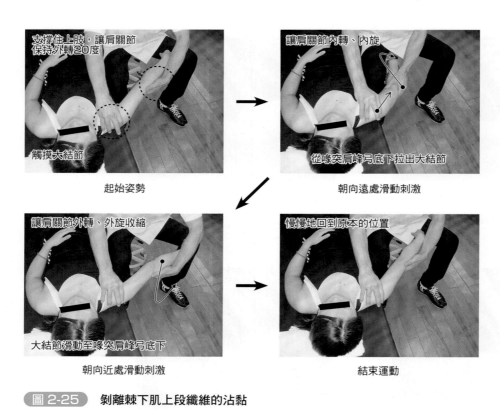

支撐住上肢，讓肩關節保持外轉20度 觸摸大結節 起始姿勢	讓肩關節內轉、內旋 從喙突肩峰弓底下拉出大結節 朝向遠處滑動刺激
讓肩關節外轉、外旋收縮 大結節滑動至喙突肩峰弓底下 朝向近處滑動刺激	慢慢地回到原本的位置 結束運動

圖 2-25 剝離棘下肌上段纖維的沾黏

c）剝離肩胛下肌上段纖維的沾黏

一隻手觸摸肩胛下肌上段纖維附著的小結節，另一隻手支撐住上肢，讓肩關節保持外轉20度。觸摸的手朝外滑動小結節，另一隻手讓肩關節內轉、外旋，伸展肩關節給予刺激。之後，讓肩關節外轉、內旋收縮，小結節滑入至內側。不斷重複這一連串的動作，直到小結節滑動性獲得改善為止（圖2-26）。

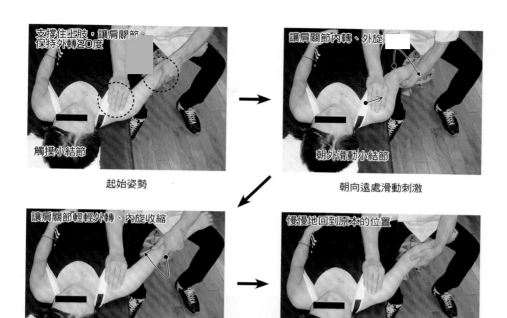

支撐住上股，讓肩關節
保持外轉20度

觸摸小結節

起始姿勢

讓肩關節內轉、外旋

朝外滑動小結節

朝向遠處滑動刺激

讓肩關節輕輕外轉、內旋收縮

小結節滑動至內側

朝向近處滑動刺激

慢慢地回到原本的位置

結束運動

圖 2-26　剝離肩胛下肌上段纖維的沾黏

重點提醒・建議

進行「③消除上方支撐組織沾黏、結疤的運動療法」之後，夜間疼痛獲得
舒緩，並在3週後不再發作。第1種肢體姿勢外旋可動區域為25度，綁帶
動作至第3節腰椎。可動區域為判斷夜間疼痛消失的基準。

本項運動療法的重點，在於活動關節時，必須考量大結節從喙突肩峰弓底
下拉出的程度，或是大結節滑動至喙突肩峰弓底下的程度。而且，剝離上
方支撐組織沾黏時常造成疼痛，甚至加重發炎症狀。因此，務必要循序漸
進治療，而不是妄想一次治療就完全剝離沾黏。

除此之外，結束運動療法後，建議檢查按壓疼痛和腫脹的狀況，確認是否
造成旋轉肌袖和肩峰下滑液囊發炎。

本件病例接受上述運動療法後，上方支撐組織的沾黏、結疤逐漸剝離。趁
此機會與主治醫師討論，注射玻尿酸。玻尿酸滲透至肩峰下滑液囊、旋轉
肌袖之間的空隙，改善肩峰下滑液囊和旋轉肌袖的滑動性。另外，注射玻
尿酸後，牽拉、按壓肩關節數次，讓玻尿酸擴散至肩關節四周，有助於活
動關節。

順利剝離上方支撐組織的沾黏、結疤後，接著展開消除攣縮的運動療法。雖然剝離沾黏、結疤的過程中會感到疼痛，但大多能改善組織間的滑動性，提升閾值。也因為這樣，才能夠在無痛之下開始舒緩攣縮的伸展運動。感到劇烈疼痛時，代表極有可能尚殘存沾黏、結疤未剝離。

④ 消除上方支撐組織攣縮的運動療法

進行前述階段的治療後，順利恢復第1種肢體姿勢旋轉的可動區域，但構成旋轉肌袖的肌肉依然縮短，可動區域受限，運動時會感到疼痛。鑑於此，決定實施改善上方支撐組織攣縮的運動療法。

以仰臥作為起始姿勢（圖2-27）。治療目標為第1種肢體姿勢外旋的可動區域60度以上，綁帶動作至第12節胸椎。

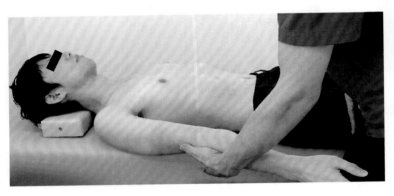

圖 2-27 　起始姿勢

a）消除棘上肌縮短的伸展運動

肩關節保持外轉20度，一隻手從肩峰抓著棘棘，並且觸摸棘上肌的肌腱，另一隻手則支撐住上肢。

前段纖維治療方式，為一隻手固定住肩胛骨，另一隻手讓肩關節於肩胛骨平面上內轉、外旋，伸展肩關節給予刺激。之後，讓肩關節於肩胛骨平面上外轉、內旋等長收縮（2～3秒、收縮力10％左右），再於肩胛骨平面上內轉、外旋，維持在能伸展肩關節的姿勢。不斷重複這一連串的動作，直到肌肉阻力減輕為止（圖2-28）。

至於後段纖維，則是一隻手固定住肩胛骨，另一隻手讓肩關節於肩胛骨平面上內轉、內旋，伸展肩關節給予刺激。之後，讓肩關節於肩胛骨平面上外轉、外旋等長收縮（2～3秒、收縮力10％左右），再於肩胛骨平面上內轉、內旋，維持在能伸展肩關節的姿勢。不斷重複這一連串的動作，直到肌肉阻力減輕為止（圖2-29）。

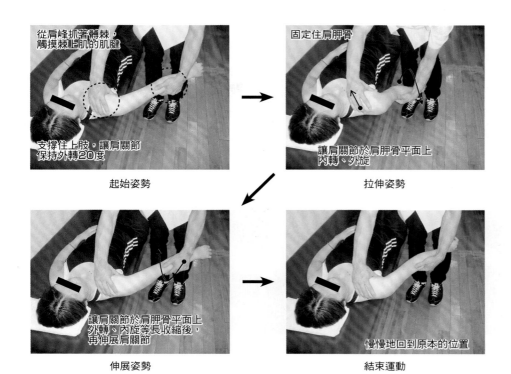

從肩峰抓著轉棘，
觸摸棘上肌的肌腱

支撐住上肢，讓肩關節
保持外轉20度

起始姿勢

固定住肩胛骨

讓肩關節於肩胛骨平面上
內轉、外旋

拉伸姿勢

讓肩關節於肩胛骨平面上
外轉、內旋等長收縮後，
再伸展肩關節

伸展姿勢

慢慢地回到原本的位置

結束運動

圖 2-28　消除棘上肌前段纖維縮短的伸展運動

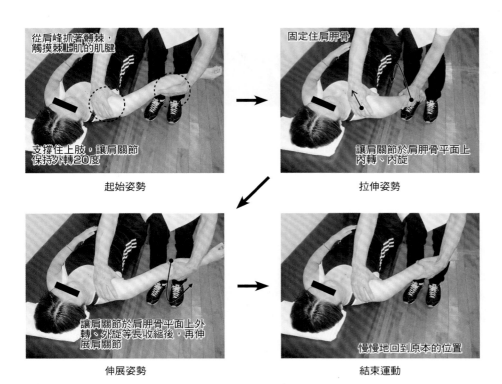

從肩峰抓著轉棘，
觸摸棘上肌的肌腱

支撐住上肢，讓肩關節
保持外轉20度

起始姿勢

固定住肩胛骨

讓肩關節於肩胛骨平面上
內轉、內旋

拉伸姿勢

讓肩關節於肩胛骨平面上外
轉、外旋等長收縮後，再伸
展肩關節

伸展姿勢

慢慢地回到原本的位置

結束運動

圖 2-29　消除棘上肌後段纖維縮短的伸展運動

b）消除棘下肌上段纖維縮短的伸展運動

肩關節保持外轉20度，一隻手從肩峰抓著髆棘，並且觸摸棘下肌上段纖維，另一隻手則支撐住上肢。觸摸的手固定住肩胛骨，另一隻手讓肩關節內轉、內旋，伸展肩關節給予刺激。之後，讓肩關節外轉、外旋等長收縮（2～3秒、收縮力10％左右），再內轉內旋，維持在能伸展肩關節的姿勢。不斷重複這一連串的動作，直到肌肉阻力減輕為止（圖2-30）。

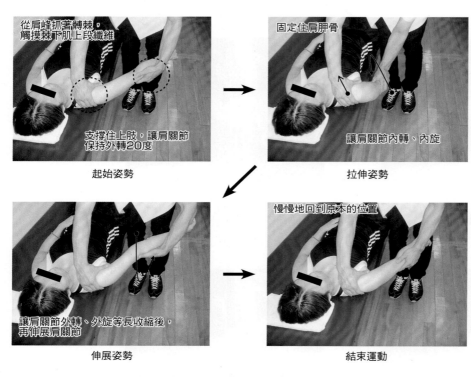

圖 2-30　消除棘下肌上段纖維縮短的伸展運動

c）消除肩胛下肌上段纖維縮短的伸展運動

肩關節保持外轉20度，一隻手抓著鎖骨，並且觸摸肩胛下肌上段纖維，另一隻手則支撐住上肢。觸摸的手固定住鎖骨，另一隻手讓肩關節內轉、外旋，伸展肩關節給予刺激。之後，讓肩關節外轉、內旋等長收縮（2～3秒、收縮力10％左右），再內轉、外旋，維持在能伸展肩關節的姿勢。不斷重複這一連串的動作，直到肌肉阻力減輕為止（圖2-31）。

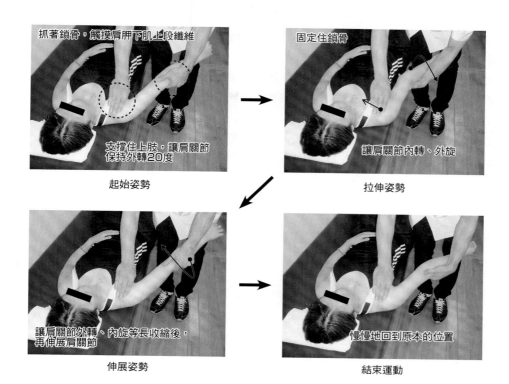

抓著鎖骨，觸摸肩胛下肌上段纖維

固定住鎖骨

支撐住上肢，讓肩關節
保持外轉20度

起始姿勢

讓肩關節內轉、外旋

拉伸姿勢

讓肩關節外轉、內旋等長收縮後，
再伸展肩關節

伸展姿勢

慢慢地回到原本的位置

結束運動

圖 2-31   消除肩胛下肌上段纖維縮短的伸展運動

d）消除肩袖間隙（喙肱韌帶）攣縮的伸展運動

　　肩關節保持外轉20度，一隻手抓著鎖骨，並且觸摸喙肱韌帶，另一隻手則支撐住上肢。觸摸的手固定住鎖骨，另一隻手讓肩關節伸展、內轉、外旋，拉動肩關節給予刺激。完成之後，若喙肱韌帶出現緊繃，須立即將肩關節彎曲、外轉、內旋。不斷重複這一連串的動作，直到喙肱韌帶阻力減輕為止（圖2-32）。

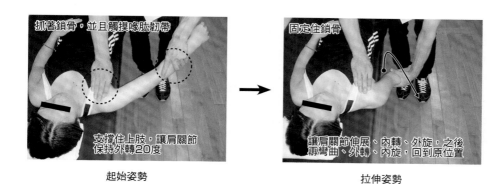

抓著鎖骨，並且觸摸喙肱韌帶

固定住鎖骨

支撐住上肢，讓肩關節
保持外轉20度

起始姿勢

讓肩關節伸展、內轉、外旋，之後
再彎曲、外轉、內旋。回到原位置

拉伸姿勢

圖 2-32   消除肩袖間隙（喙肱韌帶）攣縮的伸展運動

重點提醒・建議

進行「④消除上方支撐組織攣縮的運動療法」之後，上方支撐組織的攣縮獲得改善，第1種肢體姿勢外旋可動區域為70度，綁帶動作至第12節胸椎。同時，也解決了運動時感到疼痛的問題。

上方支撐組織攣縮引起軸偏移（oblique translation），在運動時容易感到疼痛。也因為這樣，採用本項運動療法，伸展各個肌肉時，必須先將肱骨頭固定在中心位置之後，再開始活動關節。活動關節的過程中，隨時注意肱骨頭和關節囊的立體位置，能幫助關節恢復原有的可動區域。

總結

　　如同本件病例般，上方支撐組織高度沾黏、結疤的病患之中，有不少人花費數天的時間才順利讓夜間疼痛消失。而且有些甚至惡化到組織變性和纖維化，第1種肢體姿勢和綁帶動作將變得難以旋轉、活動。因此，必須確實做好每一個活動關節的步驟。

　　確實活動關節，有助於第2肩關節順利恢復原有的機能。至於夜間疼痛，可以在就寢時改成躺在沙發上，或是在肩膀下方放置墊子，避免上肢過度伸展等，充分指導ADL也是幫助病患恢復的一環。

參考文獻

1) 三笠元彦：五十肩の歴史．整・災外 37：1527-1532, 1994.

2) 林典雄：五十肩における疼痛の解釈と運動療法．関節外科 30：26-32, 2011.

3) 森岡健, 他：五十肩の保存的治療の検討．とくにパンピング療法について．別冊整形外科 6：66-70, 1984.

4) 高岸憲二：五十肩の病態と治療．日整会誌 73：479-488, 1999.

5) 玉井和哉：病態・診断．関節外科 30：14-19, 2011.

6) 林典雄, 他：夜間痛を合併する肩関節周囲炎の可動域制限の特徴と X 線学的検討．The Journal of Clinical Physical Therapy 7：1-5, 2005.

7) 小西池泰三, 他：肩峰下滑液包の圧測定−夜間痛との関連−．日整会誌 73：S461, 2000.

8) 冨田恭治, 他：肩峰下滑液包における自由神経終末の分布と肩関節痛．別冊整形外科 27：12-14, 1995.

9) 山下敏彦, 他：脊椎と関節の痛覚受容器−その分布と電気生理学的性質．別冊整形外科 27：8-11, 1995.

10) 佐志隆士, 他：肩関節の MRI, メジカルビュー社．2011, p90-109.

11) Grey RG：The natural history of "idiopathic" frozen shoulder. J Bone Joint Surg 60-A：564, 1978.

12) Binder AI, et al：Frozen shoulder：a long-term prospective study. Ann Rheum Dis 43：361-364, 1984.

13) Hand C, et al：Long-term outcome of frozen shoulder. J Shoulder Elbow Surg 17：231-236, 2007.

肩關節周圍炎（上方支撐組織沾黏）

肩關節周圍炎（上方支撐組織沾黏）

第 3 章

肩關節
夾擠症候群的
運動療法

1. 肩關節夾擠症候群的概要與臨床上的狀況

1）掌握肩關節夾擠症候群的基礎知識

① 什麼是肩關節夾擠症候群

　　肩關節夾擠是關節內外側的組織發生「向上頂」、「夾住」的現象[1]。肩關節向上舉、向下運動時，肱骨頭會滑動至狹窄的喙突肩峰弓底下，即使是正常的肩膀，同樣會過度摩擦、按壓刺激肩峰下滑液囊、旋轉肌袖、肱二頭肌長頭肌腱（LHB）、關節囊、關節唇（圖3-1），我們稱為生理性夾擠。另一方面，因為某些原因而發生疼痛時，稱為病理性夾擠，骨科常處理的夾擠症候群就屬於病理性夾擠[2]。

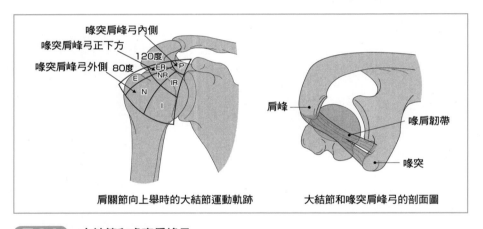

喙突肩峰弓內側
喙突肩峰弓正下方
喙突肩峰弓外側
120度
80度
ER　P
E　NR
IR
N
I

肩峰
喙肩韌帶
喙突

肩關節向上舉時的大結節運動軌跡　　　大結節和喙突肩峰弓的剖面圖

圖 3-1　　**大結節和喙突肩峰弓**

肩關節向上舉時的大結節運動軌跡，或是大結節和喙突肩峰弓之間的組織發生問題，大結節會滑動至喙突肩峰弓的底下，產生生理性摩擦。

肩關節夾擠症候群

70

② 發生原因和機制

夾擠肇因於肱骨頭偏離中心位置[3)4)]，發生原因大致上可以分成「被衝撞側因素」和「衝撞側因素」（圖3-2）。

前者可再細分成形成喙突肩峰弓的因素（肩峰型態異常和骨增生、喙肩韌帶骨化和肥厚、喙突骨增生和突出等），以及喙突肩峰弓外部因子（肩鎖關節變形等）[4)]。

後者分類成解剖學因素（旋轉肌袖肥厚、鈣化沉澱造成的局部腫脹、大小結節骨折後的突出變形等），以及機能學因素。機能學因素有肩關節後下方組織攣縮、前胸攣縮[5)]、肩胛骨位置異常[6)]、肩帶機能不良等[7)8)]。

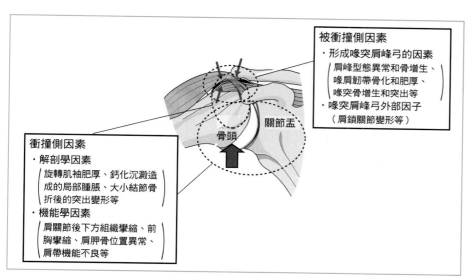

被衝撞側因素
· 形成喙突肩峰弓的因素
肩峰型態異常和骨增生、喙肩韌帶骨化和肥厚、喙突骨增生和突出等
· 喙突肩峰弓外部因子（肩鎖關節變形等）

關節盂

骨頭

衝撞側因素
· 解剖學因素
旋轉肌袖肥厚、鈣化沉澱造成的局部腫脹、大小結節骨折後的突出變形等
· 機能學因素
肩關節後下方組織攣縮、前胸攣縮、肩胛骨位置異常、肩帶機能不良等

圖3-2 **肱骨頭偏離中心位置造成的夾擠**

夾擠肇因於肱骨頭偏離中心位置，發生原因大致上可以分成「被衝撞側因素」和「衝撞側因素」。

伴隨肩峰下夾擠一同出現的疼痛，是大結節碰觸到喙突肩峰弓下面，造成肩峰下壓力升高而引起。肩關節向上舉起60度至120度時，肩峰下壓力會升高，若再加上內旋，將變得更高（圖3-3a）。另外，保持內、外旋中立位直接外轉，超過60度的區域將變得最高。因此，為了避免發生肩峰下夾擠，在向上舉起、外轉角度變大之際，同時增加外旋的角度，並且讓大結節朝向後下方轉動（圖3-3b）[9]。

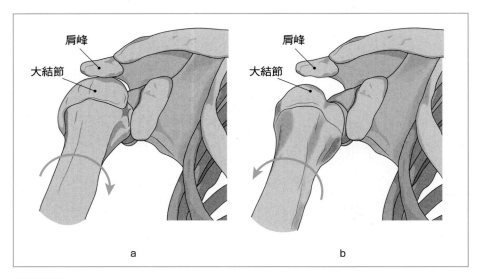

圖 3-3　大結節與喙突肩峰弓之間的距離

a：在向上舉60～120度的範圍內，大結節與喙突肩峰弓碰觸相接，增加內旋的角度時，兩者將會更加緊密相接。
b：若要避免發生肩峰下夾擠，必須同時增加外轉、外旋的角度。

③ 理學檢查

診斷肩峰下夾擠的測試，有 Neer 測試（圖3-4）、Hawkins 測試（圖3-5）、疼痛弧測試（painful arc test）（圖3-6）。

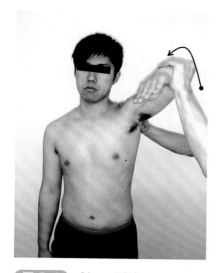

圖 3-4　Neer 測試

肩關節內旋，於肩胛骨平面上彎曲。

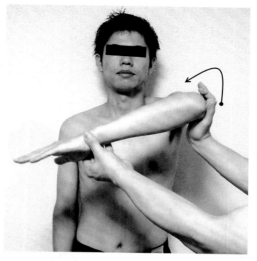

圖 3-5　Hawkins 測試

保持肩關節90度屈曲、肘關節90度屈曲，強制肩關節內旋。

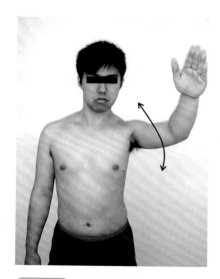

圖 3-6　疼痛弧表徵

肩關節進行外轉運動，肩關節外轉60～120度，觀察病患是否感到疼痛。

診斷是否罹患喙口下夾擠的測試方式，有肩關節彎曲、內轉、內旋測試（圖3-7），以及水平彎曲測試（圖3-8）。

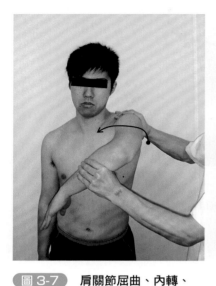 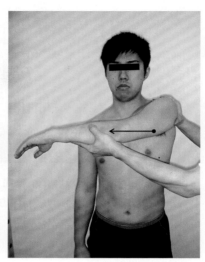

圖 3-7 　肩關節屈曲、內轉、內旋測試

圖 3-8 　水平屈曲測試

2）肩關節夾擠症候群的臨床表現

① 病症特徵

　　基本上，本症候群會在肩膀向上舉的時候感到疼痛，一旦併發旋轉肌袖炎和肩峰下滑液囊炎，除了靜止不動感到疼痛，甚至開始出現夜間疼痛。此外，肩膀大多向內縮的辦公室人員、網球和棒球等過肩運動的運動員、前胸攣縮的中高年人士也會罹患本症候群。

　　疼痛大多出現在肩關節前面和外側，發作時常用手掌包住整個肩膀（palmar indication）（圖3-9）。

　　幾乎全部的病患都會肩胛骨向下旋轉、前傾，鎖骨下降、向前傾斜，自然下垂時，肱骨頭向前方偏移，而這也是本症候群姿勢的最大特徵（圖3-10）。

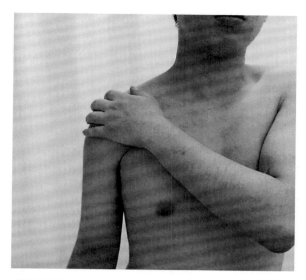

圖 3-9 表示感到疼痛的部位

用整個手掌表示疼痛處（palmar indication）也是特徵之一。

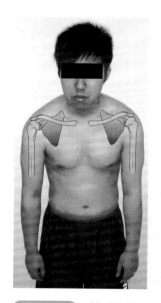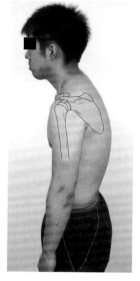

圖 3-10 特殊姿勢

肩胛骨向下旋轉、前傾，鎖骨下降、向前傾斜。另外，自然下
垂時，肱骨頭大多會向前方偏移。

除了肩關節向上舉起之外，綁帶動作也常發生夾擠。尤其是肱骨頭向前方偏移的病患，做出綁帶動作時，肩峰下滑液囊和旋轉肌袖，容易撞到喙肩韌帶，必須根據情況，採取相對應的解決方式才行（圖3-11）[3) 10) 11)]。此外，引起肩峰下夾擠的肩峰下壓力，並非與外轉、內旋角度呈正比升高，而是在症狀出現之前就急遽升高[12)]。

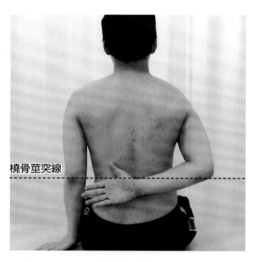

橈骨莖突線

圖 3-11　綁帶動作

做出綁帶動作，利用橈骨莖突線的高度，評估可動
區域及是否感到疼痛等。

② 治療概念

　　肩峰下夾擠症候群基本治療方法為保守療法。如果以肩關節攣縮為中心的機能學因素，是誘發本症候群的主要原因，即代表運動療法實施得當。併發包覆旋轉肌袖和肩峰下滑液囊發炎、旋轉肌袖腫脹等生物化學方面的症狀時，以阻斷注射的效果最好（圖3-12）。注射後，將肩關節設定為零位（zero position），有節奏地拉動、按壓肱骨頭，有助於藥劑浸潤至肩峰下滑液囊和旋轉肌袖，更容易控制住疼痛（圖3-13）[13)]。

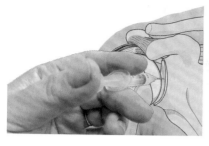
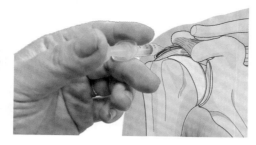

注射至關節腔內部　　　　　　　　　注射至肩峰下滑液囊內

 阻斷注射

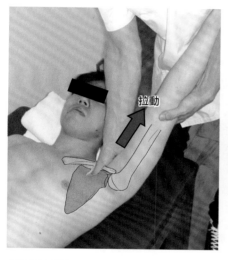
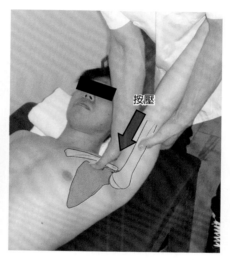

拉動　　　　　　按壓

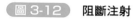 拉動、按壓位在零位的肱骨頭

肩關節設定為零位，有節奏地拉動、按壓肱骨頭，有助於藥劑浸潤至肩峰下滑液囊和旋轉肌袖，更容易控制住疼痛。

另一方面，出現旋轉肌袖斷裂和關節唇受損等解剖學的破綻時，保守療法已難以控制住疼痛。即使保守療法實施3個月以上，也絲毫不覺得症狀有所消除的病患，實適合使用關節鏡直視（P177）手術。這個時候，術後在修復旋轉肌袖的考量下，實施改善肱骨頭中心位置的運動療法。

喙骨下夾擠是與肩峰下夾擠類似的病症。在肩關節向上舉、內轉、內旋，以及水平屈曲時，小結節和喙突的距離變短，摩擦、夾住位在兩者之間的肩胛下肌肌腱，給予其刺激，進而引發疼痛（圖3-14）。其發生機率比肩峰下夾擠低，再加上兩者症狀非常相似，往往被忽略。該病症同樣起源自骨頭偏離中心位置所造成的機能障礙，期望藉由運動療法將肱骨頭矯正回中心位置。

在確實治療夾擠上，最重要的自然是找出偏離中心位置的原因，此必須具備正確的機能解剖學知識。此外，即使是靜態姿勢，也常常已經偏離中心位置，觀察姿勢也是重要評估項目之一。

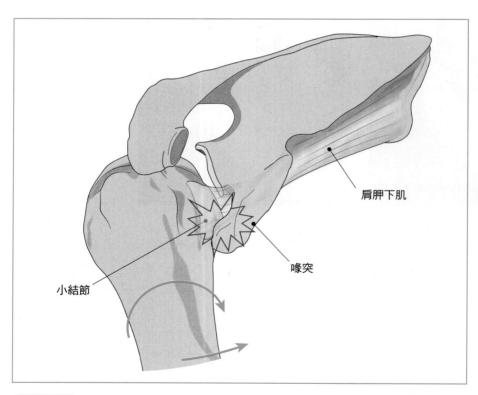

肩胛下肌

喙突

小結節

圖3-14 　上方支撐組織沾黏、結疤、發生喙骨下夾擠

在肩關節向上舉、內轉、內旋，以及水平屈曲時，小結節和喙突的距離變短，摩擦、夾住位在兩者之間的肩胛下肌肌腱，給予其刺激，進而引發疼痛。

肩關節夾擠症候群

2. 案例分析

肩關節攣縮，同時罹患肩峰下和喙骨下夾擠的病例

1）本件病例概要

本件病例為60歲世代的男性。4個月前在高爾夫球場打第一球後，左肩關節出現疼痛，甚至每次做出後擺桿動作時，都會感到疼痛。

疼痛的部位為肩關節外側和前方。按壓肩關節外側周圍，大結節上方至中間的蝶骨、棘上肌和棘下肌的肌腱會感到疼痛。接著，觸診相同部位，實施Neer的肩峰下夾擠測試，確認click sign。

按壓肩關節前面周圍，喙突和肩胛下肌肌腱感到疼痛。接著，觸診相同部位，進行喙骨下夾擠測試，確認click sign。

基本上是多個原因參雜在一起，才會導致夾擠。因此，針對夾擠的運動療法，第一步就是確切了解病發原因，才能有效治療。

判定本件病例罹患肩峰下夾擠的依據為①像胸大肌這樣強力的肌肉緊繃，自然下垂時肱骨頭偏向前方，②胸小肌縮短，肩胛骨前傾、向下旋轉，肩盂肱關節的節律混亂，③棘下肌下段纖維、小圓肌、肱三頭肌長頭肌腱縮短，以及後方、後下方的關節囊硬化，造成肩關節向上舉起時，肱骨頭會偏向前上方等。判定罹患喙骨下夾擠的依據除了①～③之外，還有④大、小菱形肌和提肩胛肌縮短，肩胛骨外轉不足所導致。

超音波影像無法拍出旋轉肌袖的結構性斷裂，治療本件病例的夾擠所採取的運動療法，必須要矯正自然下垂時，肩帶與肱骨頭的位置關係，找出適當的中心位置。

2）病歷和評估

① 病例

60歲世代的男性。直到1年前才結束身體勞動的工作，目前無業。家人病歷並無需要特別記錄的事項。

② 目前病況

高爾夫球為右撇子，1週打一次高爾夫球。後擺桿時左肩關節疼痛，之後運動時疼痛和可動區域受限的情況惡化，前來本院接受診療並開始進行運動療法。

③ 運動療法開始前的基本評估

a）問診

i 出現疼痛的時間

　4個月前開始。

ii 造成疼痛的原因

　打第一球後立即感到疼痛。

iii 何種情形下感到疼痛（圖3-15）

　以手掌表示疼痛部位，判定 palmar indication。

iv 出現疼痛的部位

　肩關節前面和外側。

v 夜間疼痛

　林的分類[14]：Type 1（無夜間疼痛）

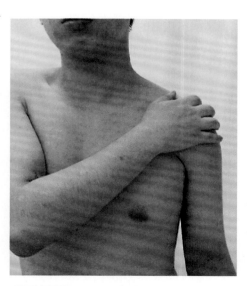

圖3-15 表示疼痛部位的方法

肩關節夾擠症候群

80

b）視診、觀察

肩胛骨向下旋轉、前傾，肩峰高度比健側略低，鎖骨向下拉且向前方傾斜。自然下垂時，肱骨頭會偏向前方（圖3-16）。

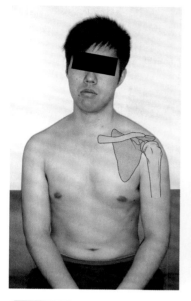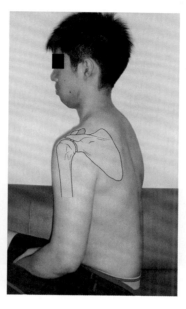

圖 3-16 本病例的姿勢

肩胛骨向下旋轉、前傾，肩峰高度比健側略低，鎖骨向下拉且向前方傾斜。自然下垂時，肱骨頭會偏向前方。

c）觸診

ⅰ 確認按壓感到疼痛的部位（圖3-17）

按壓時大結節上面至中間的蝶骨、棘上肌肌腱、棘下肌肌腱、小結節、喙突尖端、肩胛下肌肌腱會感到疼痛。

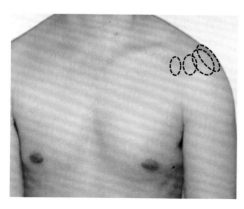

圖 3-17 按壓會感到疼痛的部位

按壓時大結節、棘上肌肌腱、棘下肌肌腱、小結節、喙突尖端、肩胛下肌肌腱會感到疼痛。

ii 確認肌肉緊繃狀況（圖3-18）

　胸大肌鎖骨部纖維和胸肋部纖維、胸小肌、大小菱形肌、前鋸肌上段纖維、棘下肌上段和下段纖維、小圓肌、肱三頭肌長頭肌腱緊繃亢進。

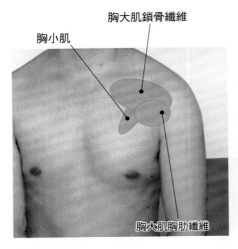
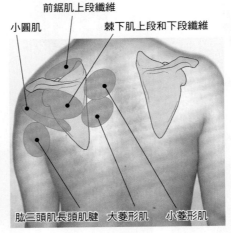

胸小肌　胸大肌鎖骨纖維

前鋸肌上段纖維　小圓肌　棘下肌上段和下段纖維

胸大肌胸肋纖維

肱三頭肌長頭肌腱　大菱形肌　小菱形肌

圖3-18　**緊繃部位**

胸大肌鎖骨纖維和胸肋纖維、胸小肌、大小菱形肌、前鋸肌上段纖維、棘下肌上段和下段纖維、小圓肌、肱三頭肌長頭肌腱緊繃亢進。

d）關節可動區域

　屈曲：145度　　外轉：120度

　第1種肢體姿勢外旋：60度　　綁帶動作：至臀部外側

　第2種肢體姿勢外旋：60度　　第2種肢體姿勢內旋：0度

　第3種肢體姿勢外旋：80度　　第3種肢體姿勢內旋：-15度

　其中又以第2種肢體姿勢外旋可動區域受到限制時，前臂尺骨、1/2食指尺骨、小指麻痺感最為強烈。特別是第2種肢體姿勢內旋，以及第3種肢體姿勢內旋的限制最受注意。

e）肌肉、韌帶、關節囊拉伸測試

　根據各種拉伸測試的結果，如下判斷肢體姿勢受到限制的原因。

　i　第1種肢體姿勢外旋受限：肩袖間隙、胸大肌鎖骨纖維

　ii　第1種肢體姿勢內旋受限：棘下肌上段纖維、後上方關節囊

　iii　第2種肢體姿勢外旋受限：無明顯限制原因

　iv　第2種肢體姿勢內旋受限：棘下肌下段纖維、後方關節囊

　v　第3種肢體姿勢外旋受限：無明顯限制原因

　vi　第3種肢體姿勢內旋受限：後下方關節囊

肩關節夾擠症候群

f）前胸柔軟度測試

前胸柔軟度測試後，發現患側下彎距離地面5.5指寬（健側：3.0指寬）。仰臥時肩峰距離地面4指寬（健側：2.5指寬），懷疑肩鎖關節、胸鎖關節、胸椎、胸廓的柔軟度下滑（圖3-19）。

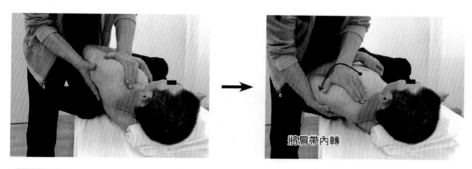

將肩帶內轉

圖 3-19　前胸柔軟度測試

肩峰毫無受阻直接碰到地面即為陰性。前胸柔軟度測試結果為肩峰距離地面5.5指寬（健側：3.0指寬）。仰臥時肩峰距離地面4指寬（健側：2.5指寬）。

g）肌力

肌力無明顯低下。

h）骨科測試

肩峰下夾擠的各種檢查中，Neer測試、Hawkins測試和疼痛弧測試的結果為陽性，肩關節外側感到疼痛。另一方面，由他人將肩胛骨向上旋轉、後傾進行矯正後，舒緩了接受各種檢查時所出現的疼痛。

喙骨下夾擠的各種檢查中，肩關節屈曲、內轉、內旋測試，以及水平屈曲測試的結果為陽性，肩關節前面感到疼痛。另一方面，由他人將肩胛骨向上旋轉、外轉進行矯正後，舒緩了接受各種檢查時所出現的疼痛。

肩關節夾擠症候群

④ 病例影像

a）X光檢查（圖3-20）

ⅰ 正面影像

　肩峰下和大結節上面的骨頭硬化。

ⅱ 側面影像

　小結節內側的骨頭硬化。

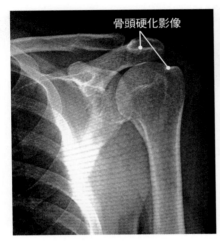
骨頭硬化影像

正面影像

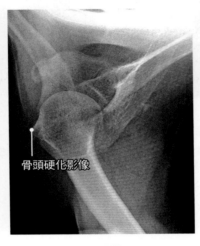
骨頭硬化影像

側面影像

圖 3-20　X 光檢查

正面影像：肩峰下和大結節上面的骨頭硬化。
側面影像：小結節內側的骨頭硬化。

肩關節夾擠症候群

3）展開運動療法

① 矯正下垂時肱骨頭向前偏移的問題

以坐姿作為起始姿勢，指示病患骨盆保持直立、縮小腹，接著將前胸向上拉，同時盡可能伸展胸椎，放鬆頸部肌肉（斜方肌上段纖維、提肩胛肌、斜角肌）（圖3-21）。

治療目標為經由觸診確認肱骨頭不再向前偏移，患側變得跟健側完全一樣。

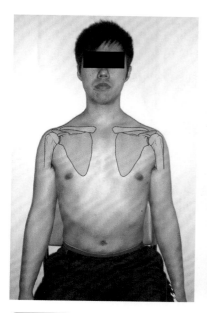 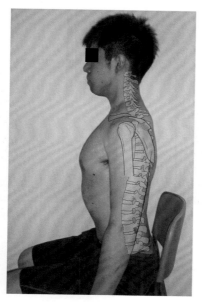

圖 3-21　起始姿勢

a）消除胸大肌鎖骨纖維攣縮的舒緩運動

胸大肌鎖骨纖維是從鎖骨內側 1 / 2 處的前面開始，一路延伸至大結節嵴的肌肉。當這條肌肉過度攣縮，鎖骨將會降低和向前傾斜，肱骨頭拉動到大結節嵴並向前方偏移。針對胸大肌鎖骨纖維採取的運動療法，分成鎖骨和肱骨頭二部分各自進行。

鎖骨的運動療法為一隻手貼合鎖骨內側 1 / 2 處，另一隻手輕輕抓著髖棘。接著，抓著髖棘的手將肩胛骨向上旋轉、內轉，另一隻手讓鎖骨向上舉和向後傾斜。物理治療師以手掌魚際慢慢地按壓、拉伸胸大肌鎖骨纖維，給予刺激以便能抑制 Ib。按壓時間 3 秒左右。不斷重複這一連串動作，直到鎖骨運動產生的阻力減輕為止（圖 3-22）。

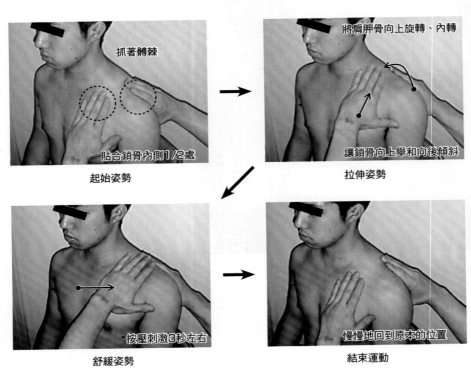

圖 3-22 消除胸大肌鎖骨纖維（鎖骨側）攣縮的舒緩運動

至於肱骨頭，則是一隻手輕輕抓著鎖骨和髖棘，另一隻手抓著上肢。接著，抓著鎖骨和髖棘的手將鎖骨向上舉、向後傾斜並保持不動，另一隻手慢慢地讓肩關節伸展、外轉、外旋，輕輕地伸展、給予刺激。之後，讓肩關節輕輕地屈曲、內轉、內旋收縮。不斷重複這一連串的動作，直到按壓疼痛和肌肉緊繃獲得改善為止（圖 3-23）。

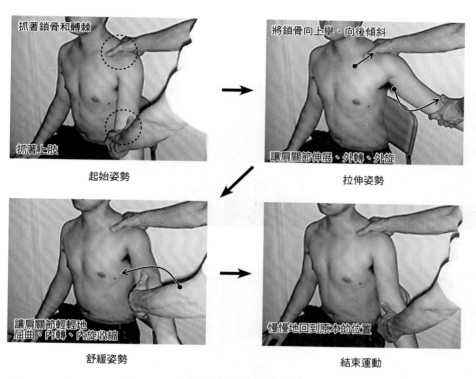

抓著鎖骨和髖棘

抓著上肢

起始姿勢

將鎖骨向上舉、向後傾斜

讓肩關節伸展、外轉、外旋

拉伸姿勢

讓肩關節輕輕地
屈曲、內轉、內旋收縮

舒緩姿勢

慢慢地回到原本的位置

結束運動

圖 3-23　消除胸大肌鎖骨纖維（肱骨側）攣縮的舒緩運動

肩關節夾擠症候群

b）消除胸大肌胸肋部纖維攣縮的舒緩運動

　　胸大肌胸肋纖維是從胸骨膜開始，一直附著到肋軟骨前面為止，面向大結節嵴的肌肉。這一條肌肉過度攣縮時，將拉動到大結節嵴，並且造成肱骨頭向前方偏移。

　　一隻手輕輕抓著胸骨和肋軟骨，另一隻手輕輕抓著上肢。接著，抓著胸骨和肋軟骨的手固定住軀幹，另一隻手慢慢地讓肩關節水平伸展、外旋，伸展肩關節給予刺激。之後，讓肩關節輕輕地水平屈曲、內旋收縮。不斷重複這一連串的動作，直到按壓疼痛和肌肉緊繃獲得改善為止（圖3-24）。

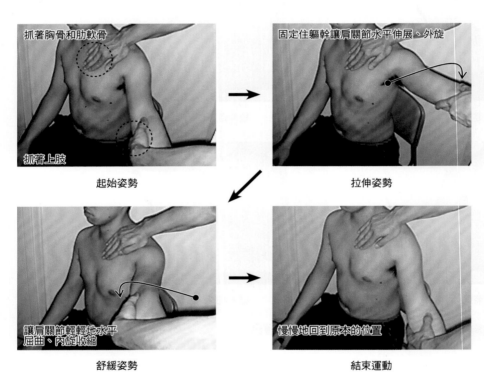

抓著胸骨和肋軟骨

抓著上肢

起始姿勢

固定住軀幹讓肩關節水平伸展、外旋

拉伸姿勢

讓肩關節輕輕地水平屈曲、內旋收縮

舒緩姿勢

慢慢地回到原本的位置

結束運動

圖 3-24　消除胸大肌胸肋部纖維攣縮的舒緩運動

肩關節夾擠症候群

c）矯正肱骨頭的胸大肌舒緩運動

本項運動必須等到充分舒緩胸大肌的鎖骨纖維，以及胸肋部纖維的緊繃後，才能開始進行。

一隻手輕輕抓著髖棘，手掌魚際貼合肱骨頭的前方，另一隻手抓著上肢。接著，抓著上肢的手活動肱骨頭，讓肩胛骨向上旋轉、內轉，另一隻手慢慢地將肱骨頭向後方推。之後，手掌魚際按壓胸大肌附著處，伸展肌肉肌腱交接處給予刺激。按壓時間3秒左右。不斷重複這一連串的動作，直到肱骨頭向前方偏移獲得矯正為止（圖3-25）。

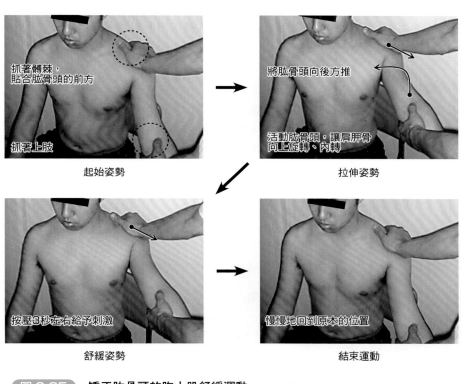

圖 3-25　矯正肱骨頭的胸大肌舒緩運動

> **重點提醒・建議**
> 進行「①矯正下垂時肱骨頭向前偏移的問題」後，減輕了肌肉緊繃程度，
> 矯正下垂時肱骨頭的向前偏移。從一開始就要控制住肌肉群的緊繃，是為
> 了能順利改善關節運動的軌跡和找出中心位置。
> 另外，在矯正肱骨頭向前偏移時，記得同時觀察肱骨頭後方移動幅度逐漸
> 變大的樣子。

　接下來進行消除肩帶周圍肌肉攣縮的運動療法。適度地活動肩帶，可以避免
肩關節發生肩峰下夾擠。伸展每一條肌肉，讓肩胛骨下方旋轉肌群恢復原有的
延伸性。如此一來，可望改善肩盂肱關節的節律。

② 消除肩帶周圍肌肉攣縮的伸展運動

　以側躺作為起始姿勢。髖關節保持屈曲90度，讓脊椎和骨盆穩定（圖
3-26）。肩峰下夾擠治療目標為前胸柔軟度測試結果4指寬以內，肩峰距離地
面2指寬以內，喙骨下夾擠的治療目標，則是手能伸到另一側肩關節的後方，
擴大肩胛骨外轉可動區域。

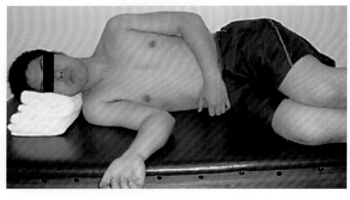

圖 3-26　起始姿勢

a）消除胸小肌攣縮的伸展運動

　　一隻手抓著肩峰，另一隻手觸摸第2～5肋骨的前方。接著，觸摸的手固定住肋骨，另一隻手將肩胛骨向後傾、向上旋轉，伸展肩胛骨給予刺激。之後，將肩胛骨向前傾、向下旋轉等長收縮（2～3秒、收縮力10％左右），再向後傾、向上旋轉，維持在能伸展肩胛骨的姿勢。不斷重複這一連串的動作，直到肌肉阻力減輕為止。在治療的過程中，同時將肩關節向上舉起，確認在舉起角度120度的範圍內有效改善疼痛（圖3-27）。

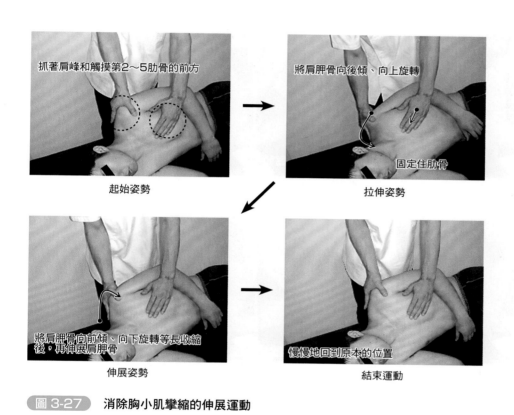

圖 3-27　消除胸小肌攣縮的伸展運動

肩關節夾擠症候群

b）消除前鋸肌上段纖維縮短的伸展運動

　　一隻手抓著肩峰，另一隻手觸摸第1肋骨。接著，觸摸的手固定住第1肋骨，另一隻手將肩胛骨內轉、向後傾、向上旋轉，伸展肩胛骨給予刺激。之後，將肩胛骨外轉、向前傾、向下旋轉等長收縮（2～3秒、收縮力10％左右），再內轉、向後傾、向上旋轉，維持在能伸展肩胛骨的姿勢。不斷重複這一連串的動作，直到肌肉阻力減輕為止。在治療的過程中，同時將肩關節向上舉起，確認在舉起角度120度的範圍內有效改善疼痛（圖3-28）。

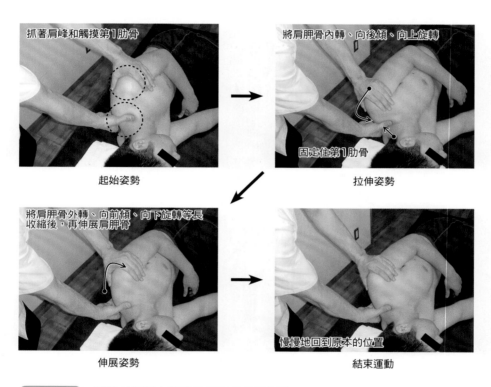

抓著肩峰和觸摸第1肋骨
起始姿勢

將肩胛骨內轉、向後傾、向上旋轉
固定住第1肋骨
拉伸姿勢

將肩胛骨外轉、向前傾、向下旋轉等長收縮後，再伸展肩胛骨
伸展姿勢

慢慢地回到原本的位置
結束運動

圖 3-28　消除前鋸肌上段纖維縮短的伸展運動

肩關節夾擠症候群

c）消除大菱形肌、小菱形肌縮短的伸展運動

伸展大菱形肌時，一隻手的指腹貼合距離髂棘三角區遠端的內側邊緣肌腹，另一隻手觸摸第2～5胸椎棘突。接著，固定住各個棘突，同時一隻手將肩胛骨外轉、向上旋轉，伸展肩胛骨給予刺激。持續3秒之後，先將肩胛骨內轉、向下旋轉等長收縮（2～3秒、收縮力10％左右），再外轉、向上旋轉，維持在能伸展肩胛骨的姿勢。不斷重複這一連串的動作，直到肌肉阻力減輕為止（圖3-29）。

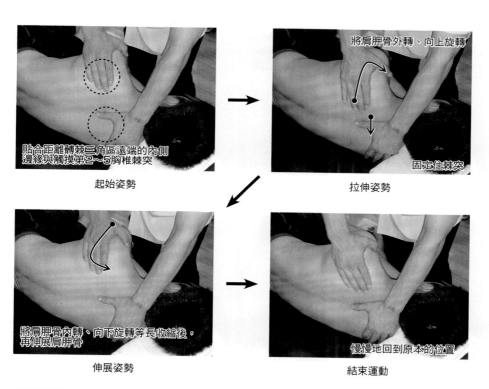

起始姿勢 — 貼合距離髂棘三角區遠端的內側邊緣與觸摸第2～5胸椎棘突

拉伸姿勢 — 將肩胛骨外轉、向上旋轉 / 固定住棘突

伸展姿勢 — 將肩胛骨內轉、向下旋轉等長收縮後，再伸展肩胛骨

結束運動 — 慢慢地回到原本的位置

圖 3-29 消除大菱形肌縮短的伸展運動

至於小菱形肌方面，一隻手的指腹貼合距離髆棘三角區近端的內側邊緣肌腹，另一隻手觸摸第7節頸椎～第1胸椎棘突。接著，觸摸的手固定住各個棘突，另一隻手將肩胛骨外轉、向上旋轉，伸展肩胛骨給予刺激。持續3秒之後，先將肩胛骨內轉、向下旋轉等長收縮（2～3秒、收縮力10％左右），再外轉、向上旋轉，維持在能伸展肩胛骨的姿勢。不斷重複這一連串的動作，直到肌肉阻力減輕為止（圖3-30）。在治療的過程中，同時將肩關節從屈曲姿勢內旋，確認在0度的範圍內有效改善疼痛。

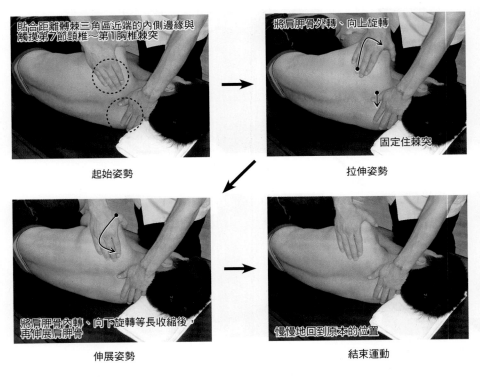

貼合距離髆棘三角區近端的內側邊緣與
觸摸第7節頸椎～第1胸椎棘突

起始姿勢

將肩胛骨外轉、向上旋轉

固定住棘突

拉伸姿勢

將肩胛骨內轉、向下旋轉等長收縮後，
再伸展肩胛骨

伸展姿勢

慢慢地回到原本的位置

結束運動

圖 3-30　消除小菱形肌縮短的伸展運動

接下來，進行消除肩關節後方支撐組織攣縮的運動療法。在肩關節後方支撐
組織仍處於攣縮之下舉起肩關節時，肱骨頭將向上、向前偏移，導致肩峰下夾
擠的發生。

因此，必須伸展各條肌肉，讓支撐肩關節後方的肌肉群恢復延伸性。尤其是
位於肱骨頭一側的深層纖維，更是必須徹底軟化，藉此減輕肩峰下夾擠所引起
的疼痛。

肩關節夾擠症候群

③ 消除肩關節後方支撐組織攣縮的伸展運動

要讓夾擠完全消失，除了須恢復肩帶的柔軟度之外，還必須改善肩盂肱關節的柔軟度。所以，以去除肩盂肱關節的攣縮為目標，從本步驟開始伸展縮短的肌肉。

以仰臥作為起始姿勢。為了避免在實施運動療法的過程中發生夾擠，活動關節時，必須注意肩關節向上舉起、內旋的範圍。伸展運動適當搭配等長收縮，有助於提升治療的效果。同時，由於棘下肌和小圓肌附著在關節囊後方至後下方的區域裡，等長收縮可望增進伸展關節囊的效果（圖3-31）。

伸展運動的目標為舒緩肩峰下夾擠，以及喙骨下夾擠造成的疼痛。

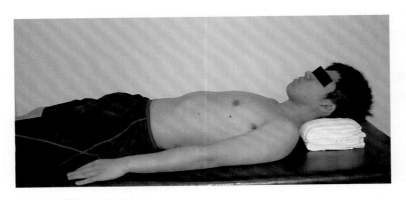

圖 3-31　起始姿勢

a）消除棘下肌下段纖維縮短的伸展運動

　　讓肩關節維持外轉60度，一隻手抓著髖棘，手掌魚際貼合肱骨頭的前方，另一隻手抓著上肢。接著，抓著髖棘的手固定住肩胛骨，將肱骨頭向後方推，另一隻手讓肩關節內旋，伸展肩關節給予刺激。之後，將肩關節外旋等長收縮（2～3秒、收縮力10％左右），再內旋，維持在能伸展肩關節的姿勢。不斷重複這一連串的動作，直到肌肉阻力減輕為止（圖3-32）。內旋可動區域變大而且增加外轉角度後，再進行同樣的運動。

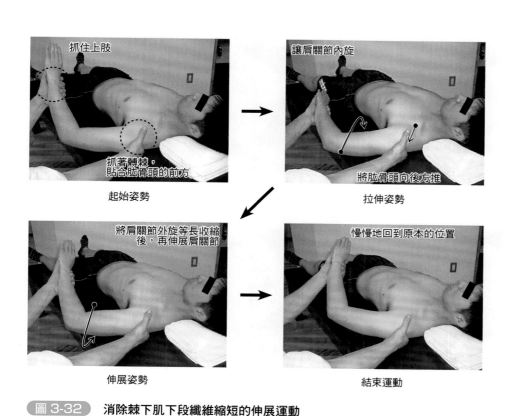

起始姿勢　　　　　　　　　　拉伸姿勢

伸展姿勢　　　　　　　　　　結束運動

圖 3-32　消除棘下肌下段纖維縮短的伸展運動

b）消除小圓肌縮短的伸展運動

　　讓肩關節維持屈曲80度，一隻手抓著髂棘，手掌魚際貼合肱骨頭的前方，另一隻手抓著上肢。接著，抓著髂棘的手固定住肩胛骨，將肱骨頭向後方推，另一隻手讓肩關節內旋，伸展肩關節給予刺激。之後，將肩關節外旋等長收縮（2～3秒、收縮力10％左右），再內旋，維持在能伸展肩關節的姿勢。不斷重複這一連串的動作，直到肌肉阻力減輕為止（圖3-33）。內旋可動區域變大而且增加屈曲角度後，再進行同樣的運動。

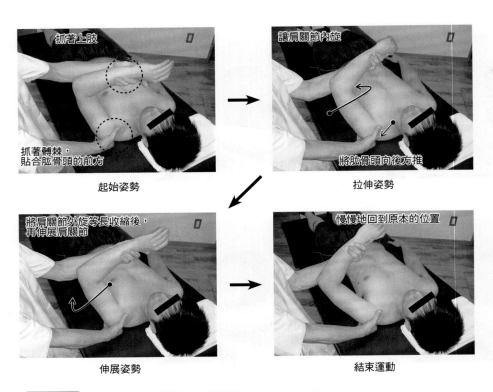

　　圖 3-33　消除小圓肌縮短的伸展運動

c）消除肱三頭肌長頭縮短的伸展運動

　　肩關節屈曲80度，保持外旋姿勢，一隻手貼合肱骨頭的上面，另一隻手抓著上肢。接著，貼合肱骨頭的手將肱骨頭向下推（肱三頭肌長頭在自然下垂時會位在身體後方，一旦彎曲就會位在下方），另一隻手彎曲、伸展肘關節給予刺激。之後，肩關節和肘關節伸展等長收縮（2～3秒、收縮力10％左右）後彎曲，維持在能伸展的姿勢。不斷重複這一連串的動作，直到肌肉阻力減輕為止（圖3-34）。

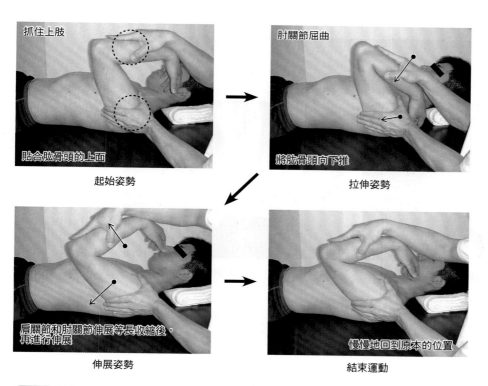

抓住上肢
貼合肱骨頭的上面
起始姿勢

肘關節屈曲
將肱骨頭向下推
拉伸姿勢

肩關節和肘關節伸展等長收縮後，再進行伸展
伸展姿勢

慢慢地回到原本的位置
結束運動

圖 3-34　消除肱三頭肌長頭縮短的伸展運動

肩關節夾擠症候群

> **重點提醒・建議**
>
> 進行「③消除肩關節後方支撐組織攣縮的伸展運動」後，改善了肩關節向上舉起時，肱骨頭向上、向前偏移的現象，也舒緩了肩峰下夾擠、喙骨下夾擠造成的疼痛。肩關節可動區域擴大為綁帶動作至第12節胸椎，第2種肢體姿勢內旋45度，第3種肢體姿勢內旋0度。
>
> 在進行上述的伸展運動時，為了避免發生夾擠，必須先讓各關節保持中心位置後再開始活動（圖3-35）。若怠於進行上述步驟，肱骨頭將向前移動，引起疼痛。若發生疼痛，須儘快外旋、伸展肩關節。

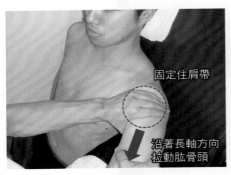

固定住肩帶

沿著長軸方向
拉動肱骨頭

正面照片

沿著長軸方向
拉動肱骨頭

固定住肩帶

側面照片

圖 3-35 消除肩盂肱關節攣縮伸展運動的重點

　　再來與③一樣，進行消除肩關節後方支撐組織攣縮的運動療法。在此，伸展運動的對象為各個關節囊，讓肩關節後方支撐組織有關的關節囊恢復延伸性。伸展關節囊容易偏離中心位置、引起疼痛。因此，建議活動關節時，動作盡量輕柔。等到內旋可動區域增加，肩峰下夾擠造成的疼痛減輕後再開始進行，有助於整個治療過程更加順利。

④ 消除肩關節後方支撐組織攣縮的關節囊伸展運動

　雖然肩盂肱關節肌肉性攣縮獲得改善，但obligate translation 依然存在，病患仍會感到疼痛。所以，在此步驟開始改善關節囊硬度的伸展運動。

　以仰臥作為起始姿勢。當肌肉高度緊繃時，關節囊伸展運動將因為肌性防禦導致效果不彰，因此必須在充分減輕肌肉緊繃之後再開始進行（圖3-36）。治療目標為消除肩峰下夾擠和喙骨下夾擠。

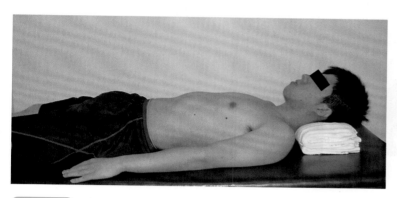

圖 3-36　　起始姿勢

a）改善後方關節囊硬度的伸展運動

　　讓肩關節保持在肩胛骨平面上舉60度，一隻手抓著髆棘，手掌魚際貼合肱骨頭的前方，另一隻手抓著上肢。接著，抓著髆棘的手固定住肩胛骨，將肱骨頭向後方推，另一隻手讓肩關節內旋，沿著長軸方向拉動、伸展肱骨頭給予刺激。之後，維持在能伸展的姿勢2～3秒，再慢慢地回到原本的位置。不斷重複這一連串的動作，直到後方關節囊阻力減少為止（圖3-37）。

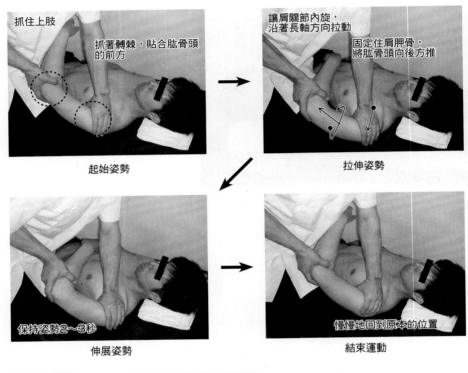

起始姿勢　　　　　　　　　　　拉伸姿勢

伸展姿勢　　　　　　　　　　　結束運動

圖 3-37　改善後方關節囊硬度的伸展運動

肩關節夾擠症候群

b）改善後下方關節囊硬度的伸展運動

　　讓肩關節保持屈曲80度，一隻手抓著髖棘，手掌魚際貼合肱骨頭的前方，另一隻手抓著上肢。接著，抓著髖棘的手固定住肩胛骨，將肱骨頭向後方推，另一隻手讓肩關節內旋，沿著長軸方向拉動、伸展肱骨頭給予刺激。之後，維持在能伸展的姿勢2～3秒，再慢慢地回到原本的位置。不斷重複這一連串的動作，直到後下方關節囊阻力減少為止（圖3-38）。

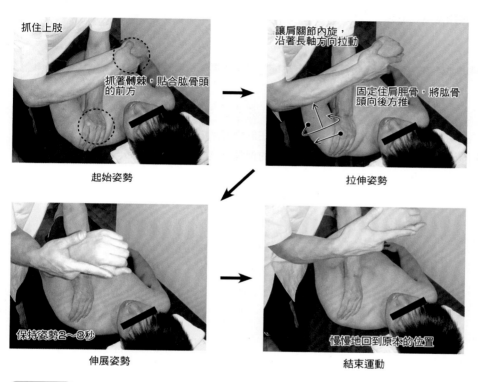

起始姿勢　　　　　　　　　　　拉伸姿勢

伸展姿勢　　　　　　　　　　　結束運動

圖 3-38 改善後下方關節囊硬度的伸展運動

進行「④消除肩關節後方支撐組織攣縮的關節囊伸展運動」後，改善了肱骨頭向上、向前偏移的obligate translation，骨頭回到中心位置。另外，若躺下後夾擠消失，那麼也必須確認容易受重力影響的坐姿是否一樣。此時，綁帶動作可到第7節胸椎，第2種肢體姿勢內旋70度，第3種肢體姿勢內旋20度。進行上述伸展運動時，最重要的就是在伸展關節囊過程中，隨時注意肌肉是否過度緊繃。伸展關節囊之後，會因為脊髓反射造成肌肉緊繃，務必要適當放鬆肌肉。最後，本件病例疼痛消失，可以再回去打高爾夫球。

總結

　　夾擠基本治療方法為保守療法。運動療法的重點，在於修正靜態姿勢、矯正骨頭位置偏移、肩胛骨恢復柔軟度，改善肩盂肱關節的節律，並且去除肩關節後方支撐組織攣縮，減少obligate translation，讓骨頭回到中心位置。

参考文献

1) 佐志隆士, 他：肩関節の MRI, メジカルビュー社. 2011, p90-109.

2) 信原克哉：肩 その機能と臨床 第3版. 医学書院, 2001.

3) 皆川洋至：肩インピンジメント症候群を理解するためのマクロ解剖と超音波画像. 臨床スポーツ医学 30：409-415, 2013.

4) Neer CS：Classification and pathomechanics of impingement. Shoulder Reconstruction. W. B. Saunders, 44-54, 1990.

5) Muraki T, et al：Effect of posteroinferior capsule tightness on contact pressure and area beneath. Am J Sports Med 38：600-607, 2010.

6) Mihata T, et al：Effect of scapular orientation on shoulder internal impingement in a cadaveric model of the cocking phase of throwing. J Bone Joint Surg 94-A：1576-1583, 2012.

7) Wilk K, et al：Current concepts in the rehabilitation of the overhead throwing athlete. Am J Sports Med 30：136-151, 2002.

8) Cools AM, et al：Scapular muscle recruitment patterns：trapezius muscle latency with and without impingement symptoms. Am J Sports Med 31：542-549, 2003.

9) 矢内利政：バイオメカニクスからみた肩関節インピンジメント症候群. 臨床スポーツ医学 30：417-426, 2013.

10) Yamamoto N, et al：Contact between the coracoacromial arch and the rotator cuff tendons in nonpathologic situations：a cadaveric study. J Shoulder Elbow Surg 19：681-687, 2010. 11

11) Kijima H, et al：Degenerated coracoacromial ligament in shoulders with rotator cuff tears shows higher elastic modulus：measurement with scanning acoustic microscopy. J Orthop Sci 14：62-67, 2009.

12) Nobuhara K：The shoulder：Its Function and Clinical Aspects. World Scientific Publishing, 2003.

13) 林典雄：五十肩における疼痛の解釈と運動療法. 関節外科 30(11)：26-32, 2011.

14) 林典雄, 他：夜間痛を合併する片関節周囲炎の可動域制限の特徴と X 線学的検討〜運動療法への展開〜. The journal of Clinical Physical Therapy 7：1-5, 2004.

第 4 章
五十肩的運動療法

1. 五十肩的概要與臨床上的狀況

1）掌握五十肩的基礎知識

① 什麼是五十肩

　　狹義的五十肩（frozen shoulder）稱為沾黏性肩關節囊炎，但其定義至今仍模稜兩可，屬於多軸關節的肩關節能多方向活動，當它可活動區域明顯受到限制時，大多會判定罹患沾黏性肩關節囊炎。另一方面，內旋和外旋可動區域嚴重受限，但尚保留些微向上舉起的可動區域時，基本上會稱它為五十肩[1]。

　　目前仍不清楚罹患五十肩的原因。如同肩關節周圍炎般，因某些原因，造成關節周圍組織發炎時，常引起疼痛和肌肉攣縮等，限制關節可活動的範圍。對此，若讓肩關節休息、投予消炎鎮痛（P38、44）藥物、給予阻斷注射等，成功抑制住發炎，將能減輕一連串的症狀，甚至有許多病症改善了關節可動區域。然而，有部分病患後期滑膜組織和關節囊，出現肥厚和纖維化，最後還是轉變成五十肩。直到現在仍無法釐清轉變成五十肩的原因，但已知道五十肩併發糖尿病時，關節囊將出現與掌筋膜（Dupuytren）攣縮的纖維化類似的症狀[2]。

　　也就是說，我們可以解釋為結締組織基本構造的纖維母細胞，由於某些原因增生，關節囊喪失延伸性和滑動性，最後才會引發本疾病。

② 理學檢查

　　五十肩的定義並無一定標準，以理學的角度來看，定義為肩關節每個方向的可活動區域都明顯受到限制，而且運動時會感到疼痛。每個方向可活動區域受限程度相同，是本疾病最大特徵。不過，只要有一個方向的可動區域狀況良好，就會被排除在本疾病之外。

> ※掌筋膜（Dupuytren）攣縮
> 手掌到手指出現硬結、皮膚痙攣，最後愈來愈難以伸直，惡化成攣縮。好發於無名指（環指）、小指，但也會發生在其他手指和腳底。罹患時並不會感到疼痛、出現腫脹等。

2）五十肩的臨床表現

① 病症特徵

　　基本上，旋轉肌袖附著在肩關節囊的表面，但旋轉肌袖卻未附著於肩袖間隙（rotator interval：RI）和腋窩凹陷（axial pouch：AP），在肩關節運動時，成為關節囊活動的一部分（圖4-1）。正是藉由關節囊活動，讓肩關節適當緊繃、鬆弛，肩關節才能自由地朝各個方向運動。

然而，因某些原因，導致肩關節持續不動，結締組織基本構造的纖維母細胞增生[3][4]，關節囊喪失延伸性和滑動性。後來，關節囊容積縮小，肩關節可動區域明顯受到限制[5]。到了最後，只要一活動關節，肱骨頭就很容易偏離關節盂的軌道（obligate translation）。

此外，關節囊的實質部分和骨膜附著部分，大量存在著感受痛覺、觸覺、溫覺的游離神經末梢[6][7]。

如此看來，五十肩是因為 obligate translation，位於對向的關節囊容易受到傷害、刺激，並在運動時引發疼痛（圖4-2）。

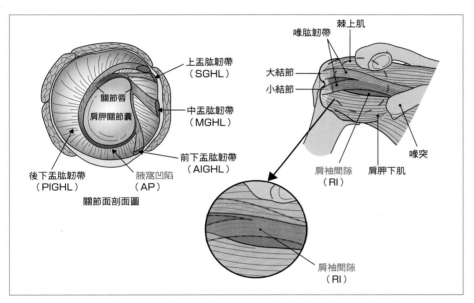

關節面剖面圖

棘上肌
喙肱韌帶
大結節
小結節
上盂肱韌帶（SGHL）
中盂肱韌帶（MGHL）
前下盂肱韌帶（AIGHL）
後下盂肱韌帶（PIGHL）
腋窩凹陷（AP）
關節唇
肩胛關節囊
喙突
肩袖間隙（RI）
肩胛下肌
肩袖間隙（RI）

圖 4-1 　肩袖間隙和腋窩凹陷的解剖圖

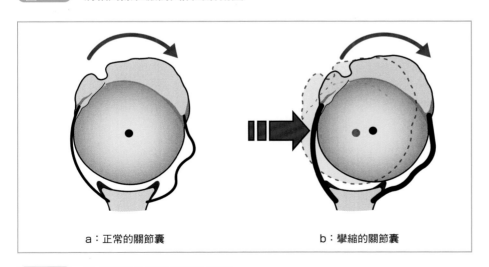

a：正常的關節囊　　　　　　　　b：攣縮的關節囊

圖 4-2 　肱骨頭變位引發疼痛的機制

發生攣縮後，肱骨頭將因為硬度平衡的差異，變得容易偏離關節囊。結果，關節囊受到傷害、刺激，導致運動時感到疼痛。

此外，五十肩如同前述，最為基本的症狀，就是肩袖間隙[8]和關節囊纖維性肥厚、縮小[9]，關節原有的活動方向喪失可動區域。另一方面，旋轉肌袖深層斷裂的病患，也會同時併發關節囊斷裂，關節囊不易攣縮，基本上是不會轉變成五十肩的。所以，當判定旋轉肌袖深層斷裂，明顯限制了肩關節可活動區域時，就要考量關節囊性攣縮以外的其他因素。

還有，必須了解關節囊會因為關節的姿勢，造成出現緊繃的位置不同。位在關節囊下方的腋窩凹陷，會在肩關節下垂時鬆弛，肩關節向上舉時逐漸變得緊繃，肩盂肱關節外轉角度一旦超過40度，鬆弛就會消失[10]。肩胛骨平面上外轉45度，能讓關節囊緊繃程度均等，是治療關節囊的基本姿勢[5]（圖4-3）。

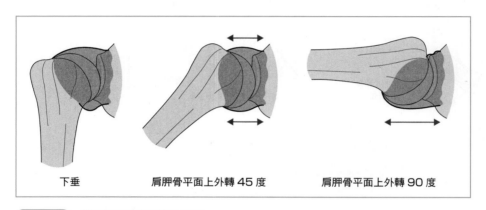

下垂　　　　　　肩胛骨平面上外轉45度　　　　　肩胛骨平面上外轉90度

圖4-3　**讓腋窩凹陷緊繃的姿勢**

腋窩凹陷在肩關節下垂時變鬆弛，但向上舉起時，就會逐漸緊繃起來。

　　腋窩凹陷根據寬度，可以分成前方纖維和後方纖維[11]。肩胛骨平面上外轉時，整個腋窩凹陷都會變緊繃，但若是外旋，只有前方纖維緊繃，內旋則是後方纖維緊繃，反而成為腋窩凹陷的優點（圖4-4）。向上舉高至極限時，整個腋窩凹陷將過度緊繃。因此，腋窩凹陷肥厚和纖維化，讓生理性鬆弛消失時，可動區域將全部受到限制[12][13]。

　　大多數肩關節障礙的病患，為了避免疼痛，會盡量讓肩關節下垂，甚至在肩關節周圍區域骨折後，先向下垂才從外部固定住。此時，腋窩凹陷將開始纖維化，喪失原有的延伸性、滑動性。

　　對於這一類的五十肩病患，若利用推拿方式，讓肩關節向上舉、外轉後矯正其外旋，關節可動區域將擴大，造成以腋窩凹陷為中心的關節囊斷裂[14][15]。

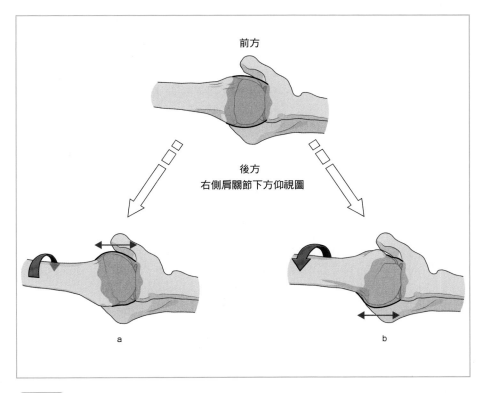

圖4-4　　**腋窩凹陷的緊繃部位**

a：外轉＋外旋，腋窩凹陷前方纖維緊繃。
b：外轉＋內旋，腋窩凹陷後方纖維緊繃。

位在關節囊前上方的肩袖間隙，是會在肩關節內旋時打開，外旋時關閉的疏鬆性結締組織。此部位透過喙肱韌帶（coraco humeral ligament：CHL）和上盂肱韌帶（SGHL）補強，肱二頭肌長頭肌腱（LHB）通過其間隙。有許多組織集結在此，確保肩關節的穩定度、支撐度足夠（圖4-5）。然而，肩袖間隙因為某些原因受損、發炎，造成肩袖間隙周圍結疤、組織硬度升高。如此一來，肩袖間隙將喪失原有的延伸性和滑動性，出現明顯的疼痛和伸展、外旋受到限制[8][16]。肩袖間隙和CHL完全沾黏後，將很難經由徒手療法予以改善。因此，有時會根據病患的狀況，選擇切除肩袖間隙和CHL沾黏、結疤的組織。

位在關節囊後下方的後下盂肱韌帶（PIGHL），厚度比前下盂肱韌帶（AIGHL）和腋窩凹陷薄[17]，是富有彈性的組織[18]。後方關節囊的組織學彈性模數依部位而異，基本上下方比上方還要高、容易伸展。不過，當下方組織受傷發炎時，將產生疤痕、組織硬度變高。到後來PIGHL和後方關節囊喪失原有的延伸性，明顯屈曲和內旋受到限制。

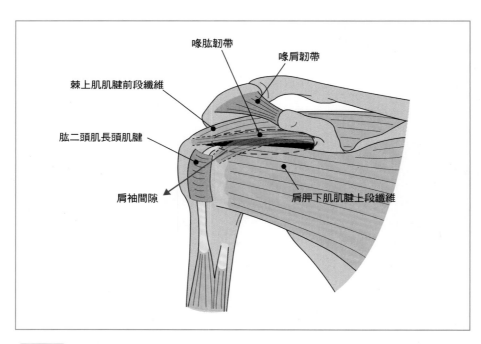

圖 4-5 **肩袖間隙周圍組織**

② 治療概念

　運動療法為了方便理解，將限制可動區域的因素，分成肌肉性攣縮和關節囊性攣縮。

　評估肌肉性攣縮時，觸摸最終的可動區域，確認過度緊繃的肌肉，接著再根據如同橡膠般產生阻力的終端感覺等綜合判斷。肩袖間隙和CHL的攣縮跟肌肉一樣，可以透過觸診確認。

　另一方面，評估關節囊性攣縮時，與肌肉性攣縮的情況不同，在最終可動區域無過度緊繃組織存在的前提下，在關節不活動之後，根據制止關節運動的終端感覺等綜合判斷。

　五十肩基本上是因此肩盂肱關節為中心的可動區域明顯受限，測量肩關節可動區域後得到的數值，大多是肩胛胸廓關節的可動區域。測量五十肩病患的肩盂肱關節可動區域時，建議於關節囊鬆弛的肩胛骨平面上外轉45度，固定住肩胛骨之後，再來測量肩關節的可動區域（圖4-6）。遵循前述的步驟，就能正確測量肩盂肱關節的角度。

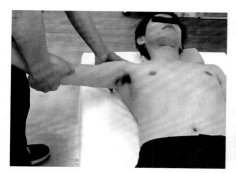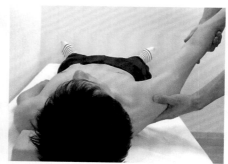

圖 4-6　評估肩盂肱關節可動區域的方法

肩關節於肩胛骨平面上外轉45度，固定住肩胛骨後，再測量肩關節的可動區域。

　　至於關節囊性攣縮的運動療法，最重要的是反覆伸展、刺激攣縮的關節囊（關節囊韌帶、肩袖間隙、腋窩凹陷）。重複伸展、刺激，能幫助縮小的關節囊變大。

　　此外，關節囊緊繃程度會因為肩關節的姿勢而不同，最終區域完全沒有多餘空間，無法活動關節。另一方面，肩胛骨平面上外轉45度的姿勢，會讓關節囊緊繃程度均等，保留適當的空間，更容易活動關節。

　　伸展關節囊時，必須正確掌握肱骨頭和關節盂的位置關係。然而，事實上根本難以根據外觀判斷關節盂的位置。所以，建議依據標誌點找出大略的位置關係。關節盂的上結節和下結節，位在連接肩峰鎖骨關節面和下角的直線上。關節盂的表面與髃棘的長軸垂直。有了這些知識，更容易想像關節盂的位置（圖4-7）。

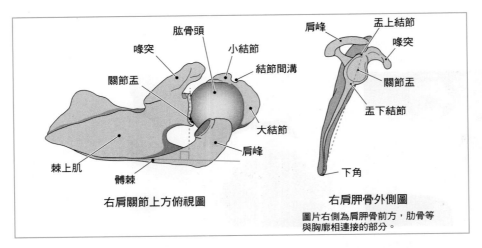

　　右肩關節上方俯視圖

　　右肩胛骨外側圖
　　圖片右側為肩胛骨前方，肋骨等
　　與胸廓相連接的部分。

圖 4-7　肱骨頭和關節盂的位置關係

關節盂的上結節和下結節，位在連接肩峰鎖骨關節面和下角的直線上。關節盂的表面與髃棘的長軸垂直。

＊右圖承蒙松本正知老師（《骨折機能解剖學的運動療法》，中外醫學社）教導。

2. 案例分析

植入心臟節律器後發生五十肩的病例

1）本件病例概要

　　本件病例是6個月前接受過心臟節律器植入手術的60歲世代男性。手術後害怕活動肩關節，導致肩關節幾乎沒在動。之後，運動時感到肩關節疼痛，同時可動區域亦受到限制。到他院接受診療，施打數次阻斷注射，暫時改善日常生活動作引起的疼痛，但隨著時間經過，症狀逐漸惡化，肩關節可動區域也跟著減少。後來至本院就診，開始進行擴大關節可動區域的運動療法。

　　為了植入心臟節律器，手術切開的傷口（圖4-8）約5 cm左右，按壓時會感到強烈疼痛。另一方面，肩關節周圍緊繃，伴隨輕度壓痛，不清楚手術傷口處皮膚過度緊繃，或是未活動肩關節造成影響，才會導致肩關節攣縮。然而，不論原因為何，本件病例因為關節囊性攣縮，肩關節可動區域明顯受到限制，尤其是肩關節下垂時外旋以及水平伸展運動的終末範圍感到疼痛難耐。

　　如同本件病例般，前胸接受外科手術的案例之中，有不少病患肩關節周圍和前胸再次發生攣縮。這是因為皮膚和皮下組織、胸大肌胸肋部纖維沾黏、結疤，導致伸展性、滑動性明顯下滑，才會造成肩關節外旋和水平伸展運動終末範圍出現明顯疼痛。

　　因此，第一步先從改善術後傷口處的滑動性開始。

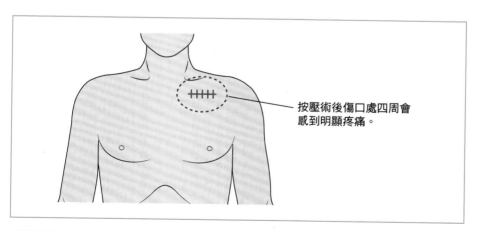

按壓術後傷口處四周會感到明顯疼痛。

圖 4-8 　心臟節律器植入手術的傷口處

2）病歷和評估

① 病例
60歲世代的男性，無業。10個月前因為心臟疾病，接受心臟節律器植入手術。

② 目前病況
心臟節律器植入後，就寢時只要向右側躺，心臟節律器會碰到鎖骨而感到不舒服。也因如此，大多擺成向左側躺的姿勢入睡。然而，左側肩關節逐漸感到疼痛，隨著運動時疼痛和可動區域受限情況惡化，向左側躺的姿勢反而成為引發疼痛的凶手，病患無法安穩入睡。一開始先到別間醫院進行阻斷注射，但效果逐漸減弱，症狀變得更嚴重，於是至本院看診，開始運動療法。

③ 運動療法開始前的基本評估

a）問診
i 出現疼痛的時間
　10個月前開始。
ii 造成疼痛的原因
　心臟節律器植入手術結束後不久，肩關節逐漸感到疼痛。
iii 何種情形下感到疼痛
　以手掌表示疼痛部位。
iv 出現疼痛的部位（圖4-9）
　肩關節前面、外側表面、前臂外側表面。
v 夜間疼痛
　林的分類[19]：Type 3

以夜間疼痛的程度為基準分類

TYPE1：夜間完全不會感到疼痛

TYPE2：有時會出現夜間疼痛，但不會痛到醒來

TYPE3：每天都會出現夜間疼痛，晚上會痛醒２～３次

TYPE4：每天都會出現夜間疼痛，嚴重影響到睡眠

五十肩

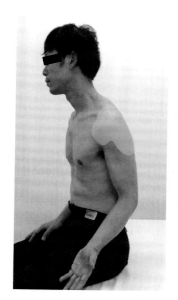

圖 4-9　出現疼痛的部位

肩關節前面、外側表面、前臂外側表面。

b）視診、觀察

　　肩胛骨外轉、向下旋轉、前傾，胸椎過度後彎，肩峰高度比健康一側還要
低。但是，只要讓肩關節於肩胛骨平面上外轉，就能矯正姿勢（圖4-10）。
　　心臟節律器植入手術切開皮膚的傷口變紅且形成蟹足腫（圖4-8）。

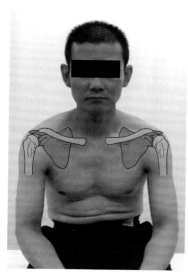
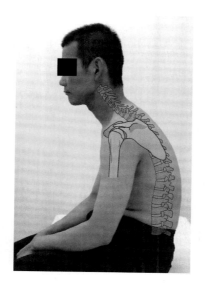

圖 4-10　本件病例的姿勢

肩胛骨外轉、向下旋轉、前傾，胸椎過度後彎，肩峰高度比健康一側還要低。

c）觸診

i　確認按壓感到疼痛的部位（圖4-11）

　　按壓進行心臟節律器植入手術時，切開皮膚的鎖骨下方左胸處會感到疼痛，其他部位不會疼痛。

ii　確認肌肉緊繃狀況（圖4-11）

　　心臟節律器植入處四周的皮膚出現緊繃。

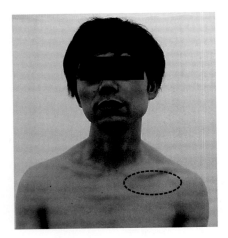

圖4-11　按壓疼痛、緊縮的部位

按壓進行心臟節律器植入手術時，切開皮膚的鎖骨下方左胸處會感到疼痛，並且四周皮膚出現緊繃。

d）關節可動區域

彎曲：100度　　外轉：95度

第1種肢體姿勢外旋：15度　　綁帶動作：至臀部外側

第2種肢體姿勢外旋：15度　　第2種肢體姿勢內旋：0度

第3種肢體姿勢外旋：35度　　第3種肢體姿勢內旋：-20度

　　其中，又以肩關節下垂時外旋，以及水平伸展運動的終末範圍疼痛最為明顯。

e）肌肉、韌帶、關節囊拉伸測試

i　第1種肢體姿勢外旋受限：手術侵入處、肩袖間隙

ii　第1種肢體姿勢內旋受限：後上方關節囊

iii　第2種肢體姿勢外旋受限：前下方關節囊、腋窩凹陷處

iv　第2種肢體姿勢內旋受限：後方關節囊

v　第3種肢體姿勢外旋受限：前下方關節囊

vi　第3種肢體姿勢內旋受限：後下方關節囊、腋窩凹陷處

　　依上述各種拉伸測試的結果來看，判定以關節囊和肩袖間隙為中心的區域受到限制最大。

f）前胸柔軟度測試

測試結果為6指寬（健側：3指寬）（圖4-12）。

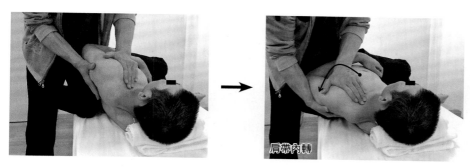

圖4-12 前胸柔軟度測試

肩峰毫無受阻直接碰到地面即為陰性。測試結果為6指寬（健側：3指寬）。

g）肌力

肌力無明顯下降。

h）骨科測試

各個運動方向出現關節運動急遽受到阻抗的終端感覺。肩關節下垂時外旋以及進行水平伸展運動會感到疼痛，但舒緩切開的皮膚後，可動區域微幅增加，疼痛也跟著減輕。

④ 病例影像

a）X光檢查（圖4-13）

i　正面影像：肩峰下方和大結節上方的骨頭出現硬化。

ii　側面影像：未發現明顯異常。

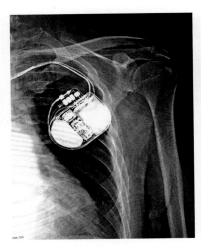

正面影像　　　　　　　　　　側面影像

圖 4-13　X光檢查

正面影像：肩峰下方和大結節上方的骨頭出現硬化。
側面影像：未發現明顯異常。

3）展開運動療法

① 改善皮膚活動性的運動方式

　　起始姿勢為仰臥。外層肌肉緊繃，將無法適當地活動皮膚，因此告訴病患要放鬆（圖4-14）。治療目標為消除皮膚活動、受到刺激所引起的疼痛。

a）直接活動皮膚

　　不要直接碰觸手術傷口，抓住傷口周圍的皮膚。接著，輕輕地將手術傷口向上擠，再緩慢地朝向頭尾端和內外側推動。結束後若傷口處的皮膚活動性獲得改善，再逐漸增加向上擠的皮膚量和擴大皮膚運動範圍（圖4-15）。

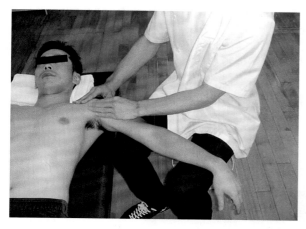

圖 4-14　　起始姿勢

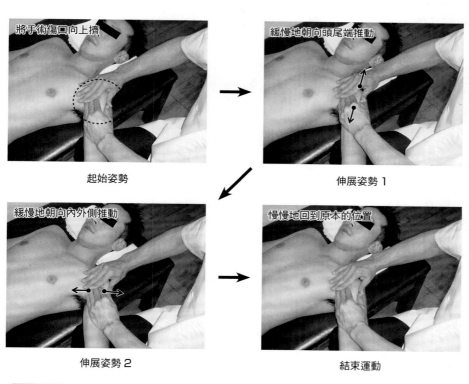

將手術傷口向上擠　　起始姿勢 ⟶ 緩慢地朝向頭尾端推動　　伸展姿勢 1

緩慢地朝向內外側推動　　伸展姿勢 2 ⟶ 慢慢地回到原本的位置　　結束運動

圖 4-15　　直接活動皮膚

b）活動關節帶動皮膚一起運動

　　一隻手抓住手術傷口周圍的皮膚，另一隻手抓著上肢。接著，抓住皮膚的手將手術傷口往上擠並朝向內側推動，抓著上肢的手慢慢地讓肩關節伸展、內轉、外旋，活動皮膚和皮下組織、胸大肌胸肋部纖維給予刺激。之後，一隻手將手術傷口往上擠並朝向外側推動，另一隻手讓肩關節彎曲、外轉、內旋，促使肌肉收縮，再次活動、施加刺激。不斷重複這一連串的動作，直到按壓疼痛和皮膚緊繃獲得改善為止（圖4-16）。

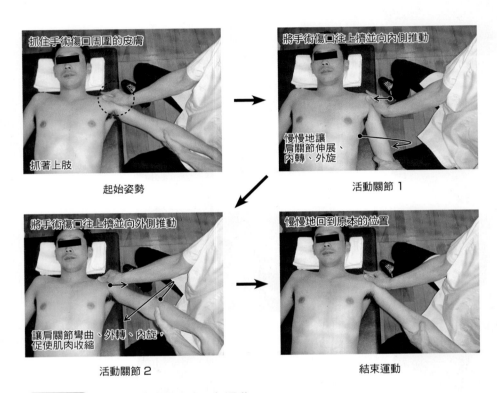

圖 4-16　活動關節帶動皮膚一起運動

> **重點提醒・建議**
> 進行「①改善皮膚活動性的運動方式」後，手術傷口處的按壓疼痛減輕了，也改善了皮膚的活動性。進而舒緩肩關節外旋、水平伸展運動終末範圍的皮膚性疼痛。雖然可動區域未大幅度改善，但在結束運動後，的確變得更容易活動關節。
> 由於手術傷口處存在著大量的疼痛感受器等，再加上皮膚神經發達，因此本項運動療法的重點，在於如何動作輕柔地去治療病患。

接下來，若皮膚活動性獲得改善，能順利活動關節，將有助於治療關節囊。皮膚沾黏、結疤是加重皮膚疼痛敏感度的原因，建議如同上述階段性治療病患。

病患活動關節時的終端感覺，會因為限制因子而各有其特徵。發生關節囊性攣縮時，縮小的關節囊在最終可動區域過度緊繃，急遽阻擋關節運動。此外，就寢中強迫肩關節伸展和內轉，除了關節囊緊繃外，也會造成關節內部壓力上升，分布在關節囊的感覺接受器過度反應。這也是本件病例發生夜間疼痛的機制。

後續消除關節囊性攣縮採取的運動療法，基本上就是有節奏地反覆伸展、刺激關節囊。面對暫時縮小的關節囊，並非要讓它急速變大，而是有耐心地從根本治療。關節擺弄姿勢無法保留多餘空間讓骨頭活動，將無法帶來多大的治療效果。所以，建議稍微往後退，關節移動到能讓關節囊略微鬆弛的位置後再開始治療。

② 舒緩關節囊性攣縮的運動療法

起始姿勢為仰臥。伸展的過程中因為外層肌肉緊繃程度加重，無法順利活動關節，所以告知病患不要出力並且放鬆（圖4-17）。治療目標為消除夜間疼痛、增加肩關節可動區域。

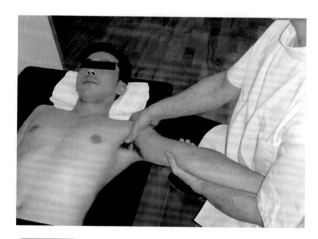

圖4-17 起始姿勢

a）拉動肱骨頭舒緩關節囊攣縮的伸展運動

一隻手抓著髆棘，另一隻手抓著上臂直接在肩胛骨平面上外轉45度。接著，抓著髆棘的手固定住肩胛骨，另一隻手沿著長軸方向拉動肱骨頭，適度拉伸給予刺激。關節活動受到抵抗時保持2～3秒不動，之後再慢慢地鬆開。不斷重複這一連串的動作，直到關節囊受阻情況獲得改善為止（圖4-18）。

進行本項運動療法後，逐步擴大關節活動幅度，消除運動時的疼痛和夜間疼痛。日後在伸展關節囊前可以先依此處的步驟活動關節，有效提升後續的治療效果。

本項運動療法的重點，在於沿著長軸方向拉動肱骨頭，能在未感到絲毫疼痛之下伸展整個關節囊。

另外，從肩胛骨平面上外轉45度到沿著長軸方向拉動肱骨頭，之後再外旋移至前方、內旋向後拉伸。接著，內轉向上、外轉向下伸展。

經過上述的運動療法，擴大往各個方向伸展的可動區域，再進入下一階段的治療。

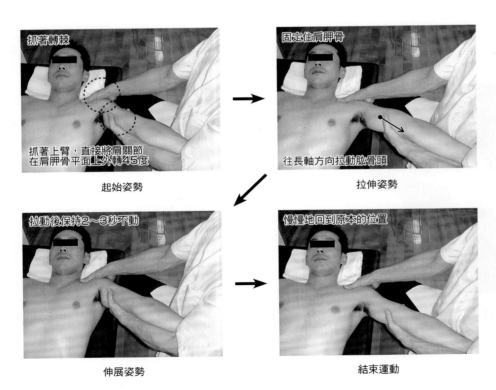

圖 4-18 拉動肱骨頭舒緩關節囊攣縮的伸展運動

b）舒緩肩袖間隙、前上方關節囊攣縮的伸展運動

　　一隻手抓著髆棘，手貼著肱骨頭的後面，另一隻手抓著上肢，將肩關節直接在肩胛骨平面上外轉45度。接著，抓著髆棘的手固定住肩胛骨，將肱骨頭向前推，另一隻手將肩關節伸展、內轉、外旋，適當伸展給予刺激。完成上述運動之後，利用附著於前上方關節囊的肩胛下肌上段纖維的牽拉作用，將肩關節彎曲、外轉、內旋等長收縮（2～3秒、收縮力10％左右），再讓關節回到原本的位置。不斷重複這一連串的動作，直到關節囊受阻情況獲得改善為止（圖4-19）。受阻情況獲得改善後，改變肱骨頭向前推的幅度和肩關節可動區域，並進行相同的運動步驟。

　　進行本項運動療法後，逐步擴大肩袖間隙和前上方關節囊的拉伸幅度，讓第1種肢體姿勢的外旋可動區域增加至45度。

　　本項運動療法的重點，在於擴大伸展、內轉的可動區域。藉由進行這些動作，就能在肩胛骨未做出代償動作之下，保持向下垂的姿勢，接著進一步毫無疼痛地做出仰臥姿勢。肩關節伸展、內轉的可動區域擴大，也會帶動外旋可動區域增加。雖然外旋可動區域會拉伸、刺激到CHL，但只要確認呈現尖銳形狀緊繃的樣子，同時拉動伸展，即能在不造成疼痛之下反覆給予刺激。

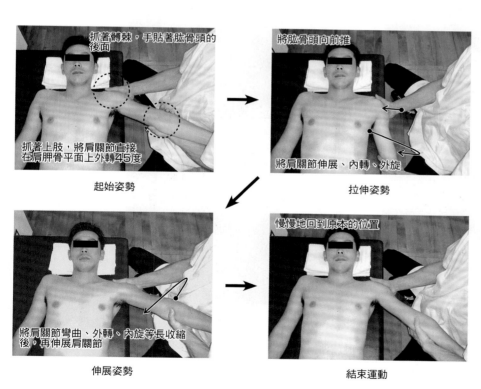

起始姿勢　　　　　　　　　　　拉伸姿勢

伸展姿勢　　　　　　　　　　　結束運動

圖4-19　舒緩肩袖間隙、前上方關節囊攣縮的伸展運動

c）舒緩後上方關節囊攣縮的伸展運動

一隻手抓著髖棘，手貼著肱骨頭的前面，另一隻手抓著上肢，直接在肩胛骨平面上外轉45度。接著，抓著髖棘的手固定住肩胛骨，將肱骨頭向後推，另一隻手將肩關節伸展、內轉、內旋，伸展給予刺激直到感覺到受阻為止。完成上述運動之後，利用附著於後上方關節囊的棘下肌上段纖維的牽拉作用，將肩關節彎曲、外轉、外旋等長收縮（2～3秒、收縮力10％左右），再讓關節回到原本的位置。不斷重複這一連串的動作，直到關節囊受阻情況獲得改善為止（圖4-20）。受阻情況獲得改善後，改變推動肱骨頭的幅度和肩關節可動區域，並進行相同的運動步驟。

進行本項運動療法後，逐步擴大後上方關節囊的拉伸幅度，讓綁帶動作進步到第12節胸椎。

本項運動療法的重點跟b）的情況一樣，在於改善軀幹伸展、內轉的可動區域，逐步擴大內旋的可動區域。後續運用在改善綁帶動作上，亦可獲得不錯的成效。

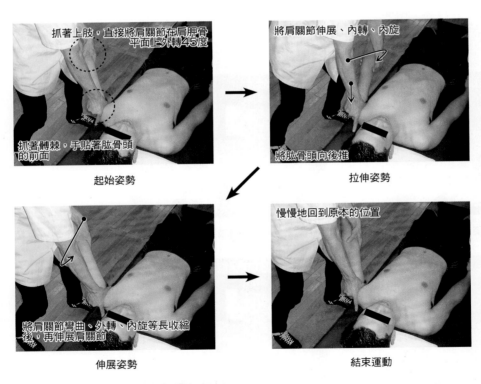

起始姿勢

拉伸姿勢

伸展姿勢

結束運動

圖 4-20　舒緩後上方關節囊攣縮的伸展運動

d）舒緩前下方關節囊攣縮的伸展運動

　　一隻手抓著髖棘，手貼著肱骨頭的後面，另一隻手抓著上肢，直接在肩胛骨平面上外轉45度。接著，抓著髖棘的手固定住肩胛骨，將肱骨頭向前推，另一隻手將肩關節外轉、外旋，伸展給予刺激直到感覺到受阻為止。完成上述運動之後，利用附著於前下方關節囊的肩胛下肌下段纖維的牽拉作用，將肩關節內轉、內旋等長收縮（2～3秒、收縮力10％左右），再讓關節回到原本的位置。不斷重複這一連串的動作，直到關節囊受阻情況獲得改善為止（圖4-21）。受阻情況獲得改善後，改變推動肱骨頭的幅度和肩關節可動區域，並進行相同的運動步驟。

　　進行本項運動療法後，增加前下方關節囊的拉伸幅度，讓第2種肢體姿勢的外旋增加至45度，第3種肢體姿勢的外旋改善至60度。

　　本項運動療法的重點，在於擴大肩關節水平伸展的可動區域，藉此了解外轉的角度，之後再逐步改善外旋可動區域。

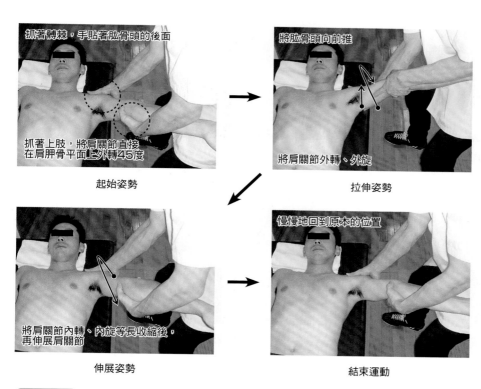

起始姿勢　　　　　　　　　　　　　　拉伸姿勢

伸展姿勢　　　　　　　　　　　　　　結束運動

圖 4-21　舒緩前下方關節囊攣縮的伸展運動

e）舒緩腋窩凹陷前方纖維攣縮的伸展運動

本項運動必須等到前下方關節囊拉伸幅度足夠後才能開始進行。

一隻手抓著髆棘，手貼著肱骨頭的後上方，另一隻手抓著上肢，直接在肩胛骨平面上外轉45度。接著，抓著髆棘的手固定住肩胛骨，將肱骨頭往前下方推動，另一隻手將肩關節外轉、外旋，伸展給予刺激直到感覺到受阻為止。完成上述運動之後，再讓肩關節回到原本的位置。不斷重複這一連串的動作，直到關節囊受阻情況獲得改善為止（圖4-22）。受阻情況獲得改善後，改變推動肱骨頭的幅度和肩關節可動區域，並進行相同的運動步驟。

進行本項運動療法後，增加腋窩凹陷前方纖維的拉伸幅度，讓第2種肢體姿勢的外旋增加至70度，第3種肢體姿勢的外旋改善至85度。

本項運動療法的重點，在於改善外轉的可動區域。等到外轉可動區域成功擴大後，再積極改善外旋可動區域。

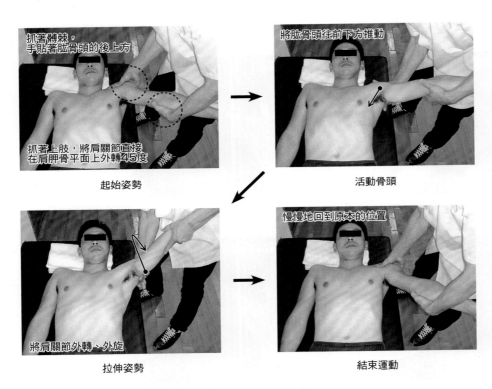

起始姿勢　　　　　　　　　　　活動骨頭

拉伸姿勢　　　　　　　　　　　結束運動

圖 4-22 舒緩腋窩凹陷前方纖維攣縮的伸展運動

f）舒緩後下方關節囊攣縮的伸展運動

　　一隻手抓著髖棘，手貼著肱骨頭的前面，另一隻手抓著上肢，直接在肩胛骨平面上外轉45度。接著，抓著髖棘的手固定住肩胛骨，將肱骨頭向後推，另一隻手將肩關節彎曲、內旋，伸展給予刺激直到感覺到受阻為止。完成上述運動之後，利用附著於後下方關節囊的小圓肌的牽拉作用，將肩關節伸展、外旋等長收縮（2～3秒、收縮力10％左右），再讓關節回到原本的位置。不斷重複這一連串的動作，直到關節囊受阻情況獲得改善為止（圖4-23）。受阻情況獲得改善後，改變推動肱骨頭的幅度和肩關節可動區域，並進行相同的運動步驟。

　　進行本項運動療法後，增加後下方關節囊的拉伸幅度，讓第2種肢體姿勢的內旋增加至30度，第3種肢體姿勢的內旋改善至0度。

　　本項運動療法的重點，在於擴大肩關節水平彎曲的可動區域，藉此了解彎曲的角度，之後再逐步改善內旋可動區域。

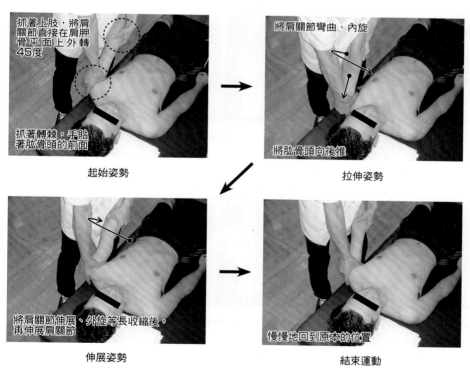

起始姿勢　　　　　　　　　　　　　拉伸姿勢

伸展姿勢　　　　　　　　　　　　　結束運動

圖4-23　舒緩後下方關節囊攣縮的伸展運動

g）舒緩腋窩凹陷後方纖維攣縮的伸展運動

本項運動必須等到後下方關節囊拉伸幅度足夠後才能開始進行。

一隻手抓著髆棘，手貼著肱骨頭的前上方，另一隻手抓著上肢，直接在肩胛骨平面上外轉45度。接著，抓著髆棘的手固定住肩胛骨，將肱骨頭向後下方推動，另一隻手將肩關節彎曲、內旋，伸展給予刺激直到感覺到受阻為止。完成上述運動之後，再讓肩關節回到原本的位置。不斷重複這一連串的動作，直到關節囊受阻情況獲得改善為止（圖4-24）。受阻情況獲得改善後，改變推動肱骨頭的幅度和肩關節可動區域，並進行相同的運動步驟。

進行本項運動療法後，增加腋窩凹陷後方纖維的拉伸幅度，讓第2種肢體姿勢的內旋增加至45度，第3種肢體姿勢的內旋改善至10度。

本項運動療法的重點，在於改善彎曲的可動區域。等到彎曲的可動區域成功擴大後，再積極改善內旋可動區域。

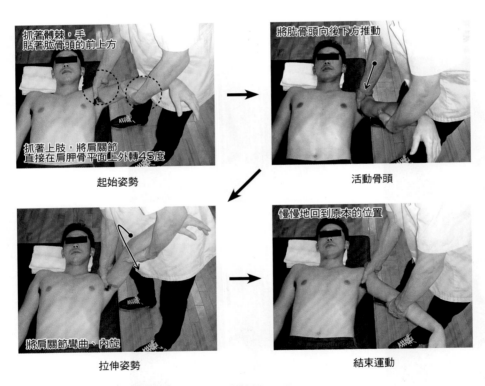

抓著髆棘，手貼著肱骨頭的前上方

抓著上肢，將肩關節直接在肩胛骨平面上外轉45度

起始姿勢

將肱骨頭向後下方推動

活動骨頭

將肩關節彎曲、內旋

拉伸姿勢

慢慢地回到原本的位置

結束運動

圖4-23 舒緩腋窩凹陷後方纖維攣縮的伸展運動

重點提醒・建議

進行「②舒緩關節囊性攣縮的運動療法」後，增加了肩關節各個方向的可動區域，彎曲可達160度，外轉改善至150度。

關節囊性攣縮的運動療法的重點，在於關節囊性攣縮的最大特徵，為活動到最終可動區域後，關節囊會急遽緊縮，導致關節運動受到阻礙。因此，活動關節時，選擇關節囊略微鬆弛的關節肢體姿勢開始。也就是說，相較於產生關節終端感覺的肢體姿勢，以關節囊鬆弛10～15度的角度較適合作為治療的起始姿勢。此外，關節囊性攣縮的手術有切離術。然而，即使透過切離術弄破關節囊，也幾乎不會因為肌肉阻擋而造成肩關節脫臼。這代表關節囊性攣縮會同時導致肌肉縮短。亦即關節囊攣縮是處於關節囊與肌肉緊密貼合的狀態，採取運動療法時，會分別伸展這2處，給予刺激。

另外，棘上肌腱附著在關節囊的上方，棘下肌肌腱則是附著在關節囊後方，小圓肌腱在關節囊後下方，肩胛下肌肌腱則在關節囊前方。從解剖學的特徵來看，附著在關節囊的肌肉等長收縮後，除了肌肉之外，也能伸展、刺激到關節囊。

總結

　　很多五十肩的病患跟本件病例一樣，因為關節囊性攣縮，導致肩關節可動區域明顯受限。若要擴大肩關節可動區域，重點在於伸展關節囊，但關節囊在活動至最終區域時大多呈現緊繃。因此，選擇關節囊略微鬆弛的關節肢體姿勢，並且適當地伸展要進行治療的部位。可動區域擴大後，也可以適當地變更關節肢體姿勢。

参考文獻

1) 佐志隆士, 他：肩関節の MRI, メジカルビュー社. 2011, p148-153.

2) Kay NR, et al：Fibromatosis and diabetes mellitus. Lancet 2（8241）：303, 1981.

3) Bunker TD, et al：The pathology of frozen shoulder. J Bone Surg Joint 77-B：677-683, 1995.

4) 橋本卓, 他：腱板疎部領域の病理組織所見と肩の病態との関連. 肩関節 29（3）：491-495, 2005.

5) Hashimoto T, et al：Dynamic analysis of intraarticular pressure in the glenohumeral joint. J Shoulder Elbow Surg 4：209-218, 1995.

6) 橋本卓, 他：手術療法の適応と方法. 関節外科 30（11）：54-59, 2011.

7) Hashimoto T, et al：Immunohistochemical approach for the investigation of the nerve distribution in the shoulder joint capsule. Clin Orthop 305：273-282, 1994.

8) Ozaki J, et al：Recalcitrant chronic adhesive capsulitis of the shoulder. J Bone Joint Surg 71-A：1511-1515, 1989.

9) 橋本卓, 他：凍結肩の保存療法. MB Ortop 21（10）：45-50, 2008.

10) 高濱照, 他：運動器の機能解剖 肩関節 4. 理学療法 21（5）：684-687, 2004.

11) Bigliani LU, et al：Tensile properties of the inferior glenohumeral ligament. J Orthop Res 10（2）：187-197, 1992.

12) Wiley AM：Arthroscopic appearance of frozen shoulder. Arthroscopy 7：138-143, 1991.

13) 菅野敦子, 他：ラットを用いた実験的肩関節拘縮モデルの確立. 肩関節 33（2）：531-535, 2009.

14) 相澤利武：五十肩に対するマニプレーション. 整・災外 47（3）：251-260, 2004.

15) 山崎哲也, 他：五十肩に対する鏡視下靭帯切離術. 整・災外 47（3）：267-274, 2004.

16) Edelson JG, et al：The coracohumeral ligament. J Bone Joint Surg 73-B：150-153, 1991.

17) Ticker JB, et al：Inferior glenohumeral ligament：Geometric and strain-rare dependent properties. Journal of Shoulder and Elbow Surgery 5（4）：269-279, 1996.

18) Bey MJ, et al：Structural and mechanical properties of the glenohumeral joint posterior capsule. Journal of Shoulder and Elbow Surgery 14（2）：201-206, 2005.

19) 林典雄, 他：夜間痛を合併する片関節周囲炎 の可動域制限の特徴と X 線学的検討～運動療法への展開～. The journal of Clinical Physical Therapy 7：1-5, 2004.

五十肩

第 5 章
退化性肩關節炎的運動療法

1. 退化性肩關節炎的概要與臨床上的狀況

1）掌握退化性肩關節炎的基礎知識

①什麼是退化性肩關節炎

退化性關節炎是關節構造和關節軟骨退化，加上後續引起骨頭、軟體破壞和骨增生，最終導致不可逆變化的疾病[1][2]（圖5-1）。解剖學上的原因有軟骨下骨硬化、軟骨下骨長出囊泡、軟骨下骨變薄、關節邊緣長出骨贅，機能學方面的原因有疼痛（不動時疼痛、運動時疼痛、夜間疼痛）、關節可動區域受限、肌力低落等。

此外，退化性關節炎發生機率，以下肢和軀幹負重大的關節較高，諸如上肢此類非主要負重的關節，發生機率比較低（圖5-2）。而且，如果肩關節動態穩定機構（旋轉肌袖）和靜態穩定機構（關節囊、關節囊韌帶、關節唇）的機能不受損，進展成關節炎的風險極低。另一方面，這些軟組織的機能一旦出現破口，發展成關節炎的風險將急速升高。所以，退化性肩關節炎大多數屬於次發性[3]。

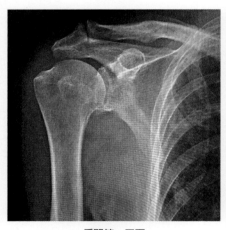
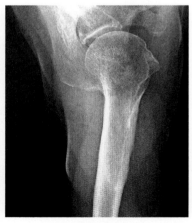

肩關節　正面　　　　　　　　　　　　肩關節　側面

圖 5-1 　退化性肩關節炎的 X 光影像

軟骨下骨硬化、關節裂隙變窄、關節邊緣長出骨贅。

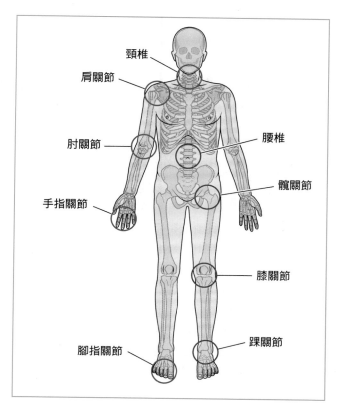

圖 5-2 退化性關節炎的發生機率

紅圈為發生機率高的關節。藍圈為發生機率低的關節。

② 臨床症狀

　　基本上，在評估是否罹患退化性肩關節炎時，會解讀影像結果以獲得更多資訊。例如，只要正確掌握肱骨頭和關節盂的型態、輪廓、曲率半徑，就能某個程度上，推測出肩盂肱關節可以活動的範圍。

　　接著，由於讓骨頭硬化處一致的角度，壓縮應力可能會升高，因此再由此找出肱骨頭表面和關節盂表面發生骨頭硬化的地方。此種觀念為 Neer 在手術的過程中觀察而得到的，他發現在 60～100 度的範圍內，肱骨頭和關節盂的骨頭硬化處，跟關節裂隙變窄的地方一致[4][5]。也就是說，意指在維持這個角度過度使用上肢的作業，容易罹患退化性肩關節炎，以這個角度為基礎，來解釋為何會發生疼痛，以及找出讓機能恢復的線索才是最重要的。

　　評估身體的症狀，是以肩關節疼痛和關節可動區域受限兩者的關係為中心。接著，統整關節結構的硬度平衡不良、骨頭硬化的位置、關節裂隙程度等資訊，推測會對肩關節疼痛，以及關節可動區域受限帶來影響的因素。

　　適當搭配影像檢查和理學檢查來分析病情，是治療本疾病的重點。

罹患退化性肩關節炎時，除了最終端可動區域，以及切換運動方式的瞬間感到尖銳疼痛外，也大多會聽到輾壓物品的聲音。不管是哪一個運動方向，都可能會出現這些症狀，隨著關節炎病況進展變得愈來愈明顯。

　然而，這些症狀在肩胛骨平面上向上舉45度左右會減輕、消失，這也是本疾病最大的特徵。

２）退化性肩關節炎的臨床表現

① 病症特徵

　退化性肩關節炎發病原因之一，就是旋轉肌袖的斷裂。旋轉肌袖斷裂導致形成支撐點的力量變弱，骨頭向心力跟著降低，應力集中在某個點上，最後引起退化性肩關節炎。

　使用超音波影像觀察退化性肩關節炎病患的旋轉肌袖，發現不少病患一開始只有部分斷裂（關節囊表面破裂、滑液囊表面破裂），後來演變成全層斷裂，構成旋轉肌袖的肌肉出現肌肉萎縮、肌力低落的現象。另外，併發肱二頭肌長頭肌腱受損和斷裂、滑輪系統（pulley system）出現破口、關節內部出現游離體等的病患亦不少（圖5-3・4）。可以說將本疾病解釋為同時存在關節外部病變，以及關節內部病變的症候群，反而較容易掌握到病況的本質。

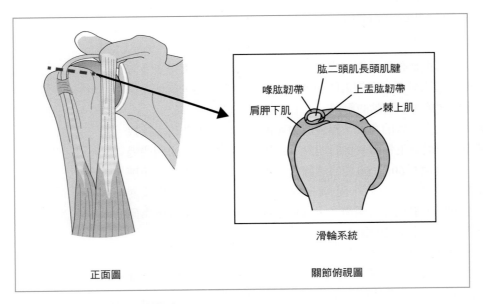

正面圖　　　　　　　　　　關節俯視圖

圖 5-3　肱二頭肌長頭肌腱和滑輪系統

肱骨頭構造之一的肱二頭肌長頭肌腱，由喙肱韌帶、上盂肱韌帶、棘上肌前段纖維、肩胛下肌上段纖維組成滑輪系統支撐住。雖然目前仍不清楚為何退化性肩關節炎，常因為肱二頭肌長頭肌腱造成障礙，但受到某些侵害、刺激這一點，的確是無庸置疑的。

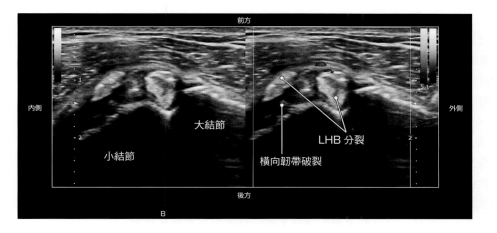

圖 5-4　退化性肩關節炎的肱二頭肌長頭肌腱（LHB）和周圍組織

LHB分裂，內側超過小結節。都卜勒超音波拍攝可以看到LHB表面血流增加。

　　基本上退化性肩關節炎的運動軌跡受到骨頭（滑輪）和關節表面（滑動槽）型態異常影響，從滑動、轉動的運動模式，轉變成不符合常理的關節運動。

　　還有，當上述現象慢性化後，反覆病發的滑膜炎會造成滑膜肥厚，導致組織硬度失去平衡。因此，進行關節運動時會活動到的骨頭，容易偏往組織硬度低的地方（obligate translation 理論）（圖5-5），最終陷入惡性循環裡，隨著關節疾病進展，症狀也愈來愈頻繁出現，甚至固定化。

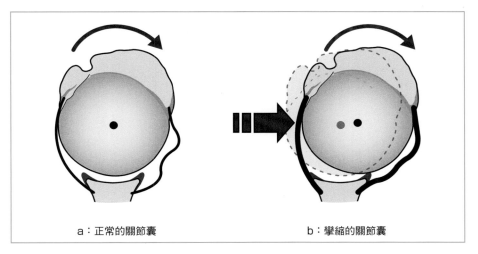

a：正常的關節囊　　　　　　b：攣縮的關節囊

圖 5-5　obligate translation 理論

韌帶和關節囊等軟組織的組織硬度升高，在關節運動抵達最終區域前，整體緊繃狀況達到最高峰，產生讓肱骨頭偏移的力量。

　　將退化性肩關節炎的疼痛和可動區域受限，分類成解剖學上的原因和機能學上的原因，藉此掌握住整個病況，將有助於制定治療計畫。在此，以1個月前開始疼痛惡化的退化性肩關節炎為範例，思考該如何制定治療計畫。

　　經由X光檢查判定罹患關節炎。假如這位病患在疼痛加重之前，已接受過肩關節的X光檢查，那麼，疼痛惡化前、後的X光影像，比對後會有哪些差異呢？基本上關節炎是長時間緩慢變化，兩者的X光影像應該不會有太大差異吧。這代表關節炎X光影像上呈現的症狀，跟疼痛加重之間未必有關。由此也可得知適時診察軟組織的重要性。尤其是關節炎，相較於末期，反而是病發初期至中期，軟組織硬度平衡容易出現差異，大部分病患的疼痛都在這段時間裡惡化。所以，在治療本疾病時，調理軟組織的硬度平衡，是恢復原有機能的第一步。

　　另一方面，即使調理軟組織硬度平衡，仍然無法順利恢復機能時，極有可能關節構造發生問題才是致病的原因。此時，包含人工關節在內的手術療法，也是治療方式的選項之一吧。治療本疾病應該要包含類似上述的假設檢驗在內，依據是否適用運動療法及其界限，審慎加以應對。

　　罹患退化性肩關節炎時，肩鎖關節和胸鎖關節會同時變形、退化。肩鎖關節機能障礙多少會影響到肩胛骨的機能（圖5-6），胸鎖關節機能障礙，則是會對跟肩胛骨相連接的鎖骨機能造成影響。因此，對本疾病採取運動療法時，除了評估肩鎖關節和胸鎖關節外，改善肩胛胸廓關節機能也極為重要（圖5-6）。

　　如同目前所說明的，面對退化性肩關節炎，要思考如何提升肱骨頭和關節盂之間的支撐性、穩定度，必須改善組織硬度的平衡才行。然而，退化性肩關節炎主要肇因於關節結構和關節軟骨退化、變形，過於追求肩盂肱關節的可動區域，反而可能助長其不穩定度。如此一來，只會造成疼痛和病況惡化，甚至促使病期進一步發展。

　　了解這些原理後，再來制定治療計畫，正是治療獲得良好成效的訣竅。

退化性肩關節炎

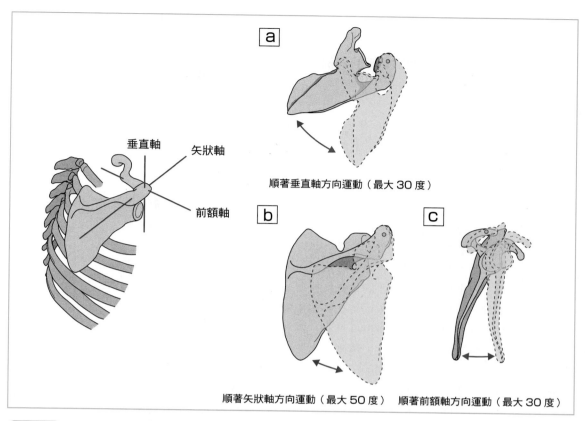

垂直軸
矢狀軸
前額軸

a

順著垂直軸方向運動（最大 30 度）

b

c

順著矢狀軸方向運動（最大 50 度）　順著前額軸方向運動（最大 30 度）

圖 5-6　**以肩鎖關節為支撐點的肩胛骨運動**

肩胛骨以肩鎖關節作為支撐點活動關節。

2. 案例分析
退化性肩關節炎發生明顯攣縮的病例

1）本件病例概要

① 採取的運動療法

　　本件病例為從事自來水管工作（裝設配管必須長時間舉高上肢，2年前已離職）超過40年，以及釣魚經驗50年以上的70歲世代男性。肩關節疼痛和可動區域受限，因此前來本院就診，開始了運動療法。

　　依拍攝影像來看，肩關節出現各種退化性變化，骨頭向心力明顯不良。姿勢為肩胛骨外轉、向下旋轉、前傾，胸椎過度後彎。而且，前胸攣縮明顯，肩胛骨肢體姿勢不良，可動性下滑，被固定在某個位置而不易活動。因此，關節盂表面過度傾斜，肱骨頭難以移動到向心位置。再加上肩部後方支撐組織攣縮，超過肩部前方支撐組織的組織硬度，導致肱骨頭軸容易偏向前方。

　　也就是說，推測本件病例的肩關節，因為解剖學上因素和機能解剖學因素，容易變得不穩定，才會導致運動時疼痛和可動區域受限。所以，採取運動療法時，重點應放在獲得向心力和減輕肩盂肱關節的負荷，第一步先從消除前胸攣縮，以及改善肩胛骨可動區域開始。之後，必須進一步擴大肩盂肱關節的可動區域。

2）病歷和評估

① 病例

　　70歲世代男性，目前無業，但一直到2年前，都還在從事整建自來水管的工作。過往病歷、家人病歷無特殊事項。興趣是釣魚，每週會釣魚1～2次，已持續超過50年。

② 目前病況

　　就診前雖然感覺到肩關節疼痛和可動區域受限，但仍然未接受治療。不過，由於無法繼續自己喜愛的釣魚，故前來本院就診，接受運動療法。

退化性肩關節炎

③ 運動療法開始前的基本評估

a）問診

i 出現疼痛的時間

至少3年以上。

ii 造成疼痛的原因

在整建自來水管時，會保持肩關節向上舉的肢體姿勢，因此時常感覺到輕微的鈍痛。另外，釣魚會不斷重複急速揮竿的動作，因此常常感到強烈疼痛，之後不斷重複疼痛持續2～3天後才緩解的模式。

iii 何種情形下感到疼痛

以手掌呈現感到疼痛的情況。

iv 出現疼痛的部位（圖5-7）

肩關節前面、後面和上臂前面。

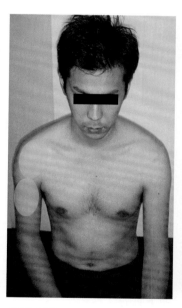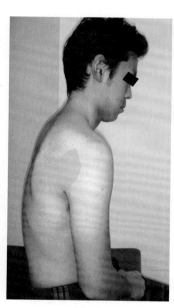

※ 此處使用露出上半身的照片，包括後續的照片在內，都是由模特兒示範，而非病患本人。

圖 5-7　**出現疼痛的部位**

肩關節前面、後面和上臂前面感到疼痛。

b）視診、觀察

　　肩胛骨外轉、向下旋轉、向前傾，胸椎過度後彎，肩峰高度比健側還要低。肱骨頭偏移至前方（圖5-8）。

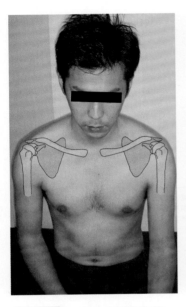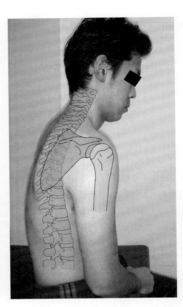

（圖 5-8）　**本件病例的姿勢**

肩胛骨外轉、向下旋轉、向前傾，胸椎過度後彎，肩峰高度比健側還要低。
肱骨頭偏移至前方。

c）觸診

i　確認按壓感到疼痛的部位（圖5-9）

　　按壓棘下肌下段纖維的關節表面附近、小圓肌的大結節附著處、肩胛下肌的小結節滑輪遠端附著處、結節間溝、肩袖間隙會感到疼痛。

ii　確認肌肉緊繃狀況（圖5-10）

　　出現緊繃的有組織胸小肌、前鋸肌上段纖維、提肩胛肌、大小菱形肌、棘上肌前段和後段纖維、棘下肌上段和下段纖維、肩胛下肌、小圓肌、大圓肌。

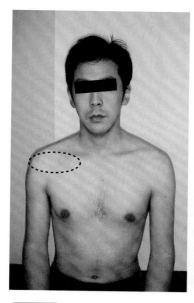
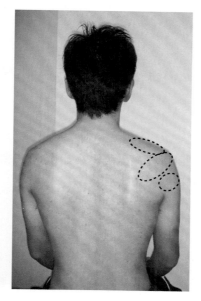

圖 5-9 按壓會感到疼痛的部位

按壓棘下肌下段纖維的關節表面附近、小圓肌的大結節附著處、肩胛下肌的小結節滑輪遠端附著處、結節間溝、肩袖間隙會感到疼痛。

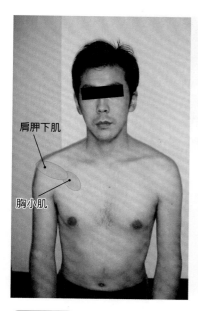
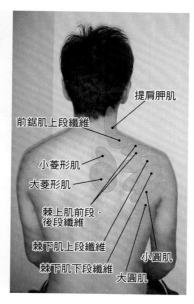

肩胛下肌
胸小肌

提肩胛肌
前鋸肌上段纖維
小菱形肌
大菱形肌
棘上肌前段‧後段纖維
棘下肌上段纖維
棘下肌下段纖維
小圓肌
大圓肌

圖 5-10 緊繃部位

胸小肌、前鋸肌上段纖維、提肩胛肌、大小菱形肌、棘上肌前段和後段纖維、棘下肌上段和下段纖維、肩胛下肌、小圓肌、大圓肌過度緊繃。

d）關節可動區域

彎曲：100度　　外轉：90度

第1種肢體姿勢外旋：10度　　綁帶動作：至臀部外側

第2種肢體姿勢外旋：0度　　第2種肢體姿勢內旋：10度

第3種肢體姿勢外旋：15度　　第3種肢體姿勢內旋：0度

e）肌肉、韌帶、關節囊拉伸測試

i　第1種肢體姿勢外旋受限：肩胛下肌上段纖維、棘上肌前段纖維

ii　綁帶動作受限：棘下肌上段纖維、棘上肌後段纖維

iii　第2種肢體姿勢外旋受限：肩胛下肌下段纖維

iv　第2種肢體姿勢內旋受限：棘下肌下段纖維

v　第3種肢體姿勢外旋受限：大圓肌

vi　第3種肢體姿勢內旋受限：小圓肌

　　依上述各種拉伸測試的結果來看，判定本病例為肩關節退化，軟組織攣縮，可動區域受限。

f）前胸柔軟度測試

　　結果為8.5指寬（健側：6指寬）（圖5-11）。

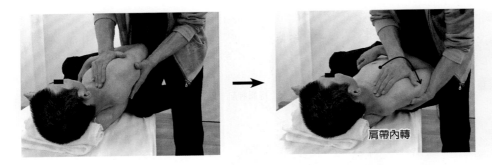

肩帶內轉

圖5-11　**前胸柔軟度測試**

肩峰毫無受阻直接碰到地面即為陰性。測試結果為8.5指寬（健側：6指寬）。

g）肌力

旋轉肌等級4，肌力輕微下滑。

h）骨科測試

最終區域以及切換運動方式的瞬間，不管是哪一個運動方向，都會感覺到疼痛，但只要肱骨頭嵌合關節盂，這一連串的疼痛就會消失。

疼痛弧現象（painful arc sign）為陽性，上臂前面感到疼痛。

做出彎曲、內旋、水平彎曲等在內旋區域的運動時，肩關節前面感到疼痛。另一方面，做出外轉、外旋、水平伸展等外旋區域的運動，肩關節後面會感到疼痛。

④ 病例影像

a）X光檢查（圖5-12）

ⅰ 正面影像：肱骨頭和關節盂出現變形和骨頭硬化的影像，關節裂隙變窄狹。
ⅱ 側面影像：肱骨頭偏移至前方。

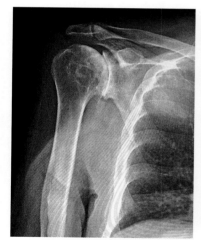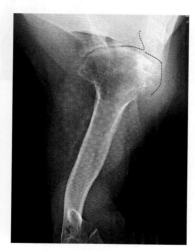

正面影像　　　　　　　　側面影像

圖5-12　X光檢查

肩關節的關節裂隙消失。肱骨頭變形，出現囊泡。肩臼肥大，骨頭硬化。肱骨頭偏移至前方。

3）展開運動療法

① 消除前胸攣縮的運動療法

　以側躺作為起始姿勢，避免肩關節過度伸展（圖5-13）。治療目標為前胸柔軟度測試結果4指寬以內。

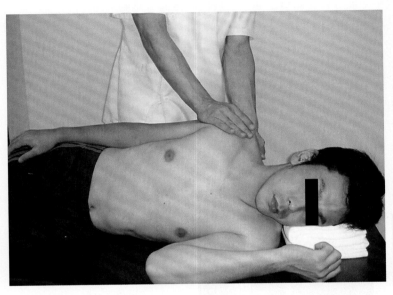

圖5-13　起始姿勢

a）消除胸小肌縮短的伸展運動

　　肩關節保持下垂，一隻手觸摸胸小肌和抓著肩帶，另一隻手讓肱骨頭與關節盂嵌合。嵌合的手保持向心姿勢，另一隻手將肩胛骨向後傾、向上旋轉，適度伸展肩胛骨給予刺激。接著，將肩胛骨向前傾、向下旋轉等長收縮（2～3秒、收縮力10%左右）後再伸展。不斷重複這一連串的動作，直到肌肉拉伸產生的阻力減輕為止。阻力減輕後，慢慢地將肩關節向上舉並進行相同的運動步驟（圖5-14）。

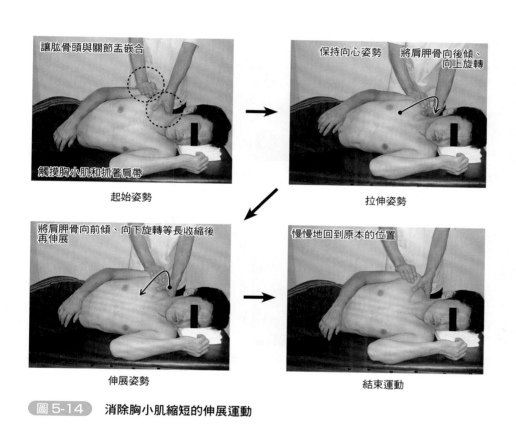

起始姿勢　　　　　　　　　　　　　　拉伸姿勢

伸展姿勢　　　　　　　　　　　　　　結束運動

圖 5-14　消除胸小肌縮短的伸展運動

b）消除前鋸肌上段纖維縮短的伸展運動

　　肩關節保持下垂，一隻手觸摸前鋸肌上段纖維和抓著肩胛骨上角，另一隻手讓肱骨頭與關節盂嵌合。嵌合的手保持向心姿勢，另一隻手將肩胛骨內轉、向上旋轉，適度伸展肩胛骨給予刺激。接著，將肩胛骨外轉、向下旋轉等長收縮（2～3秒、收縮力10％左右）後再伸展。不斷重複這一連串的動作，直到肌肉拉伸產生的阻力減輕為止。阻力減輕後，慢慢地將肩關節向上舉並進行相同的運動步驟（圖5-15）。

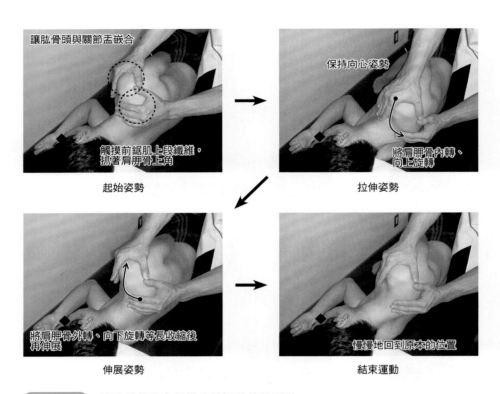

起始姿勢

拉伸姿勢

伸展姿勢

結束運動

圖 5-15　消除前鋸肌上段纖維縮短的伸展運動

c）消除大菱形肌、小菱形肌縮短的伸展運動

伸展小菱形肌時，肩關節保持下垂，一隻手觸摸小菱形肌和抓著肩帶，另一隻手讓肱骨頭與關節盂嵌合。嵌合的手保持向心姿勢，另一隻手將肩胛骨外轉、向上旋轉，適度伸展肩胛骨給予刺激。接著，將肩胛骨內轉、向下旋轉等長收縮（2～3秒、收縮力10％左右）後再伸展（圖5-16）。

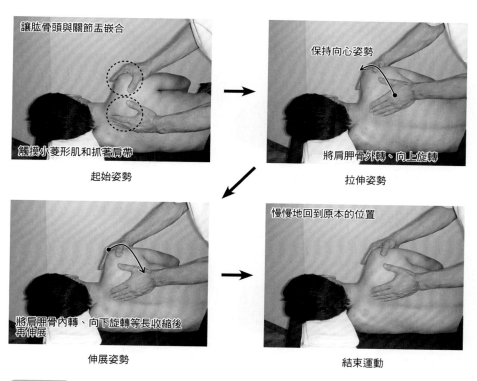

起始姿勢　　　　　　　　　　拉伸姿勢

伸展姿勢　　　　　　　　　　結束運動

（圖 5-16） 消除小菱形肌縮短的伸展運動

伸展大菱形肌時，肩關節保持下垂，一隻手觸摸大菱形肌和抓著肩帶，另一隻手讓肱骨頭與關節盂嵌合。嵌合的手保持向心姿勢，另一隻手將肩胛骨外轉、向上旋轉，適度伸展肩胛骨給予刺激。接著，將肩胛骨內轉、向下旋轉等長收縮（2～3秒、收縮力10％左右）後再伸展（圖5-17）。不斷重複這一連串的動作，直到肌肉拉伸產生的阻力減輕為止。阻力減輕後，慢慢地將肩關節向上舉並進行相同的運動步驟。

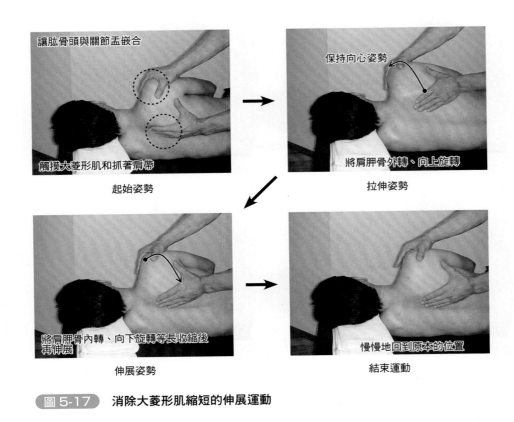

圖 5-17　消除大菱形肌縮短的伸展運動

d）消除提肩胛肌縮短的伸展運動

　　肩關節保持下垂，一隻手觸摸提肩胛肌和抓著肩胛骨上角，另一隻手讓肱骨頭與關節盂嵌合。嵌合的手固定住肩關節，另一隻手將肩胛骨向下拉、向上旋轉，適度伸展肩胛骨給予刺激。接著，將肩胛骨向上舉、向下旋轉等長收縮（2～3秒、收縮力10％左右）後再伸展。不斷重複這一連串的動作，直到肌肉拉伸產生的阻力減輕為止。阻力減輕後，慢慢地將肩關節向上舉並進行相同的運動步驟（圖5-18）。

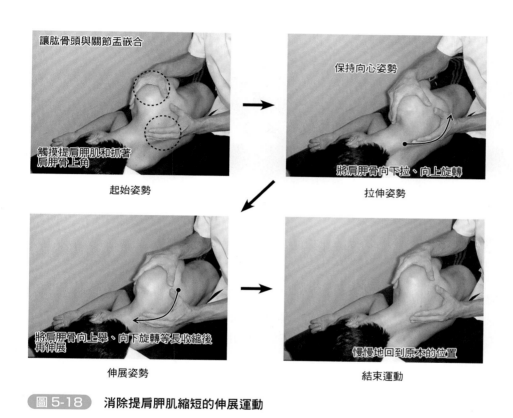

圖5-18 消除提肩胛肌縮短的伸展運動

　　伸展跟前胸攣縮有關的肌肉，改善了肩胛骨的活動性，同時擴大肩關節複合體的可動區域。

　　先根據前胸攣縮程度，實施前胸柔軟度測試，確認減輕肩帶周圍肌肉緊繃程度和阻力。後續再進入肩鎖關節和胸鎖關節的療程。

e）消除肩鎖韌帶攣縮的伸展運動

一隻手觸摸肩鎖韌帶和抓著鎖骨遠端，另一隻手讓肱骨頭與關節盂嵌合，抓住肩峰到髆棘的區域。觸摸的手固定住鎖骨，另一隻手將肩胛骨內轉，伸展肩鎖韌帶前段纖維給予刺激。接著，將肩胛骨外轉，伸展肩鎖韌帶後段纖維給予刺激。不斷重複這一連串的動作，直到韌帶阻力減輕為止。

確認肩關節水平彎曲區域擴大和棘鎖角度增加，以及水平伸展區域和棘鎖角度縮小是否相互影響，以判斷治療的效果如何（圖5-19）。

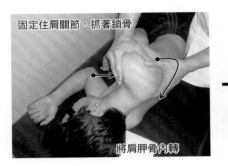

固定住肩關節，抓著鎖骨　　　　　　固定肩關節，抓著鎖骨

將肩胛骨內轉　　　　　　將肩胛骨外轉

前段纖維　拉伸姿勢　　　　　　後段纖維　拉伸姿勢

圖5-19 消除肩鎖韌帶攣縮的伸展運動

f）消除胸鎖關節攣縮的伸展運動

伸展前胸鎖韌帶時，一隻手觸摸前胸鎖韌帶，另一隻手讓肱骨頭與關節盂嵌合，從鎖骨遠端抓著肩峰。接著，將鎖骨伸展、向下拉，藉由拉伸給予刺激（圖5-20）。

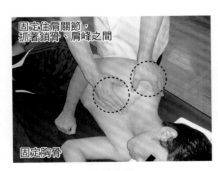
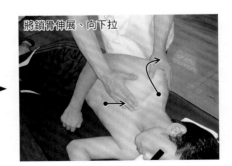

固定住肩關節，抓著鎖骨、肩峰之間　　　將鎖骨伸展、向下拉

固定胸骨

起始姿勢　　　　　　拉伸姿勢

圖5-20 消除前胸鎖韌帶攣縮的伸展運動

退化性肩關節炎

伸展鎖骨間韌帶時，一隻手觸摸鎖骨間韌帶，另一隻手讓肱骨頭與關節盂嵌合，從鎖骨遠端抓著肩峰。接著，確認已固定住另一側的鎖骨，同時將進行治療的鎖骨伸展、向下拉，藉由拉伸給予刺激（圖5-21）。

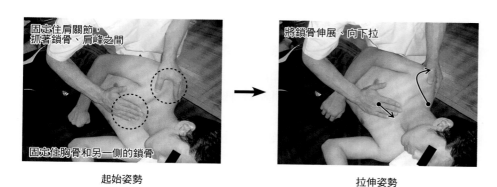

圖 5-21　消除鎖骨間韌帶攣縮的伸展運動

伸展肋鎖韌帶時，一隻手觸摸第1肋骨，另一隻手讓肱骨頭與關節盂嵌合，從鎖骨遠端抓著肩峰。接著，將鎖骨伸展、向上推，藉由拉伸給予刺激（圖5-22）。

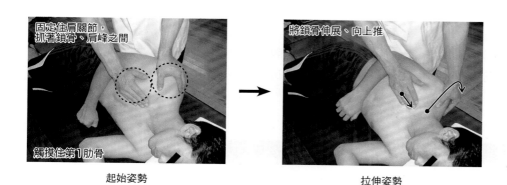

圖 5-22　消除肋鎖韌帶攣縮的伸展運動

不斷重複這一連串的動作，直到韌帶阻力減輕為止。確認肩關節水平伸展可動區域是否擴大，以判斷治療的效果如何。

接著，等到前胸柔軟度足夠後，進入治療肩盂肱關節的階段。本件病例的肱
骨頭下垂時明顯偏向前方，在活動到內旋最終區域和外旋最終區域時，前面會
感到疼痛。

活動到內旋最終區域引發疼痛的機制，為肩關節內旋後，牽拉到後方支撐組
織，讓組織硬度變高。如此一來，肱骨頭將逐漸向前偏移。到最後，肱骨頭運
動軌跡偏向前方，喙骨下夾擠、撞擊到滑輪部、施加剪力至滑輪部、壓縮LHB
等多層因素堆疊，因而引起疼痛。

活動到外旋最終區域引發疼痛的機制，為在肱骨頭偏移至前方之下，肩關節
會外旋，變成過度拉伸位在前方的組織。結果，肩胛下肌、肩袖間隙、滑膜組
織等過度受到拉伸、刺激，才會引起疼痛。

因此，在進行運動療法之際，必須讓肱骨頭與關節盂嵌合，同時擴大下垂姿
勢的旋轉可動區域。尤其是以肩部後方支撐組織為中心，恢復原有的柔軟度，
調整前、後方支撐組織硬度平衡的運動療法。如此一來，可望減輕施加在肱骨
頭上的偏心力。

② 消除上方支撐組織攣縮的運動療法

以仰臥作為起始姿勢，讓肱骨頭與關節盂嵌合後再開始進行（圖5-23）。
治療目標為改善下垂姿勢旋轉至最終區域，以及之後切換運動方式那一瞬間產
生的疼痛。

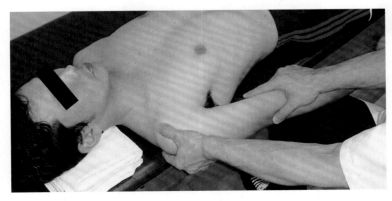

圖 5-23　起始姿勢

a）消除棘上肌前段纖維縮短的伸展運動

一隻手從前方抓著肱骨頭，觸摸棘上肌前段纖維，另一隻手抓著上肢。為了避免肱骨頭向前方偏移，觸摸的手將肱骨頭往後推，同時抓著上肢的手將肩關節於肩胛骨平面上內轉、外旋，適度拉伸給予刺激。接著，將肩關節於肩胛骨平面上外轉、內旋等長收縮（2～3秒、收縮力10％左右）後再伸展。不斷重複這一連串的動作，直到肌肉拉伸產生的阻力減輕為止（圖5-24）。

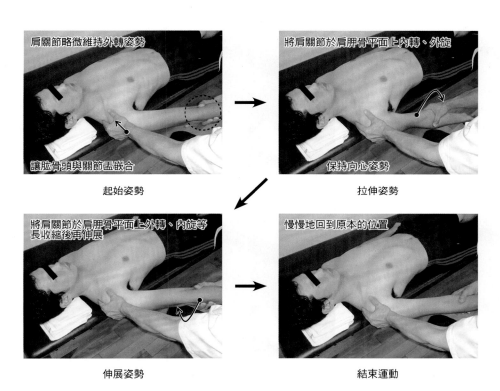

圖 5-24 消除棘上肌前段纖維縮短的伸展運動

b）消除棘上肌後段纖維縮短的伸展運動

　　一隻手從前方抓著肱骨頭，觸摸棘上肌後段纖維，另一隻手抓著上肢。為了避免肱骨頭向前方偏移，觸摸的手將肱骨頭往後推，同時抓著上肢的手將肩關節於肩胛骨平面上內轉、內旋，適度拉伸給予刺激。接著，將肩關節於肩胛骨平面上外轉、外旋等長收縮（2～3秒、收縮力10％左右）後再伸展。不斷重複這一連串的動作，直到肌肉拉伸產生的阻力減輕為止（圖5-25）。

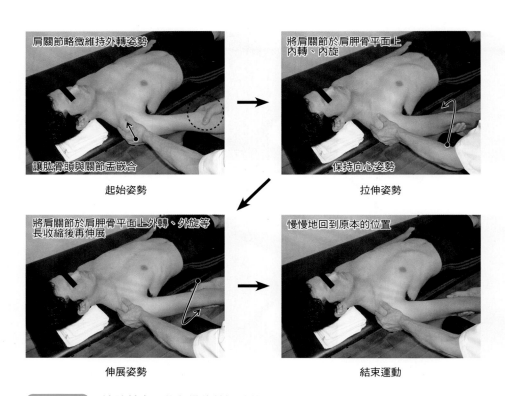

圖 5-25 消除棘上肌後段纖維縮短的伸展運動

c）消除棘下肌上段纖維縮短的伸展運動

一隻手從前方抓著肱骨頭，觸摸棘下肌上段纖維，另一隻手抓著上肢。為了避免肱骨頭向前方偏移，觸摸的手將肱骨頭往後推，同時抓著上肢的手將肩關節伸展、內轉、內旋，適度拉伸給予刺激。接著，將肩關節彎曲、外轉、外旋等長收縮（2～3秒、收縮力10％左右）後再伸展。不斷重複這一連串的動作，直到肌肉拉伸產生的阻力減輕，內旋可動區域擴大為止（圖5-26）。

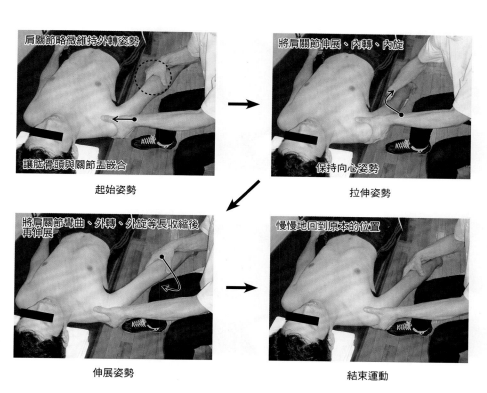

肩關節略微維持外轉姿勢
讓肱骨頭與關節盂嵌合
起始姿勢

將肩關節伸展、內轉、內旋
保持向心姿勢
拉伸姿勢

將肩關節彎曲、外轉、外旋等長收縮後再伸展
伸展姿勢

慢慢地回到原本的位置
結束運動

圖5-26 消除棘下肌上段纖維縮短的伸展運動

d）消除肩胛下肌上段纖維縮短的伸展運動

一隻手從前方抓著肱骨頭，觸摸肩胛下肌上段纖維，另一隻手抓著上肢。為了避免肱骨頭向前方偏移，觸摸的手將肱骨頭往後推，同時抓著上肢的手將肩關節內轉、外旋，適度拉伸給予刺激。接著，將肩關節外轉、內旋等長收縮（2～3秒、收縮力10％左右）後再伸展。不斷重複這一連串的動作，直到肌肉拉伸產生的阻力減輕，外旋可動區域擴大為止（圖5-27）。

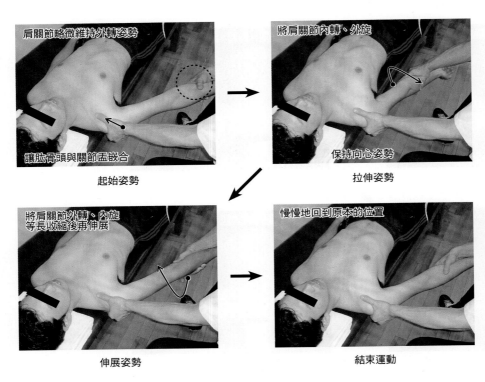

起始姿勢　　　　　　　　　　　　　　拉伸姿勢

伸展姿勢　　　　　　　　　　　　　　結束運動

圖5-27　消除肩胛下肌上段纖維縮短的伸展運動

重點提醒・建議

進行「②消除上方支撐組織攣縮的運動療法」之後，下垂旋轉運動改善了向前方偏移的問題，消除了下垂姿勢旋轉至最終區域，以及之後切換運動方式那一瞬間產生的疼痛。而且，下垂姿勢外旋可達30度，綁帶動作改善至第1腰椎。

本項運動療法的重點，在於擴大可動區域，但另一方面來說，過於追求可動區域，反而會造成動態、靜態支撐組織過度鬆弛。留意這點，在進行運動療法的過程中，注意是否因為關節不穩定症引起疼痛，同時擴大可動區域。

接下來進行下方支撐組織的運動療法。本件病例由於組織硬度失去平衡，肩關節向上舉時無法保持向心姿勢，容易因為後方支撐組織攣縮發生obligate translation。

所以，當水平彎曲和彎曲姿勢之下內旋時，會拉動後下方支撐組織，導致肱骨頭偏向前上方。此時，位在肩部前上方的肱二頭肌、肩胛下肌、肩袖間隙，將發生肩峰下夾擠。

另外，若是水平伸展和外轉姿勢之下外旋，大結節中間表面將撞擊到關節盂後面。位在肩部後方的棘下肌深層區域和滑膜組織會被關節夾住，導致後上方發生夾擠。

也就是説，肩關節向上舉的運動療法，重點正是在能避免發生肩峰下夾擠，以及後上方夾擠的可動區域內進行，因此，必須從肩關節上舉角度低於90度的肢體姿勢開始，依序實施運動療法。

③消除下方支撐組織攣縮的運動療法

以仰臥作為起始姿勢，讓肱骨頭與關節盂嵌合，牽制obligate translation後再開始進行（圖5-28）。治療目標為擴大肩關節上舉可動區域，消除夾擠。

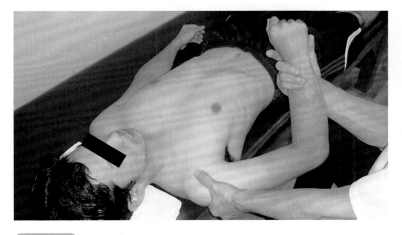

圖 5-28　起始姿勢

a）消除棘下肌下段纖維縮短的伸展運動

　　一隻手從前方抓著肱骨頭，觸摸棘下肌下段纖維，另一隻手抓著上肢。為了避免肱骨頭向前方偏移，觸摸的手讓肱骨頭保持向心姿勢，同時抓著上肢的手將肩關節內旋，適度拉伸給予刺激。接著，將肩關節外旋等長收縮（2～3秒、收縮力10％左右）後再伸展。不斷重複這一連串的動作，直到肌肉拉伸產生的阻力減輕，內旋可動區域擴大為止（圖5-29）。

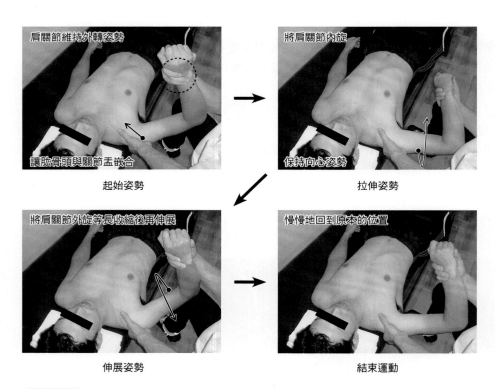

肩關節維持外轉姿勢

讓肱骨頭與關節盂嵌合

起始姿勢

將肩關節內旋

保持向心姿勢

拉伸姿勢

將肩關節外旋等長收縮後再伸展

伸展姿勢

慢慢地回到原本的位置

結束運動

圖 5-29　消除棘下肌下段纖維縮短的伸展運動

b）消除小圓肌縮短的伸展運動

一隻手從前方抓著肱骨頭，觸摸小圓肌，另一隻手讓肩關節保持彎曲。為了避免肱骨頭向前方偏移，觸摸的手讓肱骨頭保持向心姿勢，同時抓著上肢的手將肩關節內旋，適度拉伸給予刺激。接著，將肩關節外旋等長收縮（2～3秒、收縮力10％左右）後再伸展。不斷重複這一連串的動作，直到肌肉拉伸產生的阻力減輕，內旋可動區域擴大為止（圖5-30）。

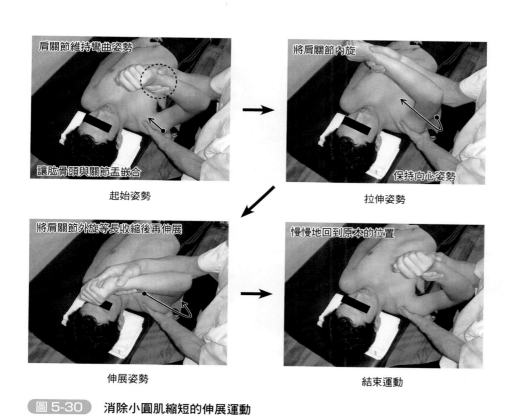

圖 5-30　消除小圓肌縮短的伸展運動

c）消除肩胛下肌下段纖維縮短的伸展運動

一隻手從後方抓著肱骨頭，同時讓肩關節保持外轉姿勢，另一隻手觸摸肩胛下肌。為了避免肱骨頭往後方偏移，抓著肱骨頭的手讓肱骨頭保持向心姿勢，並且按住腋窩，將肩關節外旋，適度拉伸給予刺激。透過觸摸的手確認緊繃程度。接著，將肩關節內旋等長收縮（2～3秒、收縮力10％左右）後再伸展。不斷重複這一連串的動作，直到肌肉拉伸產生的阻力減輕，外旋可動區域擴大為止（圖5-31）。

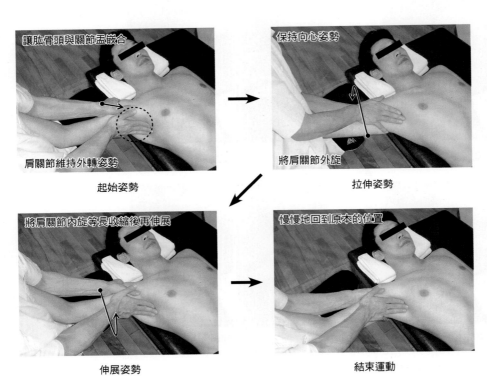

圖 5-31　消除肩胛下肌下段纖維縮短的伸展運動

退化性肩關節炎

d）消除大圓肌縮短的伸展運動

　　一隻手從後方抓著肱骨頭，觸摸大圓肌，另一隻手讓肩關節保持彎曲。為了避免肱骨頭往後方偏移，觸摸的手讓肱骨頭保持向心姿勢，另一隻手將肩關節外旋，適度拉伸給予刺激。接著，將肩關節內旋等長收縮（2～3秒、收縮力10％左右）後再伸展。不斷重複這一連串的動作，直到肌肉拉伸產生的阻力減輕，外旋可動區域擴大為止（圖5-32）。

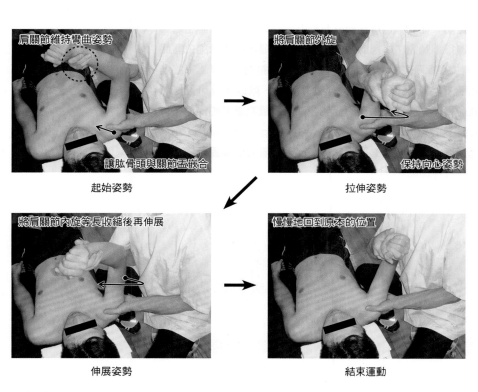

起始姿勢 → 拉伸姿勢

伸展姿勢 → 結束運動

圖 5-32　消除大圓肌縮短的伸展運動

重點提醒・建議

進行「③消除下方支撐組織攣縮的運動療法」之後，肩關節向上舉的幅度和旋轉可動區域變大，彎曲140度、外轉120度，第2種肢體姿勢外旋40度、內旋30度，第3種肢體姿勢外旋60度、內旋10度。雖然可動區域仍然受到限制，但經由改善obligate translation，運動時幾乎不會感到疼痛。肩峰下夾擠和後上方夾擠的問題雖未完全解決，不過疼痛獲得改善。此外，肩關節四周的按壓疼痛也幾乎消失，可以在毫無疼痛之下進行喜愛的釣魚活動，病患覺得非常滿意。

本項運動療法的重點，在於一邊評估隨著可動區域擴大，是否會發生關節不穩定症，一邊進行運動療法。因此，時常觀察肱骨頭和肩胛骨的位置關係，注意是否發生肩峰下夾擠和後上方夾擠，並且讓肩關節向上舉的角度增加。要消除退化性肩關節炎引起的運動時疼痛，以及解決可動區域受限，以擴大肩胛骨可動區域為中心的運動療法，是最為基本的治療。接著，調整肩盂肱關節的組織硬度平衡，避免發生obligate translation。必須注意可動區域擴大幅度超過必要程度，反而會擾亂肩關節運動過程中的向心性，造成續發性疼痛。

總結

　　治療退化性肩關節炎的運動療法，最重要的即是避免引發 obligate translation，同時注意肱骨頭和關節盂的向心性。

參考文獻

1)　　千田益生：運動療法. 関節外科 29（9）：45-51, 2010.

2)　　千田益生：変形性膝関節症に対する保存的治療－運動療法に関する EBM－.
MB Orthop 20（5）：99-104, 2007.

3)　　高岸憲二:変形性肩関節症,肩鎖関節症. 肩の痛み. 寺山和雄,他(編), 南江堂.
2008, pp125-132.

4)　　Neer CS Ⅱ：Replacement arthroplasty for glenohumeral osteoarthritis.
J Bone Joint Surg 56：1-13, 1974.

5)　　Neer CS Ⅱ：Recent experience in total shoulder replacement.
J Bone Joint Surg 64-A：319-337, 1982.

第6章
旋轉肌袖破裂縫合手術後的運動療法

1. 旋轉肌袖破裂的概要與臨床上的狀況

1）掌握旋轉肌袖破裂的基礎知識

① 什麼是旋轉肌袖破裂

旋轉肌袖由棘上肌肌腱、棘下肌肌腱、小圓肌肌腱、肩胛下肌肌腱組成，肩關節旋轉時，會活動到旋轉肌袖，因此又稱為迴旋肌旋轉肌袖[1]。旋轉肌袖之中，肩胛下肌肌腱和小圓肌肌腱是獨立的，而棘上肌肌腱、棘下肌肌腱則是緊密貼合成片狀[2]（圖6-1）。

旋轉肌袖是將廣泛來自於肩胛骨的旋轉肌群收縮力（力量來源），傳給大、小結節，並且保持骨頭的向心姿勢。旋轉肌袖成為支撐點，三角肌產生轉動慣量，讓肩關節能夠外轉。如此般2個以上的肌肉同時作用，執行1個運動的情況稱為「力偶（force couple）」[3][4]（圖6-2）。

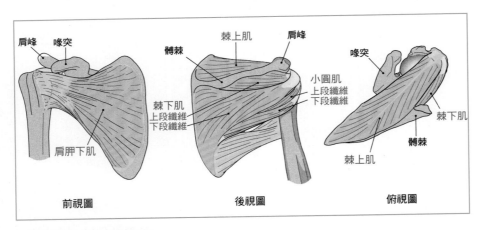

圖6-1 **旋轉肌袖解剖**

肩胛下肌肌腱和小圓肌肌腱是獨立的，而棘上肌肌腱、棘下肌肌腱則是緊密貼合，形成片狀的旋轉肌袖。

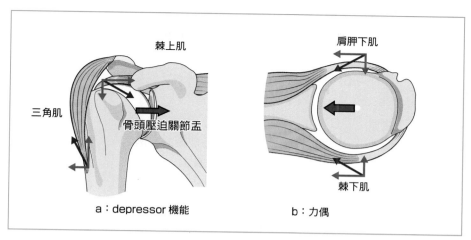

棘上肌

肩胛下肌

三角肌

骨頭壓迫關節盂

棘下肌

a：depressor 機能　　　　b：力偶

圖 6-2　旋轉肌群的功能

a：棘上肌讓骨頭往關節盂移動[3]。
b：肩胛下肌和棘下肌同時收縮，讓骨頭保持向心姿勢[4]。

　另一方面，旋轉肌袖機能一旦發生問題，骨頭將難以保持向心姿勢，引起肩峰下夾擠等肩關節障礙（圖6-3）。此外，旋轉肌袖隨著年齡增長、退化，組織強度降低，發生旋轉肌袖破裂的機率亦將跟著升高[5]。包含小破裂在內，50歲以上有超過一半的人都有旋轉肌袖破裂的問題存在。造成旋轉肌袖破裂的案例之中，有的是因為「工作拿取重物」「撞到肩膀」等而破裂（外傷性破裂），有的則是日常生活的動作，造成旋轉肌袖自然破裂（非外傷性破裂）。

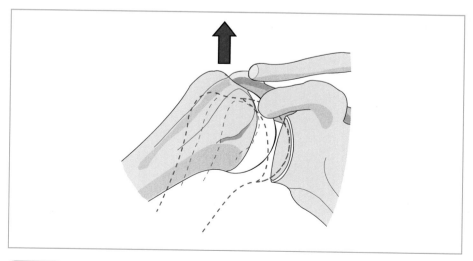

圖 6-3　骨頭向心位置偏移

棘上肌機能下滑，當手向上舉時，骨頭會轉為偏向上方。如此一來，可能引發肩峰下疼痛，造成可動區域受限。

② 旋轉肌袖破裂的類別

　　旋轉肌袖破裂基本上分成不完全（部分）破裂（partial-thickness tear）和全層破裂（full-thickness tear）。

a）不完全破裂

　　臨床上將不完全破裂分成下列3種（圖6-4）。

　　關節囊表面破裂（articular surface tear）：發生機率最高，退化性破裂的案例之中，大多數都屬於此類。常發生在無症候性的旋轉肌袖破裂病患身上。

　　滑液囊表面破裂（bursal surface tear）：此類型是肱骨頭向上突出而引起，大多數會併發肩峰下滑液囊器質性的病態。當肩峰有退化性變化，以及喙肩韌帶骨化，將進一步提高發生機率。

　　肌腱內（實質內）破裂（intratendinous tear）：發生機率低。退化的旋轉肌袖彈性變低，若再加上軸旋轉，旋轉肌袖表層跟深層之間就會裂開，因而引發此病。

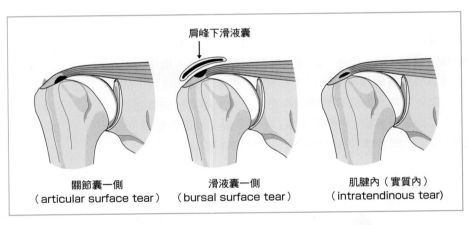

關節囊一側
（articular surface tear）　　滑液囊一側
（bursal surface tear）　　肌腱內（實質內）
（intratendinous tear）

圖6-4　不完全破裂的類別

b）全層破裂

全層破裂根據破裂幅度大小加以分類[6]。

初期關節囊表面破裂，病況一旦持續發展，將惡化至全層破裂。全層破裂而喪失停止肌腱的旋轉肌袖，將因為肌肉的拉力，逐漸朝向位於較遠處的破裂端靠近，導致皮膚附著處跟破裂端之間出現縫隙。另外，肌肉實質部發生脂肪變性時，即使進行旋轉肌袖縫合手術，也難以恢復肩關節機能。

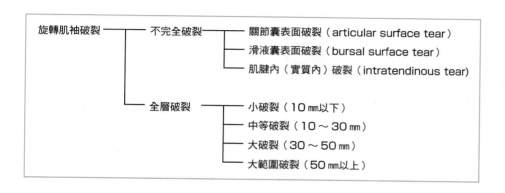

旋轉肌袖破裂 ─┬─ 不完全破裂 ─┬─ 關節囊表面破裂（articular surface tear）
　　　　　　　　　　　　　　　├─ 滑液囊表面破裂（bursal surface tear）
　　　　　　　　　　　　　　　└─ 肌腱內（實質內）破裂（intratendinous tear）
　　　　　　　　└─ 全層破裂 ─┬─ 小破裂（10 mm以下）
　　　　　　　　　　　　　　　├─ 中等破裂（10～30 mm）
　　　　　　　　　　　　　　　├─ 大破裂（30～50 mm）
　　　　　　　　　　　　　　　└─ 大範圍破裂（50 mm以上）

旋轉肌袖破裂縫合手術後

③ 理學檢查

　　旋轉肌袖破裂的病患，有許多是無症候性旋轉肌袖破裂。從影像中可以看到破裂，但卻未出現病症，這並不代表旋轉肌袖破裂不會感到疼痛。也就是說，感到疼痛的症候性旋轉肌袖破裂，包含理學檢查在內，必須全面加以評估。

　　理學檢查會透過棘上肌測試（SSP test）、棘下肌測試、離背測試（lift off test）等，來評估旋轉肌袖原有的機能（圖6-5）。由於容易導致機能下滑、骨頭偏向破裂的旋轉肌袖，所以評估旋轉肌袖破裂時，重點在於包括夾擠體徵在內，才能組合各種評估機能的方式（圖6-6）。

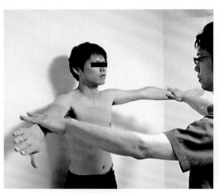 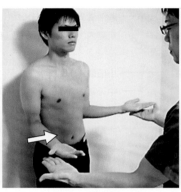 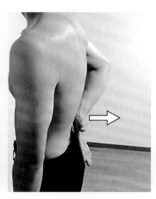

| 棘上肌測試 | 棘下肌測試 | 離背測試 |

圖 6-5　　**旋轉肌袖機能評估①**

棘上肌測試　：測試棘上肌的機能。於肩胛骨平面上外轉90度後內旋，對前臂遠側施加阻力，測量肌力。
棘下肌測試　：測試棘下肌的機能。肩關節下垂，保持最大外旋姿勢，若往內旋移動即為陽性。
離背測試　　：測試肩胛下肌的機能。要求病患將碰觸到腰部的手背離開背部，若無法做到即為陽性。

旋轉肌袖破裂縫合手術後

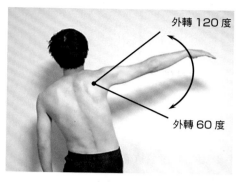

外轉 120 度

外轉 60 度

疼痛弧徵候

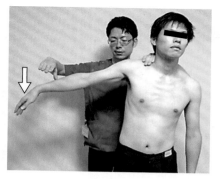

落臂徵候

圖 6-6　旋轉肌袖機能評估②

疼痛弧徵候　：肩關節自動向上舉或向下時，在60～120度的範圍裡會感到疼痛。
落臂徵候　　：肩關節無法保持外轉90度，或用一根手指向下壓前臂遠側，手臂無法保持上舉。

④ 選擇保守治療和手術治療

　　治療旋轉肌袖破裂的第一選擇為保守治療。進行適合的保守治療，超過70%的病患不必接受手術，就會獲得不錯的療效[7]。另一方面，實施保守治療超過3個月，卻依然無法恢復，以及破裂不斷擴大、希望早點回到比賽的運動選手、重度勞動者等，可以考量接受旋轉肌袖縫合手術。

　　旋轉肌袖縫合手術是從構造著手，修復旋轉肌袖。近年來已甚少採行直視手術，大多數的病患都是接受內視鏡直視手術。

　　內視鏡直視手術隨著必要的手術器具和技術進步，能在最低侵襲性、高穩定性之下完成縫合，術後狀況亦保持穩定[8]。

旋轉肌袖破裂縫合手術後

２）旋轉肌袖破裂的臨床表現

① 病症特徵

　　因為明顯外傷而導致的棘上肌肌腱四周損傷，除了造成周圍組織發炎外，也會引起沾黏、結疤。因此，在評估旋轉肌袖破裂造成的機能低落外，亦須根據肩峰下滑動機構障礙程度，推敲出病況進展。

　　另一方面，非外傷性導致旋轉肌袖破裂的病例，幾乎都是骨頭向心位置在破裂過程中下降，侵害、刺激關節周圍組織引起疼痛，之後更造成續發性攣縮。所以，分析病況時，務必要注意姿勢和肩帶機能狀況。

　　外轉角度60～120度引起疼痛弧（painful arc sign），感到疼痛是旋轉肌袖破裂的病症特徵。保持向心姿勢，同時被動向外轉，就可以減輕或消除疼痛弧。

　　如果是小破裂，大多數的病患都較能保持住肌力，但大破裂和大範圍破裂，由於無法保持住向心姿勢，將難以做出向上舉的姿勢。

　　評估旋轉肌袖破裂時，會測量肌腱斷裂數量和破裂幅度，但有時測量出來的數值，未必會和臨床症狀完全一致[9)10)]。無症候性旋轉肌袖破裂的病患其肩關節不會疼痛，利用僅存的旋轉肌袖保持向心姿勢，並且在日常生活之中，順利適應機能低落的肩關節。然而，只要因為某些理由，無法維持住骨頭的向心力，將進一步惡化成感到疼痛的旋轉肌袖破裂。

　　旋轉肌袖破裂發生的部位，以大結節中間面（middle facet）壓倒性占多數。棘上肌肌腱附著在此處，旋轉肌袖破裂會以棘上肌肌腱為中心，朝前、後方擴大[11.)]。也就是說，2個以上肌腱斷裂的大破裂（寬度30～50mm），以及大範圍破裂（寬度50mm以上），大多會被判定棘上肌肌腱斷裂，併發棘下肌肌腱和肩胛下肌肌腱斷裂。

② 了解旋轉肌袖破裂狀況的局部解剖

　　近年來，已得知棘下肌的停止肌腱，廣泛附著在大結節下面（inferior facet）至大結節上面（superior facet）的區域上[12)]（圖6-7）。這代表如果上面的旋轉肌袖破裂，很有可能連帶造成棘下肌肌腱跟著破裂。

　　此外，旋轉肌袖為5層構造。棘上肌肌腱和棘下肌肌腱分別為第2、3層，被喙肱韌帶的表層（第1層）和深層（第4層）包覆，第5層為關節囊[13)]。正因為有喙肱韌帶，所以即使肩關節朝各個方向運動，旋轉肌袖也不會因此彎曲，而可以保持一定的緊繃[14)15)]。

　　肩胛下肌是由多個肌內腱組成的羽狀肌，如同包覆著小結節般廣泛附著。尤其是最上段纖維，是粗壯、強韌的肌腱組織，一路附著至小結節和關節軟骨之間的肱骨頭小凹（fovea capitis of the humerus）[16)]。此停止肌腱被稱為舌部，形成從下方內側支撐住肱二頭肌長頭肌腱（LHB）的滑動道[17)]。因此，只要舌部斷裂，LHB就會失去滑動道，引起肱二頭肌長頭肌腱炎和肱二頭肌腱鞘炎等疾病。

旋轉肌袖破裂縫合手術後

小圓肌在起始端看起來是一整塊，但在停止端卻是二頭肌，上段肌束附著在大結節下面（inferior facet），下段肌束附著在外科頸[18]。棘下肌肌腱斷裂和麻痺的病患之中，有的人出現小圓肌假性肥大的症狀。與其說是補償外旋機能，事實上是上段肌束為了確保骨頭向心性而過度緊繃。

　　旋轉肌袖破裂會因為破裂的旋轉肌袖組成構造，以及肩關節障礙症狀各不相同，必須依據解剖學和機能解剖學評估，給予適當的治療。

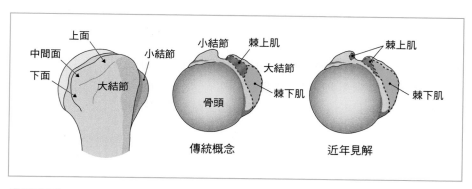

圖 6-7　旋轉肌袖的停止部

大結節共有上面（superior facet）、中間面（middle facet）、下面（inferior facet）三個面。一般而言，棘上肌附著在上面，棘下肌附著在中間面，下面則是小圓肌，但棘下肌停止部附著區域並非侷限在中間面，事實上是從上面廣泛至中間面。

③ 治療概念

旋轉肌袖破裂的保守療法，目的在於消除攣縮和再重新回到向心位置。消除攣縮除了肩盂肱關節外，也包含肩胛胸廓關節在內。而重新回到向心位置，必須強化殘餘的旋轉肌袖，在未發生攣縮的前提下進行治療，同時恢復斜方肌中段、下段纖維機能，讓肩胛骨穩定。

治療從下垂姿勢開始，一邊擴大肩胛骨平面上可動區域，一邊進行治療，零位（zero position）能保持上肢，有助於後續治療更加順利。

另一方面，旋轉肌袖縫合手術後的後續治療，並不會妨礙修復腱骨固著處，而是能恢復肩關節可動區域和旋轉肌袖機能[19]。近年來，由於內視鏡直視手術大幅度進步，後續療法更加順利，但仍有病患治療成績不甚理想。其中，大多數仍為殘存可動區域受限和攣縮，導致運動時感到疼痛的問題。

後續療法進展不順的原因，大致上可以分成2種。第1種為向心位置不穩定，手術後無故擴大關節可動區域，結果過度侵害、施加刺激到腱骨固著處，以及已修復的旋轉肌袖周圍組織上，提高對於疼痛的敏感。第2種為旋轉肌袖可能再次破裂，無法獲得該病期適合的關節可動區域，攣縮更加嚴重、難以消除。肩關節周圍組織產生的大範圍沾黏，將導致病態愈趨複雜，難以釐清運動療法的目的。

2. 案例分析

旋轉肌袖破裂縫合手術後殘留攣縮問題的病例

1）本件病例概要

　　本件病例在 1 年前，接受旋轉肌袖全層破裂的關節鏡直視旋轉肌袖縫合手術，手術後仍未解決攣縮的問題。後續療法以自主訓練為中心，進行關節運動。然而，手術未如所想般恢復肩關節可動區域，持續攣縮且疼痛日漸嚴重。

　　經由 MRI 影像進行評估，由於腱骨固著處癒合良好，手術後第 8 個月主治醫師終於同意病患游泳。不過，判定關節攣縮的本病例無法游泳。在做出自由式動作復健時，肩峰下部疼痛和前臂外側出現放射痛，仰泳滑水做出抓水動作時，三角肌附近會出現放射痛。

　　運動療法一開始，必須先了解疼痛發生機制。觀察本件病例的姿勢，發現肩胛骨外轉、向前傾、向下旋轉，關節盂朝向前下方。判定肩關節外轉攣縮，前胸和肩帶周圍組織欠缺柔軟度、拉伸性，因為攣縮而導致姿勢不良。

　　肩關節可動區域是合計肩盂肱關節、肩胛胸廓關節的可動區域，只要缺少其中一者的可動區域，就會由另一個的可動區域來填補空缺。

　　做出自由式動作復健時，肩關節必須擁有大範圍伸展、外轉、內旋的可動區域。不過，本件病例肩帶欠缺柔軟度，導致肩盂肱關節可動區域超過正常範圍。本件病例提到肩峰下部和前臂外側會感到疼痛。前者可能是旋轉肌袖和肩峰下滑液囊等上方支撐組織受到拉伸、刺激，同一個地方產生疼痛而導致。後者則可能是喙肱肌內部產生的絞扼性神經障礙。肌皮神經貫穿喙肱肌，做出伸展、內旋等復原動作拉伸肌皮神經，結果在前臂外側出現來自於肌皮神經的轉移痛。

　　此外，仰泳滑水做出抓水動作，肩關節必須擁有大範圍的上舉可動區域。本件病例提到三角肌附近感到疼痛。推測會感到疼痛，主要是上肢向上舉之後，大圓肌、小圓肌、肱三頭肌長頭和肱骨頭外科頸組成的肩胛四角空間（quadrilateral space: QLS）變狹窄，穿過此區的腋窩神經被絞扼，因而產生放射痛。

　　無論如何，本件病例游泳時感到疼痛的原因，主要是肩帶可動區域減少，迫使肩盂肱關節可動區域超過原有範圍。因此，運動療法先從改善肩帶柔軟度開始，之後再進展至治療肩盂肱關節。

2) 病歷和評估

① 病例

60歲世代女性。過往病歷、家人病歷並無需要特別記錄的事項。興趣是游泳、跳舞、繪畫。

② 目前病況

1年前在別間醫院接受關節鏡直視旋轉肌袖縫合手術。後續在治療師監督之下，以自主訓練為主進行治療。手術後2週出院，持續進行治療師指示的運動，並且每個月回診1次。然而，可動區域受限和疼痛並未因此改善。雖然手術後8個月醫生同意游泳（自由式、仰泳），但因為疼痛和可動區域受限而難以游泳。在朋友建議之下前來本院就診，開始運動療法。

③ 運動療法開始前的基本評估

a) 問診

ⅰ 出現疼痛的時間

手術後不久就出現疼痛。一開始整個肩關節都感到疼痛，到本院初診時已縮小疼痛的範圍。

ⅱ 造成疼痛的原因

無法順利進行後續治療，可動區域依然受限，攣縮引發疼痛。

ⅲ 何種情形下感到疼痛

以手掌轉動時會感到疼痛。

ⅳ 出現疼痛的部位

肩關節的肩峰下部、腋窩神經區域、前臂外側（圖6-8）。

ⅴ 夜間疼痛

林的分類[20]：Type 2

以夜間疼痛的程度為基準分類

TYPE1：夜間完全不會感到疼痛

TYPE2：有時會出現夜間疼痛，但不會痛到醒來

TYPE3：每天都會夜間疼痛，晚上會痛醒2～3次

TYPE4：每天都會夜間疼痛，嚴重影響到睡眠

旋轉肌袖破裂縫合手術後

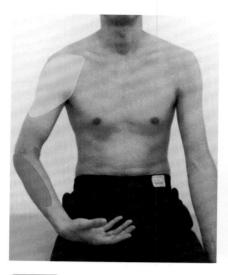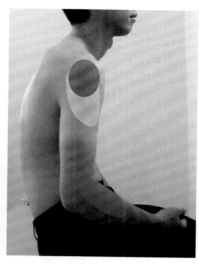

※ 此處使用露出上半身的照片,包括後續的照片在內,都是由模特兒示範,而非病患本人。

圖 6-8 出現疼痛的部位

肩關節的肩峰下部(紅色)、腋窩神經區域(黃色)、前臂外側(藍色)。

b)視診、觀察

肩胛骨輕微外轉、向下旋轉、向前傾(圖6-9)。

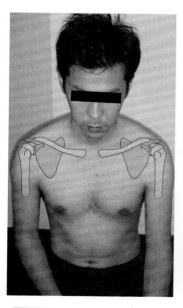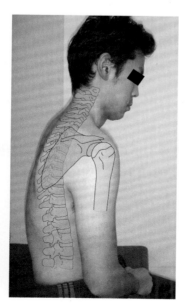

圖 6-9 本件病例的姿勢

肩胛骨輕微外轉、向下旋轉、向前傾。

c）觸診

i　確認按壓感到疼痛的部位

　　按壓棘上肌前後段纖維、小圓肌、肩胛下肌上下段纖維、大圓肌、肱三頭肌長頭（LHT）、肩胛四角空間（QLS）、肱二頭肌短頭（SHB）、喙肱肌、共同接合的肌腱（喙肱肌、SHB）、胸小肌會感到疼痛（圖6-10）。

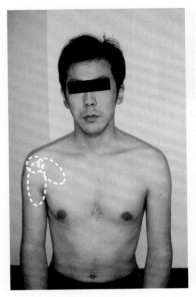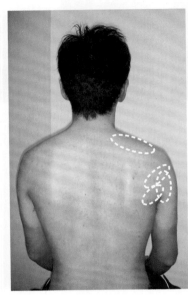

圖 6-10　**按壓會感到疼痛的部位**

按壓棘上肌前後段纖維、小圓肌、肩胛下肌上下段纖維、大圓肌、肱三頭肌長頭（LHT）、肩胛四角空間（QLS）、肱二頭肌短頭（SHB）、喙肱肌、共同接合的肌腱（喙肱肌、SHB）、胸小肌會感到疼痛。

ii　確認肌肉緊繃狀況

　　出現緊繃的組織為棘上肌前後段纖維、小圓肌、肩胛下肌下段纖維、大圓肌、LHT、SHB、喙肱肌、胸小肌（圖6-11）。

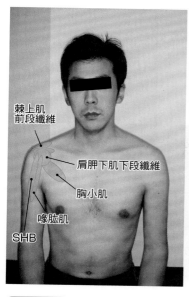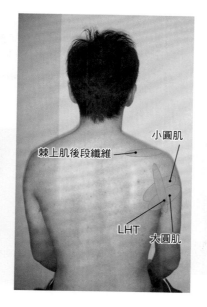

棘上肌
前段纖維

肩胛下肌下段纖維

胸小肌

喙肱肌

SHB

棘上肌後段纖維

小圓肌

LHT

大圓肌

圖 6-11　緊繃部位

出現緊繃的組織為棘上肌前後段纖維、小圓肌、肩胛下肌下段纖維、大圓肌、
LHT、SHB、喙肱肌、胸小肌。

d）關節可動區域

彎曲：125度　外轉：110度

第1種肢體姿勢外旋：20度　　綁帶動作：至第3節腰椎

第2種肢體姿勢外旋：30度　　第2種肢體姿勢內旋：45度

第3種肢體姿勢外旋：60度　　第3種肢體姿勢內旋：0度

e）肌肉、韌帶、關節囊拉伸測試

i　第1種肢體姿勢外旋受限：棘上肌前段纖維、肩胛下肌上段纖維、肩袖間
　　隙、喙肱韌帶

ii　綁帶動作受限：棘下肌上段纖維、共同接合的肌腱（喙肱肌、SHB）

iii　第2種肢體姿勢外旋受限：肩胛下肌下段纖維

iv　第2種肢體姿勢內旋受限：共同接合的肌腱（喙肱肌、SHB）

v　第3種肢體姿勢外旋受限：大圓肌、LHT

vi　第3種肢體姿勢內旋受限：小圓肌

旋轉肌袖破裂縫合手術後

f）前胸柔軟度測試

若肩峰能毫無抵抗直接碰到地面即為陰性。測試結果為7指寬（健側：4.5指寬）（圖6-12）。

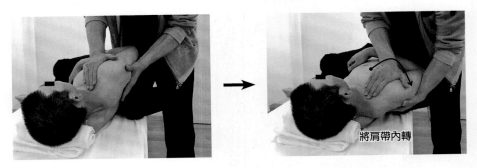

將肩帶內轉

圖6-12 前胸柔軟度測試

肩峰毫無受阻直接碰到地面即為陰性。測試結果為7指寬（健側：4.5指寬）。

g）肌力

棘上肌、棘下肌等級4。

h）骨科測試

旋轉肌袖受損的各種骨科測試皆為陰性。

上肢向上舉時，三角肌附近會出現放射痛。

伸展肩關節時，肩峰下部會感到疼痛。

強制將肩關節伸展、外轉、內旋，或是按壓喙肱肌時，前臂外側會出現放射痛。

④ 病例影像

a）X光檢查（圖6-13）

正面影像、側面影像：無明顯異常。

旋轉肌袖破裂縫合手術後

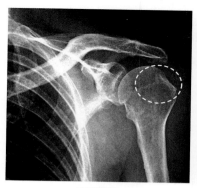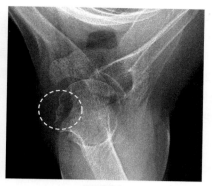

 正面影像　　　　　　　　　　　側面影像

圖 6-13　X 光檢查

用虛線表示肌腱固著處。未發現退化性變化。

3）展開運動療法

① 消除前胸攣縮的運動療法

　　以側躺作為起始姿勢（圖6-14）。治療過程中須避免過度伸展肩關節。治療目標為前胸柔軟度測試結果4指寬以內。

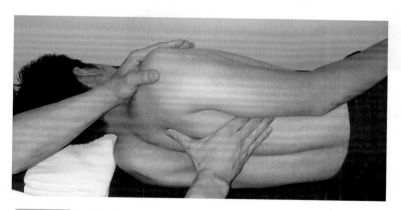

圖 6-14　起始姿勢

a）消除胸小肌縮短的伸展運動

肩關節保持下垂，一隻手觸摸胸小肌和抓著鎖骨，另一隻手抓著肩胛骨下角。雙手將肩胛骨向後傾、向上旋轉，適當拉伸給予刺激。接著，將肩胛骨向前傾、向下旋轉等長收縮（2～3秒、收縮力10％左右）後再伸展。不斷重複這一連串的動作，直到肌肉拉伸產生的阻力減輕為止。阻力減輕後，慢慢地將肩關節向上舉，並進行相同的運動步驟（圖6-15）。

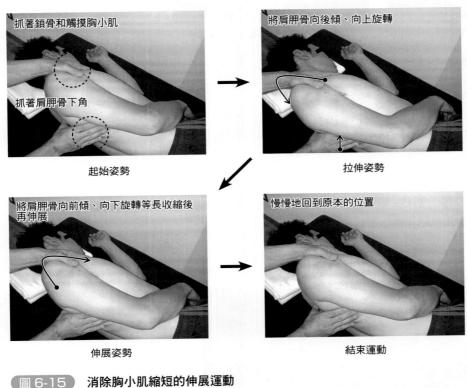

抓著鎖骨和觸摸胸小肌

抓著肩胛骨下角

起始姿勢

將肩胛骨向後傾、向上旋轉

拉伸姿勢

將肩胛骨向前傾、向下旋轉等長收縮後再伸展

伸展姿勢

慢慢地回到原本的位置

結束運動

圖 6-15 　消除胸小肌縮短的伸展運動

b）消除前鋸肌上段纖維縮短的伸展運動

肩關節保持下垂，一隻手觸摸前鋸肌上段纖維和抓著肩胛骨上角，另一隻手抓著肩胛骨下角。雙手將肩胛骨內轉、向上旋轉，適當拉伸給予刺激。接著，將肩胛骨外轉、向下旋轉等長收縮（2～3秒、收縮力10％左右）後再伸展。不斷重複這一連串的動作，直到肌肉拉伸產生的阻力減輕為止。阻力減輕後，慢慢地將肩關節向上舉，並進行相同的運動步驟（圖6-16）。

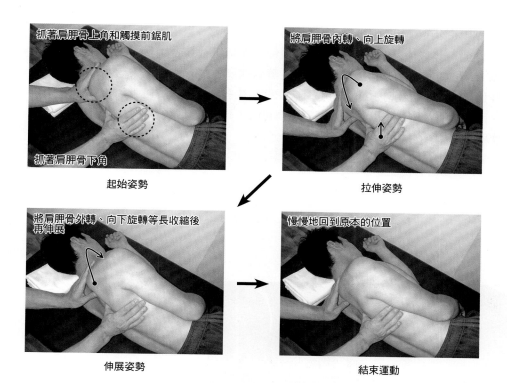

抓著肩胛骨上角和觸摸前鋸肌

抓著肩胛骨下角

起始姿勢

將肩胛骨內轉、向上旋轉

拉伸姿勢

將肩胛骨外轉、向下旋轉等長收縮後
再伸展

伸展姿勢

慢慢地回到原本的位置

結束運動

圖 6-16　消除前鋸肌上段纖維縮短的伸展運動

重點提醒・建議

進行「①消除前胸攣縮的運動療法」之後，改善了胸小肌和前鋸肌上段纖維的拉伸性，前胸柔軟度測試結果為3.5指寬。最後，雖然擴大了肩胛骨後傾、內轉、向上旋轉的可動區域，但坐下和站立時，關節盂依然朝前下方傾。此外，減輕了做出自由式動作復健時，所發生的肩峰下部疼痛、前臂外側放射痛，以及仰泳滑水做出抓水動作時，出現在三角肌附近的放射痛。

本項運動療法的重點，在於將上肢放在軀幹前方，活動肩胛胸廓關節。如此一來，肩盂肱關節不再過度大角度彎曲（hyper angulation），能順利進行後面的治療。

旋轉肌袖破裂縫合手術後

接著是肩盂肱關節。本件病例手術結束至今已超過1年，腱骨固著處癒合良好，因此以擴大肩關節可動區域為中心，恢復原有機能。旋轉肌袖縫合手術後，未如預期恢復肩關節可動區域的病患，大多存在著肩關節外轉攣縮的現象。外轉攣縮會強迫肩胛骨向下旋轉，造成前胸二次攣縮。這些負螺旋只會讓症狀變得更複雜。因此，運動療法將以改善外轉攣縮為目的，讓上方支撐組織恢復拉伸性和柔軟度。

② 消除上方支撐組織攣縮的運動療法

　　以仰臥作為起始姿勢（圖6-17）。若有效改善前胸攣縮，活動上方支撐組織肩關節將變得更加順暢。治療目標為改善外轉攣縮，以及消除肩峰下部的疼痛。

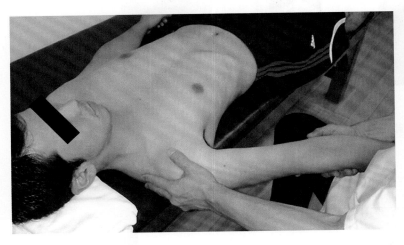

圖6-17　起始姿勢

a）消除棘上肌縮短的伸展運動

前段纖維治療方式，為一隻手抓著鎖骨、髃棘，並且觸摸棘上肌，另一隻手抓著上肢，將肩關節外轉20度。之後，觸摸的手固定住肩胛骨，將肌腹朝向遠處牽拉，抓著上肢的手將肩關節在肩胛骨平面上內轉、外旋，適當拉伸給予刺激。接著，將肩關節在肩胛骨平面上外轉、內旋等長收縮（2～3秒、收縮力10％左右）後再伸展（圖6-18）。

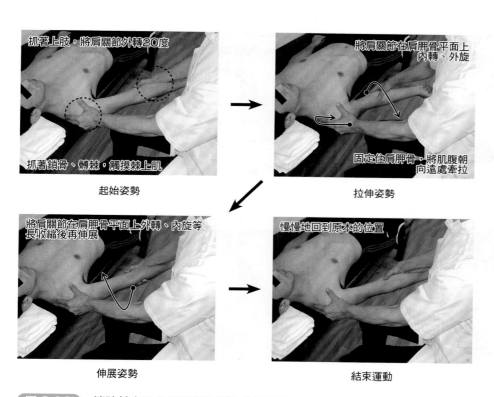

起始姿勢

拉伸姿勢

伸展姿勢

結束運動

圖6-18　消除棘上肌前段纖維縮短的伸展運動

旋轉肌袖破裂縫合手術後

至於後段纖維，則是一隻手抓著鎖骨、髃棘，並且觸摸棘上肌，另一隻手抓著上肢，將肩關節外轉20度。之後，觸摸的手固定住肩胛骨，將肌腹朝向遠處牽拉，抓著上肢的手將肩關節在肩胛骨平面上內轉、內旋，適當拉伸給予刺激。接著，將肩關節在肩胛骨平面上外轉、外旋等長收縮（2～3秒、收縮力10％左右）後再伸展。不斷重複這一連串的動作，直到肌肉拉伸產生的阻力減輕為止（圖6-19）。

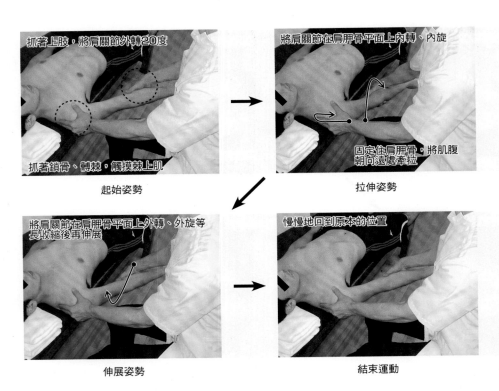

抓著上肢，將肩關節外轉20度
抓著鎖骨、髃棘，觸摸棘上肌
起始姿勢

將肩關節在肩胛骨平面上內轉、內旋
固定住肩胛骨，將肌腹朝向遠處牽拉
拉伸姿勢

將肩關節在肩胛骨平面上外轉、外旋等長收縮後再伸展
伸展姿勢

慢慢地回到原本的位置
結束運動

圖6-19 消除棘上肌後段纖維縮短的伸展運動

旋轉肌袖破裂縫合手術後

b）消除棘下肌上段纖維縮短的伸展運動

　　一隻手抓著鎖骨、肩峰，並且觸摸棘下肌，另一隻手抓著上肢，將肩關節外轉20度。之後，觸摸的手固定住肩胛骨，將肌腹朝向遠處牽拉，抓著上肢的手將肩關節在肩胛骨平面上內轉、內旋，適當拉伸給予刺激。接著，將肩關節在肩胛骨平面上外轉、外旋等長收縮（2～3秒、收縮力10％左右）後再伸展。不斷重複這一連串的動作，直到肌肉拉伸產生的阻力減輕為止（圖6-20）。

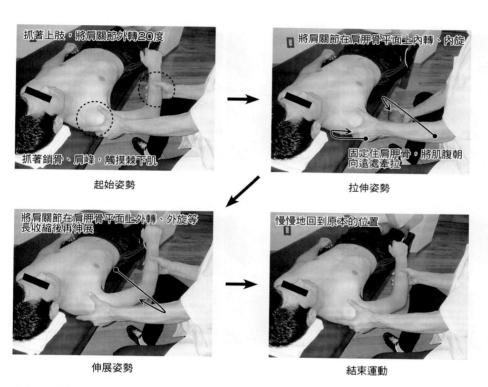

抓著上肢，將肩關節外轉20度
抓著鎖骨、肩峰，觸摸棘下肌

起始姿勢

將肩關節在肩胛骨平面上內轉、內旋
固定住肩胛骨，將肌腹朝向遠處牽拉

拉伸姿勢

將肩關節在肩胛骨平面上外轉、外旋等長收縮後再伸展

伸展姿勢

慢慢地回到原本的位置

結束運動

圖6-20 消除棘下肌上段纖維縮短的伸展運動

旋轉肌袖破裂縫合手術後

c）消除肩胛下肌上段纖維縮短的伸展運動

一隻手抓著鎖骨、肩峰，並且觸摸肩胛下肌，另一隻手抓著上肢，將肩關節外轉20度。之後，觸摸的手固定住肩胛骨，將肌腱朝向遠處牽拉，抓著上肢的手將肩關節伸展、內轉、外旋，適當拉伸給予刺激。接著，將肩關節彎曲、外轉、內旋等長收縮（2～3秒、收縮力10％左右）後再伸展。不斷重複這一連串的動作，直到肌肉拉伸產生的阻力減輕為止（圖6-21）。

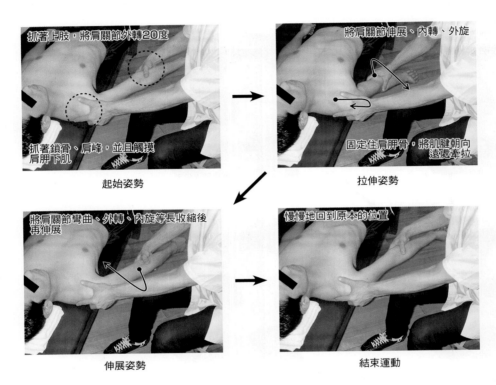

圖 6-21 消除肩胛下肌上段纖維縮短的伸展運動

d）消除喙肱韌帶縮短的伸展運動

一隻手抓著鎖骨、肩峰，並且觸摸喙肱韌帶，另一隻手抓著上肢，將肩關節外轉20度。之後，觸摸的手固定住肩帶，抓著上肢的手將肩關節伸展、內轉、外旋，適當拉伸給予刺激並確認緊繃程度。接著，快速將肩關節彎曲、外轉、內旋。不斷重複這一連串的動作，直到韌帶阻力減輕為止。韌帶阻力大時，建議縮小外旋角度，優先伸展和要求內轉角度（圖6-22）。

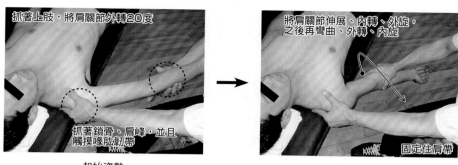

抓著上肢，將肩關節外轉20度

抓著鎖骨、肩峰，並且觸摸喙肱韌帶

起始姿勢

將肩關節伸展、內轉、外旋，之後再彎曲、外轉、內旋

固定住肩帶

拉伸姿勢

圖 6-22　消除喙肱韌帶縮短的伸展運動

重點提醒．建議

進行「②消除上方支撐組織攣縮的運動療法」之後，順利改善了肩關節伸展、內轉及旋轉可動區域。結果，第1種肢體姿勢外旋60度，綁帶動作至第1節腰椎，消除肩峰下部疼痛。此外，坐下和站立時朝向前下方傾的關節盂，亦幾乎矯正回原本的位置。

本項運動療法的重點，在於確實固定住肩胛骨，盡量將大結節從喙肩弓拉出。上方支撐組織攣縮程度愈強，就愈難以拉出大結節。由於本件病例手術結束至今已超過1年，腱骨固著處癒合良好，因此能積極伸展，順利恢復可動區域。

接著進行喙肱肌的運動療法。伸展肩關節讓喙肱肌產生拉伸疼痛，確認前臂外側出現放射痛。因此，運動療法除了鬆弛喙肱肌之外，亦必須確實活動關節，反覆拉伸、鬆弛、刺激肌皮神經。

③ 消除喙肱肌攣縮的運動療法，以及改善肌皮神經滑動性的運動

以仰臥作為起始姿勢（圖6-23）。在活動關節的過程中，同步確認是否確實拉伸、刺激喙肱肌。治療目標為消除自由式動作復健時，前臂外側肌皮神經區域產生的放射痛。

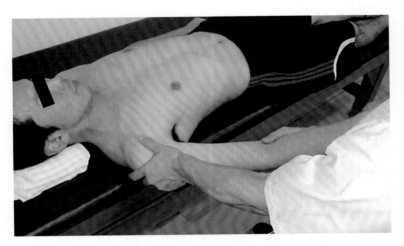

圖 6-23　起始姿勢

a）消除肱二頭肌短頭縮短的伸展運動

一隻手抓著肩峰並且觸摸肱二頭肌短頭肌腱，另一隻手抓著上肢，將肘關節保持伸展姿勢。之後，觸摸的手固定住肩胛骨，抓著上肢的手將肩關節略微外轉並且伸展、內旋，適當拉伸給予刺激。接著，將肩關節彎曲、外旋等長收縮（2～3秒、收縮力10％左右）後再伸展。不斷重複這一連串的動作，直到肌肉拉伸產生的阻力減輕為止（圖6-24）。

b）消除喙肱肌縮短的伸展運動

一隻手抓著肩峰並且觸摸喙肱肌肌腱，另一隻手抓著上肢，將肘關節保持外轉姿勢。之後，觸摸的手固定住肩胛骨，抓著上肢的手將肩關節伸展、內旋，適當拉伸給予刺激。接著，將肩關節彎曲、外旋等長收縮（2～3秒、收縮力10％左右）後再伸展。不斷重複這一連串的動作，直到肌肉拉伸產生的阻力減輕為止（圖6-25）。

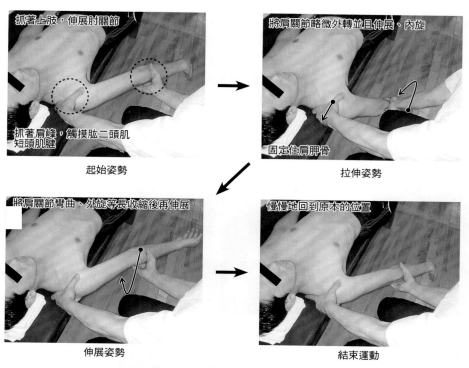

起始姿勢 ── 拉伸姿勢
伸展姿勢 ── 結束運動

圖 6-24 消除肱二頭肌短頭縮短的伸展運動

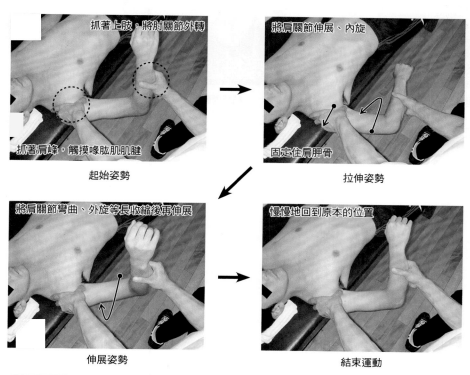

起始姿勢 ── 拉伸姿勢
伸展姿勢 ── 結束運動

圖 6-25 消除喙肱肌縮短的伸展運動

193

c）改善肌皮神經滑動性的運動

一隻手抓著上臂，另一隻手抓著前臂。之後，抓著上臂的手將肩關節外轉並且伸展、內旋，抓著前臂的手伸展肘關節、將前臂內旋，滑動、刺激肌皮神經。在前臂外側出現放射痛之前，將肩關節彎曲、外旋，彎曲肘關節，將前臂外旋，舒緩肌皮神經的緊繃。不斷重複這些動作，讓肩關節伸展、內旋可動區域隨著滑動性恢復逐漸擴大（圖6-26）。

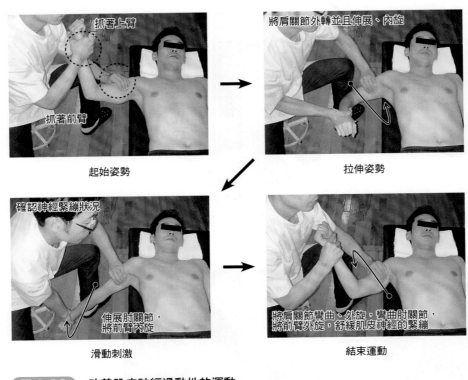

圖 6-26　改善肌皮神經滑動性的運動

重點提醒·建議

進行「③消除喙肱肌攣縮的運動療法，以及改善肌皮神經滑動性的運動」
之後，擴大了肩關節伸展、外轉、內旋的可動區域。結果，綁帶動作至第
7節胸椎，第2種肢體姿勢內旋80度。而且，消除自由式動作復健時，前
臂外側產生的放射痛。

本項運動療法的重點，在於確實改善喙肱肌的攣縮，且在不會產生疼痛之
下滑動、訓練肌皮神經。

接著是QLS。腋窩神經穿過QLS內部。所以，在構成QLS的大圓肌、小圓
肌、LHT欠缺拉伸性和柔軟度之下，就將肩關節向上舉時，QLS本身變狹
窄，絞扼腋窩神經。如此一來，腋窩神經區域內的三角肌附近就會出現放
射痛。

因此，對這3條肌肉實施運動療法的目標為，改善其拉伸性和柔軟度，消
除肩關節向上舉時，三角肌附近所產生的放射痛。

④ 消除腋窩神經障礙和肩關節向上舉受限的運動療法

　　以仰臥作為起始姿勢（圖6-27）。若在LHT欠缺柔軟度之下就將肩關節向上
舉，將造成肱骨頭偏向上方，引發肩峰下夾擠，因此必須先改善該條肌肉的柔軟
度。治療目標為游泳自由式和仰泳時，腋窩神經區域產生的放射痛能夠消失。

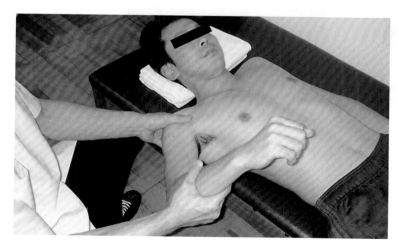

圖 6-27　起始姿勢

a）消除肱三頭肌長頭（LHT）縮短的伸展運動

一隻手抓著髆棘並且觸摸LHT，另一隻手抓著上肢，將肘關節保持彎曲姿勢。之後，觸摸的手固定住肩胛骨，抓著上肢的手彎曲肩關節，適當拉伸給予刺激。接著，拉動肩關節等長收縮（2～3秒、收縮力10％左右）後再伸展。不斷重複這一連串的動作，直到肌肉拉伸產生的阻力減輕為止。阻力減輕後，慢慢地將肩關節向上舉，再進行相同的運動步驟（圖6-28）。

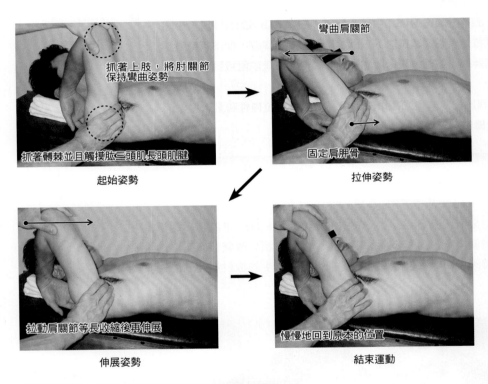

起始姿勢　　　　　　　　　　　　拉伸姿勢

伸展姿勢　　　　　　　　　　　　結束運動

圖 6-28　消除肱三頭肌長頭縮短的伸展運動

旋轉肌袖破裂縫合手術後

196

b）消除小圓肌縮短的伸展運動

　　一隻手抓著髁棘並且觸摸小圓肌，另一隻手抓著上肢，將肩關節保持彎曲90度。之後，觸摸的手固定住肩胛骨，抓著上肢的手將肩關節內旋，適當拉伸給予刺激。接著，將肩關節外旋等長收縮（2～3秒、收縮力10％左右）後再伸展。不斷重複這一連串的動作，直到肌肉拉伸產生的阻力減輕為止。阻力減輕後，擴大肩關節向上舉的可動區域，並進行相同的運動步驟（圖6-29）。

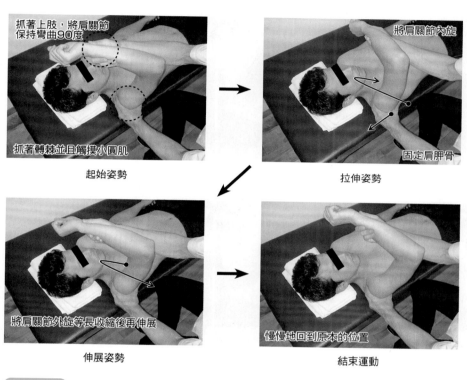

起始姿勢　　　　　　　　　　　　　　拉伸姿勢

伸展姿勢　　　　　　　　　　　　　　結束運動

　圖 6-29　消除小圓肌縮短的伸展運動

c）消除大圓肌縮短的伸展運動

一隻手抓著轉棘並且觸摸大圓肌，另一隻手抓著上肢，將肩關節保持彎曲90度。之後，觸摸的手固定住肩胛骨，抓著上肢的手將肩關節外旋，適當拉伸給予刺激。接著，將肩關節內旋等長收縮（2～3秒、收縮力10％左右）後再伸展。不斷重複這一連串的動作，直到肌肉拉伸產生的阻力減輕為止。阻力減輕後，擴大肩關節向上舉的可動區域，並進行相同的運動步驟（圖6-30）。

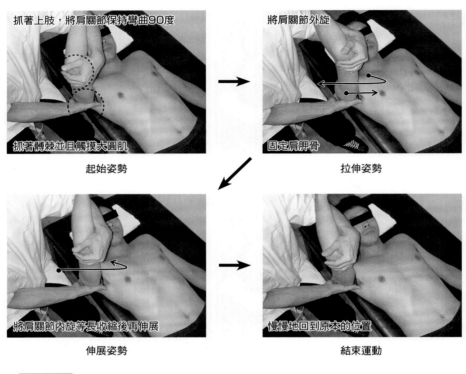

圖 6-30 消除大圓肌縮短的伸展運動

旋轉肌袖破裂縫合手術後

重點提醒・建議

進行「④消除腋窩神經障礙和肩關節向上舉受限的運動療法」之後，擴大了肩關節向上舉的可動區域，第3種肢體姿勢外旋90度，內旋30度。而且，可以在毫無疼痛之下，進行自由式和仰泳的游泳比賽。

本項運動療法的重點，在於確實改善腋窩神經周圍肌肉群的緊繃，藉由水平內轉肩關節、彎曲肩關節，增進腋窩神經的滑動性。

即使病患到院就診時病況已經非常複雜，但只要明確了解各個病態，確實進行運動療法亦能順利恢復。面對併發神經障礙的肩膀攣縮病患，當具有可以根據機能解剖進行評估，並且確實活動關節的技術水平，治療上依然能獲得好成績。

一般而言，旋轉肌袖縫合手術後的運動療法若能依照病期，確實執行治療計畫，治療成績將極為穩定，不會大起大落。

總結

　　隨著關節鏡直視手術的技術水平上升，旋轉肌袖破裂縫合手術後的治療成效甚佳。當然，運動療法最重要的，就是以旋轉肌袖為中心恢復原有機能、消除攣縮，但也可能如同本件病例般，手術後仍殘留著攣縮的問題，同時併發各種機能障礙。治療師必須確實評估、制定適合的治療計畫，亦應具備高水準的治療技術。

參考文獻

1) 二村昭元, 他：型態解剖からみた腱板の機能. 関節外科 31：773-778, 2012.

2) 佐志隆士：MRI で腱板損傷はどこまでわかるか？ 関節外科 31：767-772, 2012.

3) William O. Thompson, et al.：A biomechanical analysis of rotator cuff deficiency in a cadaveric model. Am J Sports Med. 24：286-292, 1996.

4) Saha, A. K.：Dynamic stability of the glenohumeral joint. Acta Orthop Scand. 42：491-505, 1971.

5) 佐志隆士, 他：肩関節の MRI, メジカルビュー社. 2011, p58-61, 133-149.

6) Post M：The shoulder：Surgical and Nonsurgical Management, Lea & Febiger, Philadelphia, 1978.

7) 皆川洋至, 他：腱板断裂の保存療法, 落合直之, 他（編）, 新 OS NOW 20, 最新の肩関節治療－保存療法と手術療法, 66-73, メジカルビュー社, 2003.

8) 松尾麻末, 他：鏡視下腱板修復術後のリハビリテーション－スリングを利用した肩関節機能訓練. 別冊整形外科 58：236-241, 2010

9) Tempelhof S, et al：Age-related prevalence of rotator cuff tears in asymptomatic shoulders. J Shoulder Elbow Surg 8：296-299, 1999.

10) Milgrom C, et al：Rotator-cuff changes in asymptomatic adults. The effect of age, hand dominance and gender. J Bone Joint Surg 77-B：296-298, 1995.

11) Williams GR, et al：why do we repair them? J Bone Joint Surg 86A：2764-2776, 2004.

12) Mochizuki T, et al：Humeral Insertion of the supraspinatus and infraspinatus；new anatomical findings regarding the footprint of the rotator cuff. J Bone Joint Surg 90A：962-969, 2008

13) Clark JM：Tendons, ligaments and capsule of the rotator cuff. J Bone Joint Surg Am 74：713-725, 1992.

14) 望月智之, 他：腱板の層構造は棘上筋の付着部形態が影響を及ぼす－烏口上腕靭帯から見た検討－. 肩関節 31：461-464, 2007.

15) Saha AK, et al：Dynamic stability of the glenohumeral joint. Acta Orthop Scand 42：491-505, 1971.

16) 新井隆三, 他：肩甲下筋腱停止部の上腕二頭筋長頭腱安定化機構. 肩関節 31：205-207, 2007.

17) 新井隆三, 他：上腕二頭筋長頭腱の安定化機構. 肩関節 32：549-552, 2008.

18) 加藤敦夫, 他：小円筋の形態とその支配神経の解剖学的解析. 肩関節 34：301-304, 2010.

19) 瀧内敏朗：肩腱板断裂のリハビリテーション. MB Med Reha 73：37-42, 2006.

20) 林典雄, 他：夜間痛を合併する片関節周囲炎の可動域制限の特徴と X 線学的検討～運動療法への展開～. The journal of Clinical Physical Therapy 7：1-5, 2004.

第 7 章

鎖骨骨幹部骨折的
運動療法

1. 鎖骨骨折的概要與臨床上的狀況

1）掌握鎖骨骨折的基礎知識

① 什麼是鎖骨骨折

鎖骨骨折是日常診療時常遇到的骨折種類之一。Allman[1] 根據骨折部位，將鎖骨骨折分成3組（Ⅰ：骨幹部骨折、Ⅱ：遠端骨折、Ⅲ：近端骨折）（圖7-1）。骨幹部骨折從肋鎖韌帶附著處到喙鎖韌帶附著處，遠端骨折從喙鎖韌帶附著處到肩鎖關節，近端骨折從肋鎖韌帶附著處到胸鎖關節。依此定義，發生頻率分別是第Ⅰ組約85％、第Ⅱ組約9％、第Ⅲ組約6％[1,2]。

此外，Robinson[3] 分預後指標的骨折類型（圖7-2）。該分類法區分轉位程度和骨折型態，有助於制定治療計畫。

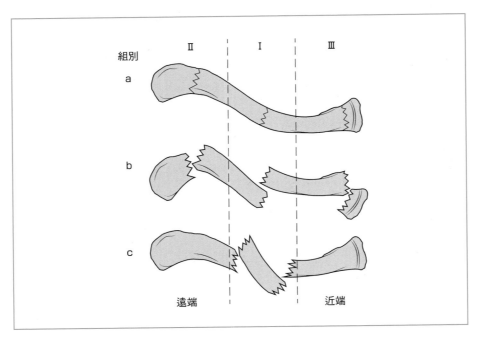

圖 7-1 **Allman** 鎖骨骨折的分類

依骨折部位分類。

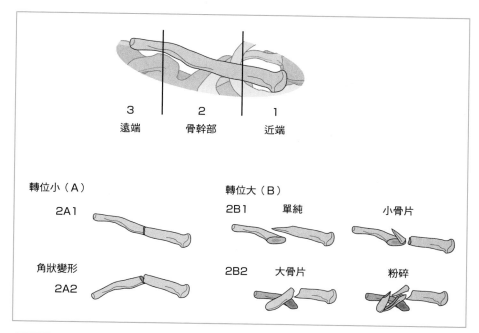

圖 7-2 Robinson 鎖骨骨折分類

分類為轉位程度和骨折型態。

鎖骨骨折比起其他長骨骨折較易癒合，即使癒合變形，機能障礙也大多輕度而已。因此，治療轉位程度輕和骨幹部骨折的病例，原則上會選擇使用鎖骨固定帶的保守療法[4)5)]（圖**7-3**）。

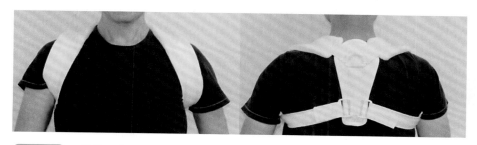

圖 7-3 鎖骨固定帶

鎖骨骨幹骨折

203

② 影響骨頭癒合的因子

雖然有許多鎖骨骨折的病例機能預後良好,但亦有病患預後不良。

跟轉位成正比,骨折之間容易夾著軟組織,2 cm以上成為假關節的機率、拖延骨頭癒合的病例明顯增加[6]。

近端骨折以保守療法為首選,但鎖骨固定帶過度矯正,會拖延骨頭癒合,發生角狀變形。肋鎖韌帶破裂的病例之中,因胸鎖乳突肌牽拉,鎖骨近端容易向上轉位,難以保持整復位置。

骨幹部骨折也是優先選擇保守療法。然而,此處無法補強韌帶,在拉動肌肉之下造成大幅度轉位。它存在著臂神經叢和血管受損的風險。

遠端骨折容易因為上肢重量而遭到拉動。喙鎖韌帶破裂時,被僧帽筋上段纖維向上拉動,轉位擴大(圖7-4)。鎖骨骨折保守療法的假關節發生機率約15%,大多數發生在此部位[6]。

至於骨折型和骨頭癒合的關係,2-part骨折大多會在3週內癒合,3-part以上的骨折,就必須要4週以上[7]。以年齡來看,年輕人2~3週骨頭癒合,高齡者卻要4週以上[7],假關節發生機率也隨著年齡增加。受傷機轉相較於間接力造成受傷,直接力造成的受傷較容易拖延骨頭癒合。

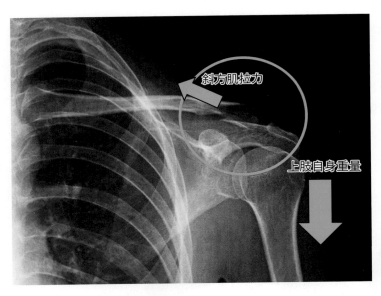

斜方肌拉力

上肢自身重量

圖 7-4　鎖骨遠端骨折

鎖骨遠端骨折容易承受到上肢重量,再加上喙鎖韌帶破裂,將因為僧帽筋上段纖維的拉力,造成鎖骨被向上拉動。

③ 手術治療

　　鎖骨骨折依據骨折部位、轉位程度、損傷大小等選擇手術，建議治療師應具備手術相關基礎知識。

　　骨板固定能確實保持整復位置、穩固體內固定，能早期就展開運動療法（圖7-5a）。另一方面，骨板固定會引起應力遮蔽問題，以及拔除骨釘後容易再次骨折[8][9]。此外，比起其他固定方法，手術侵入範圍大，術後疼痛時間長，也可能發生嚴重攣縮。

　　克氏線（圖7-5b）和張力帶線（tension band wiring）（圖7-5c）手術侵入範圍小，不會妨礙骨痂形成。另一方面，力學強度比骨板固定弱，有著容易造成骨折部位縮短和旋轉變形的問題存在[7]。選擇固定住肩鎖關節的體內固定材料時，由於肩鎖關節在拔除骨釘前運動會受到限制，所以在固定期間裡，容易以肩鎖關節為主體發生攣縮[10]。

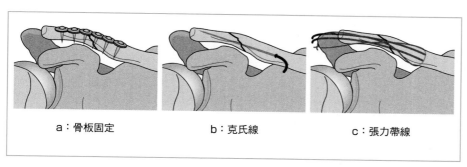

a：骨板固定　　　　　　b：克氏線　　　　　　c：張力帶線

圖7-5　鎖骨骨折的手術療法

2）鎖骨骨折的臨床表現

① 病症特徵

　　鎖骨骨折的治療方針，會因為骨折部位、轉位狀況、韌帶是否受損而不同，必須跟醫師密切溝通，某個程度預測預後。若是穩定型，預後良好而且治療成績佳。另一方面，不穩定型由於骨頭癒合拖延，拉長了體外固定的期間。結果，肩關節攣縮惡化成重度。鎖骨是連接軀幹和肩帶的骨骼，長期固定除了肩盂肱關節外，連包含胸鎖關節和肩鎖關節在內的肩帶以及軀幹機能也會受到影響（圖7-6）。

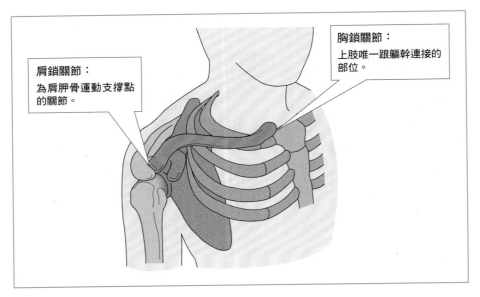

肩鎖關節：
為肩胛骨運動支撐點的關節。

胸鎖關節：
上肢唯一跟軀幹連接的部位。

圖 7-6 　**鎖骨連接的關節**

鎖骨是連接軀幹和肩帶的部位。因此，除了肩盂肱關節之外，連包含胸鎖關節和肩鎖關節在內的肩帶，以及軀幹周圍組織的機能也會深深受到影響。

② 治療概念

　　鎖骨骨折後，鎖骨周圍軟組織發生的沾黏、結疤，妨礙了鎖骨的生理活動[11]。運動療法必須利用各個肌肉的拉伸測試，根據沾黏程度和範圍剝離沾黏。

　　接著，鎖骨骨折後的運動療法除了肩盂肱關節外，亦須隨時記得胸鎖關節和肩鎖關節的攣縮（圖7-7）。全面掌握上述各項的狀況再進行治療，是恢復肩關節機能的捷徑。

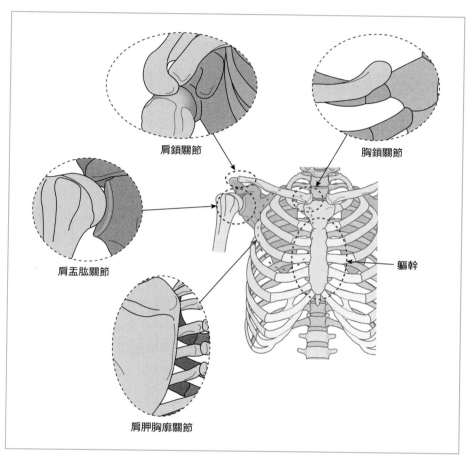

肩鎖關節

胸鎖關節

肩盂肱關節

軀幹

肩胛胸廓關節

圖 7-7　鎖骨骨折後的運動療法

除了肩盂肱關節外，亦須消除包含胸鎖關節和肩鎖關節在內的肩帶周圍組織攣縮。

2. 案例分析

鎖骨骨幹部骨折後肩關節明顯攣縮的病例

1）本件病例概要

病患為60歲世代的女性。在開車時被旁邊的車子追撞而受傷。當時有繫上安全帶，因大力壓迫鎖骨骨幹部，造成鎖骨骨折。受傷當天至本院就診，裝上鎖骨固定帶，從體外固定住鎖骨。

骨頭癒合被拖延，不得已體外固定8週。運動療法從第9週開始，但肩關節可動區域明顯受到限制。

本件病例進行運動療法時，須記得是受到安全帶壓迫才造成骨折。安全帶急遽向下拉和壓迫，過度推壓、拉動胸鎖乳突肌、斜角肌、鎖骨下肌、胸大肌鎖骨部纖維等，周圍組織發生攣縮、沾黏和結疤。本件病例8週體外固定後，肩盂肱關節、肩鎖關節、胸鎖關節都明顯攣縮。

受傷時突然強制下拉鎖骨，拉向胸鎖乳突肌和斜角肌，造成臂神經叢過度緊繃，對於疼痛變得非常敏感，難以活動肩關節和肩帶。

運動療法主要目的為舒緩臂神經叢的症狀，從消除胸鎖乳突肌和斜角肌的肌肉緊繃開始。等到充分復原後，再進入消除前胸攣縮的階段。在治療過程中，會遇到胸大肌鎖骨部纖維和鎖骨下肌的鎖骨骨幹周圍組織沾黏、結疤，嚴重妨礙前胸恢復柔軟度。治療戰略微剝離這些組織的沾黏後，再消除胸鎖關節和肩鎖關節的攣縮，擴大肩帶的可動性。

改善前胸周圍組織攣縮後，進行以肩袖間隙為中心的剝離沾黏，消除肩盂肱關節攣縮的運動療法。在此一階段能保持臂神經叢狀況穩定，順利改善攣縮。

2）病歷和評估

① 病例

60歲世代的女性，為家庭主婦。過往病歷、家人病歷皆無必須特別記載的事項。

② 目前病況

　本件病例為在開車時被旁邊的車子追撞而受傷。之後前往本院就診,裝上鎖骨固定帶,從體外固定住鎖骨。然而,骨頭癒合時期延長,必須固定8週。肩關節出現明顯攣縮,以改善可動區域為目標開始進行運動療法。

③ 運動療法開始前的基本評估

a)問診

i 出現疼痛、麻痺的時間

　受傷後第9週同意病患脫下鎖骨固定帶,但從那時候開始,夜間疼痛惡化,鎖骨周圍疼痛、手指感到麻痺。

ii 造成疼痛的原因

　運動時疼痛,是沾黏、結疤的鎖骨骨折周圍組織受到侵害、刺激所導致。手指麻痺則是受傷時鎖骨被強制向下拉,過度拉動臂神經叢,而且肩帶長期錯位,進一步加重臂神經叢的症狀。

iii 何種情形下感到疼痛

　以手掌轉動時會感到疼痛。

iv 出現疼痛的部位

　頸部、鎖骨周圍、肩關節前面至外側出現疼痛,手指麻痺(圖**7-8**)。

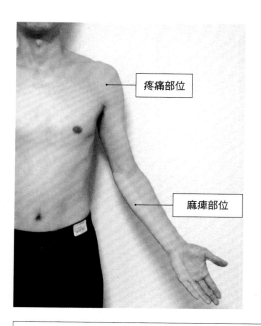

疼痛部位

麻痺部位

圖 7-8　**出現疼痛的部位**

頸部、鎖骨周圍、肩關節前面至外側出現疼痛,
手指麻痺。

※ 此處使用露出上半身的照片,包括後續的照片在內,都是由模特兒示範,而非病患本人。

ⅴ 夜間疼痛

　林的分類：Type 3

以夜間疼痛的程度為基準分類

TYPE1：夜間完全不會感到疼痛

TYPE2：有時會出現夜間疼痛，但不會痛到醒來

TYPE3：每天都會夜間疼痛，晚上會痛醒 2 ～ 3 次

TYPE4：每天都會夜間疼痛，嚴重影響到睡眠

---

b）視診、觀察

　肩胛骨外轉、向下旋轉、向前傾，鎖骨向下（圖7-9）。

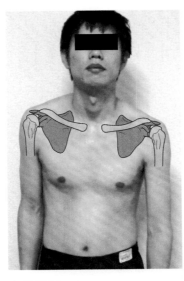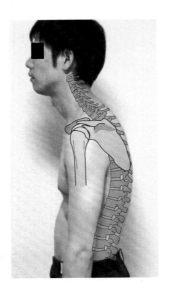

圖 7-9　**本件病例的姿勢**

肩胛骨外轉、向下旋轉、向前傾，胸椎過度後彎。

c）觸診

i 確認按壓感到疼痛的部位（圖 7-10）

　按壓胸大肌鎖骨部纖維、胸小肌、前鋸肌上段纖維、鎖骨下肌、胸鎖乳突肌、斜角肌會感到疼痛。其中，又以胸鎖乳突肌和斜角肌疼痛最為明顯。

ii 確認肌肉緊繃狀況（圖 7-11）

　胸大肌鎖骨部纖維、肩胛下肌下段纖維、胸小肌、前鋸肌上段纖維、鎖骨下肌、胸鎖乳突肌、斜角肌出現緊繃。

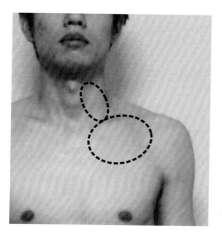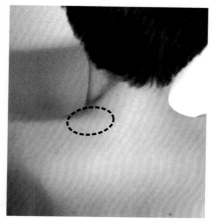

圖 7-10 **按壓會感到疼痛的部位**

按壓胸大肌鎖骨部纖維、胸小肌、前鋸肌上段纖維、鎖骨下肌、胸鎖乳突肌、斜角肌會感到疼痛。

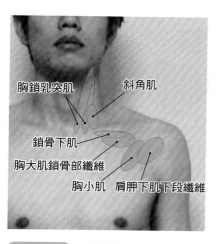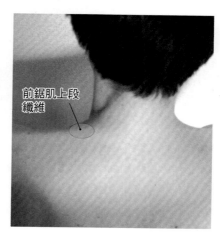

圖 7-11 **緊繃部位**

胸大肌鎖骨部纖維、肩胛下肌下段纖維、胸小肌、前鋸肌上段纖維、鎖骨下肌、胸鎖乳突肌、斜角肌出現緊繃。

d）關節可動區域

彎曲：100度　　外轉：95度

第1種肢體姿勢外旋：5度　　　綁帶動作：至第1節腰椎

第2種肢體姿勢外旋：15度　　第2種肢體姿勢內旋：50度

第3種肢體姿勢外旋：45度　　第3種肢體姿勢內旋：35度

e）肌肉、韌帶、關節囊拉伸測試

根據各種拉伸測試的結果，如下判斷肢體姿勢受到限制的原因。

i 第1種肢體姿勢外旋受限：胸大肌鎖骨部纖維、棘上肌前段纖維、肩胛下肌上段纖維、肩袖間隙（喙肱韌帶）

ii 第1種肢體姿勢內旋受限：未受限

iii 第2種肢體姿勢外旋受限：胸小肌、鎖骨下肌、肩胛下肌下段纖維、前下方關節囊

iv 第2種肢體姿勢內旋受限：未受限

v 第3種肢體姿勢外旋受限：鎖骨下肌、肩胛下肌下段纖維、前下方關節囊

vi 第3種肢體姿勢內旋受限：未受限

f）前胸柔軟度測試

進行前胸柔軟度測試後，發現患側距離地面10.5指寬（健側：4指寬）。仰臥時肩峰距離地面5.5指寬（健側：2指寬），懷疑肩鎖關節、胸鎖關節、胸椎、胸廓的柔軟度略微不足（圖7-12）。

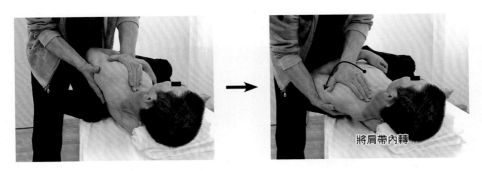

將肩帶內轉

圖7-12　　**前胸柔軟度測試**

肩峰毫無受阻直接碰到地面即為陰性，測試結果為10.5指寬（健側：4指寬），仰臥時肩峰距離地面5.5指寬（健側：2指寬）。

g）肌力

未發現肌力低下。

h）骨科測試

在 TOS 各種檢查中，Morley 測試、上肢向下拉動測試皆為陽性，Roos 3 分鐘測試（向上舉 3 分鐘負載測試）為 25 秒。另一方面，強制活動肩胛骨，矯正成向上旋轉、後傾姿勢後，能消除進行各種檢查所感到的麻痺。

④ 病例影像

a）X 光檢查（圖 7-13）

i　受傷時：鎖骨骨幹部骨折。

ii　4 週後：骨折處周圍出現癒合組織，骨頭未完全癒合。

iii　8 週後：鎖骨骨幹部的骨頭癒合。

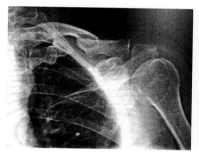
受傷時

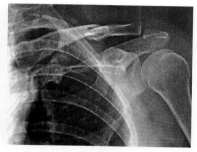
4 週後

圖 7-13　X 光檢查

受傷時：鎖骨骨幹部骨折。
4 週後：骨頭未完全癒合。
8 週後：骨頭癒合。

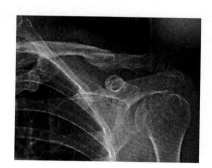
8 週後

3）展開運動療法

① 鎖骨周圍組織拉伸性、滑動性障礙的運動療法

本件病例胸鎖乳突肌和斜角肌的肌肉攣縮，胸大肌鎖骨部纖維和鎖骨下肌沾黏、結疤，妨礙鎖骨運動，肩鎖關節、胸鎖關節的可動區域受限。而且，受傷時強制將鎖骨向下拉，拉動刺激到臂神經叢，結果，對於疼痛非常敏感，難以活動肩關節和肩帶。

因此，一開始從舒緩肌肉攣縮，以及剝離沾黏、結疤組織著手，調整成容易活動肩關節和肩帶的身體狀況。

以側躺作為起始姿勢。此外，若頭部過度側彎，將加重胸鎖乳突肌和斜角肌的緊繃程度，難以活動關節，因此調整枕頭高度，讓頭部躺在中間（圖7-14）。治療目標為即使拆下鎖骨固定帶，鎖骨周圍組織也不會感到疼痛。

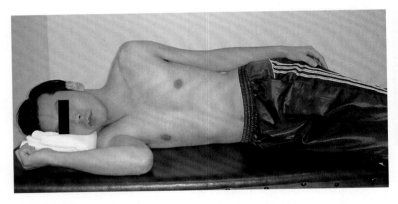

圖 7-14　起始姿勢

a）消除胸鎖乳突肌攣縮的舒緩運動

　　一隻手輕輕貼著胸鎖乳突肌為起點的鎖骨，另一隻手觸摸乳突。之後，觸摸的手固定住乳突，一邊吐氣，一邊用貼合的手慢慢地將鎖骨向下推，拉伸胸鎖乳突肌。接著，吸氣並且收縮胸鎖乳突肌，讓鎖骨向上舉。不斷重複這一連串的動作，直到按壓疼痛和肌肉緊繃獲得改善為止（圖7-15）。

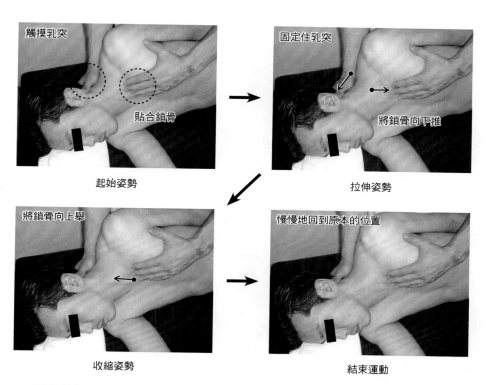

圖 7-15　消除胸鎖乳突肌攣縮的舒緩運動

b）消除斜角肌攣縮的舒緩運動

一隻手輕輕觸摸前、中斜角肌穿過的鎖骨後方，另一隻手貼合頸椎橫突。之後，貼合的手將頸部側彎、固定住，一邊吐氣，一邊用觸摸的手慢慢地將鎖骨向下推（第1肋骨也向下推），拉伸前、中斜角肌。接著，吸氣並且收縮前、中斜角肌，讓鎖骨向上舉（第1肋骨也向上舉）。不斷重複這一連串的動作，直到按壓疼痛和肌肉緊繃獲得改善為止（圖7-16）。

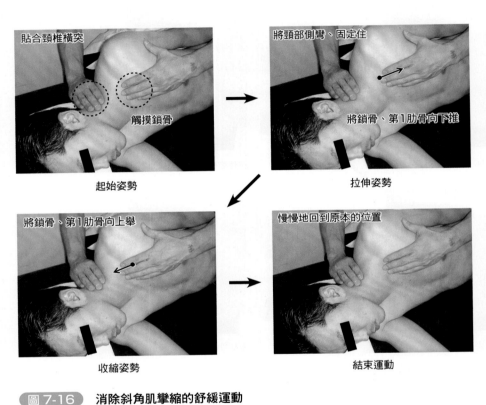

圖 7-16 消除斜角肌攣縮的舒緩運動

216

c）剝離胸大肌鎖骨部纖維的沾黏

剝離胸大肌鎖骨部纖維沾黏時，會先觸摸鎖骨骨折處周圍，掌握沾黏、結疤的部位和硬度後再進行。

一隻手輕輕貼著胸大肌鎖骨部纖維為起點的鎖骨骨折癒合處，另一隻手抓著上肢。之後，抓著上肢的手將肩關節伸展、外旋固定住，貼合的手將肩胛骨、鎖骨向上舉、向後旋轉。此時，治療師用手掌魚際拉伸胸大肌鎖骨部纖維。接著，收縮胸大肌鎖骨部纖維，讓鎖骨向下移動、向前方旋轉（2～3秒、收縮力10％左右）。不斷重複這一連串的動作，直到胸大肌鎖骨部纖維的柔軟度獲得改善為止（圖7-17）。

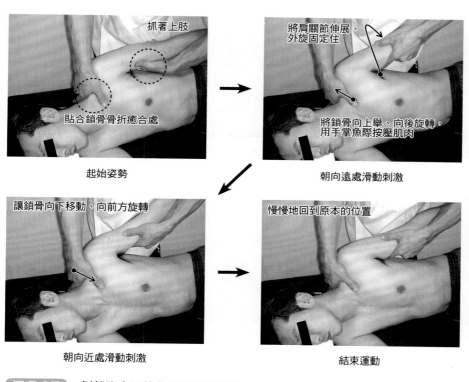

圖 7-17　剝離胸大肌鎖骨部纖維的沾黏

d）剝離鎖骨下肌的沾黏

剝離鎖骨下肌沾黏時，會先觸摸鎖骨骨折處周圍，掌握沾黏、結疤的部位和硬度後再進行。

一隻手輕輕貼著鎖骨下肌為起點的鎖骨骨折癒合處，另一隻手從前方抓著第1肋骨。之後，抓著第1肋骨的手固定住第1肋骨，貼合的手將肩胛骨、鎖骨向上舉、向後旋轉。此時，治療師用手掌魚拉伸鎖骨下肌。接著，收縮鎖骨下肌，讓鎖骨向下移動、向前方旋轉（2～3秒、收縮力10％左右）。不斷重複這一連串的動作，直到鎖骨下肌的柔軟度獲得改善為止（圖7-18）。

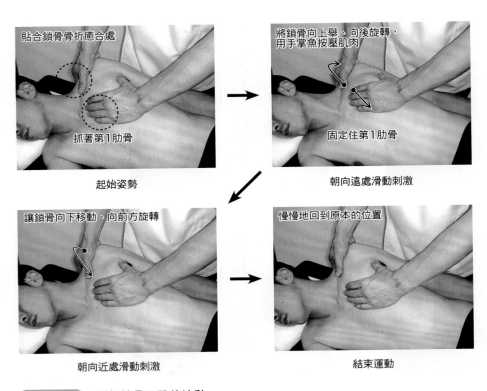

貼合鎖骨骨折癒合處
抓著第1肋骨
起始姿勢

將鎖骨向上舉、向後旋轉，用手掌魚按壓肌肉
固定住第1肋骨
朝向遠處滑動刺激

讓鎖骨向下移動、向前方旋轉
朝向近處滑動刺激

慢慢地回到原本的位置
結束運動

圖7-18 剝離鎖骨下肌的沾黏

> **重點提醒・建議**
>
> 進行「①鎖骨周圍組織拉伸性、滑動性障礙的運動療法」之後，恢復了鎖骨的生理活動，也更容易活動肩關節和肩帶處的關節。此外，剝離沾黏只要讓鎖骨輪廓變明顯即可。肌肉緊繃和在未清除沾黏、結疤組織之下，就直接活動肩關節和肩帶處的關節，將感到明顯疼痛，提升後續治療的困難

　　接著是伸展肩帶周圍的肌肉。在活動完肩帶的關節後再開始進行，但前提是鎖骨已經充分運動過。因此，建議再次評估剝離好的沾黏、結疤，若是妨礙到活動鎖骨，應該回到上一個階段重新開始。

② 改善夜間疼痛的運動療法（活動肩帶周圍區域）

　　本件病例由於胸小肌和前鋸肌上段纖維緊繃、縮短，造成肩胛骨外轉、向下旋轉。在此狀態下仰臥，反而會強制伸展、外旋肩關節。本件病例肩關節伸展、外旋的可動區域受限，錯位肩胛骨本身就會引起疼痛。所以，此運動療法以早期改善夜間疼痛為目的，從肩帶周圍肌肉恢復柔軟度著手。

　　以側躺為起始姿勢。肩關節下垂，髖關節保持彎曲90度，讓骨盆穩定（圖7-19）。此處治療的目標為前胸柔軟度測試4指寬以內，肩峰距離地面2指寬以內。

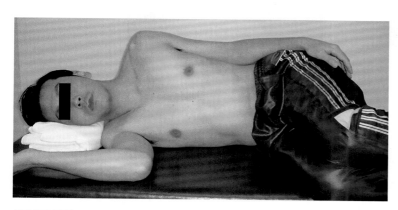

圖 7-19　起始姿勢

a）消除胸小肌縮短的伸展運動

一隻手從肩峰抓著髆棘，另一隻手觸摸第2～5肋骨的前方。之後，觸摸的手固定住肋骨，另一隻手將肩胛骨向後傾、向上旋轉，拉伸肩胛骨給予刺激。接著，將肩胛骨向前傾、向下旋轉等長收縮（2～3秒、收縮力10%左右）。收縮後再將肩胛骨向後傾、向上旋轉至可以充分拉伸的位置。不斷重複這一連串的動作，直到肌肉阻力減輕為止（圖7-20）。

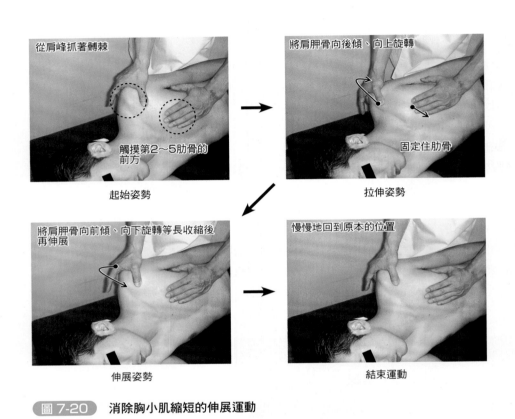

從肩峰抓著髆棘

觸摸第2～5肋骨的前方

起始姿勢

將肩胛骨向後傾、向上旋轉

固定住肋骨

拉伸姿勢

將肩胛骨向前傾、向下旋轉等長收縮後再伸展

伸展姿勢

慢慢地回到原本的位置

結束運動

圖 7-20 消除胸小肌縮短的伸展運動

b）消除前鋸肌上段纖維縮短的伸展運動

一隻手從肩峰抓著髆棘，另一隻手觸摸第1肋骨上面。之後，觸摸的手固定住第1肋骨，另一隻手將肩胛骨內轉、向上旋轉，拉伸肩胛骨給予刺激。接著，將肩胛骨外轉、向下旋轉等長收縮（2～3秒、收縮力10％左右）。收縮後再將肩胛骨內轉、向上旋轉至可以充分拉伸的位置。不斷重複這一連串的動作，直到肌肉阻力減輕為止（圖7-21）。

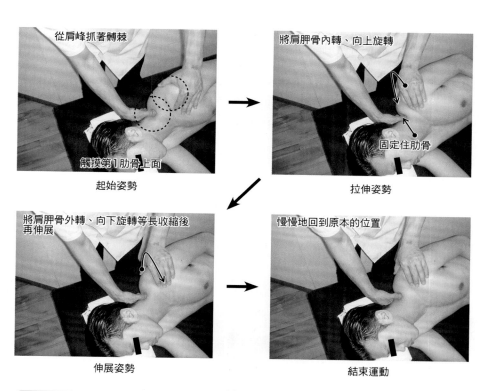

圖 7-21　消除前鋸肌上段纖維縮短的伸展運動

> **重點提醒·建議**
> 進行「②改善夜間疼痛的運動療法（活動肩帶周圍區域）」之後，前胸柔軟
> 度測試結果為5指寬，肩峰距離地面3指寬。仰臥不再困難，夜間疼痛也獲得
> 舒緩。此外，也矯正肩帶位置減輕臂神經叢的緊繃，消除手指的麻痺。
> 在進行這些伸展運動時，重點在於若活動肩胛骨，鎖骨周圍區域會感到疼
> 痛，就必須再次舒緩胸鎖乳突肌和斜角肌。

　　接下來是伸展肩盂肱關節的組織。鎖骨骨折出現的攣縮，大部分都是在肩帶
周圍組織，並且引發肩盂肱關節二次攣縮。但是，如同本件病例般，固定骨頭
期間長的病例，容易加重肩盂肱關節攣縮程度，延長治療期間。

③ 改善夜間疼痛的運動療法（活動肩盂肱關節）

　　剝離上方支撐組織沾黏時容易引發疼痛，但若在前一階段為止先改善前胸攣
縮，將有助於後續順利活動關節。治療對象的順序一般為先排除造成肌肉受限
的原因，之後再開始治療肩袖間隙。

　　以仰臥作為起始姿勢（圖**7-22**）。治療目標為在第1種肢體姿勢之下，外旋
可動區域超過30度。

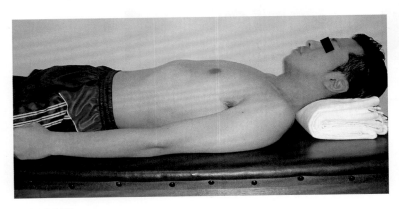

圖7-22　起始姿勢

222

a）消除棘上肌前段纖維攣縮的伸展運動

一隻手抓著鎖骨和髆棘，另一隻手抓著上肢。將肩關節於肩胛骨平面上內轉、外旋，拉伸至棘上肌前方。接著，將肩關節於肩胛骨平面上外轉、內旋等長收縮（2～3秒、收縮力10％左右）後，再於肩胛骨平面上內轉、外旋至可以充分拉伸的位置。不斷重複這一連串的動作，直到肌肉阻力減輕為止（圖7-23）。

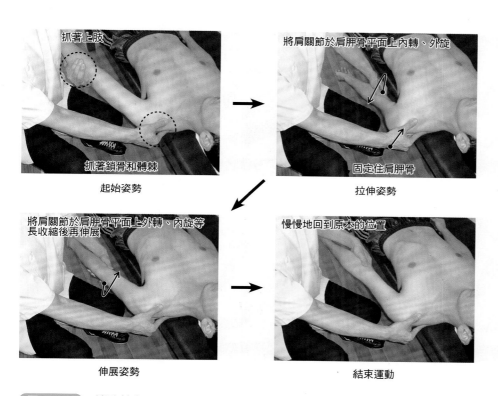

<table>
</table>

起始姿勢	拉伸姿勢
伸展姿勢	結束運動

抓著上肢

抓著鎖骨和髆棘

將肩關節於肩胛骨平面上內轉、外旋

固定住肩胛骨

將肩關節於肩胛骨平面上外轉、內旋等長收縮後再伸展

慢慢地回到原本的位置

圖 7-23 消除棘上肌前段纖維攣縮的伸展運動

b）消除肩胛下肌上段纖維攣縮的伸展運動

　　一隻手抓著鎖骨和髆棘，另一隻手抓著上肢。將肩關節外旋、伸展、內轉，拉伸肩胛下肌的上段。接著，將肩關節內旋、外轉、彎曲等長收縮（2～3秒、收縮力10％左右）後，再外旋、伸展、內轉至可以充分拉伸的位置。不斷重複這一連串的動作，直到肌肉阻力減輕為止（圖7-24）。

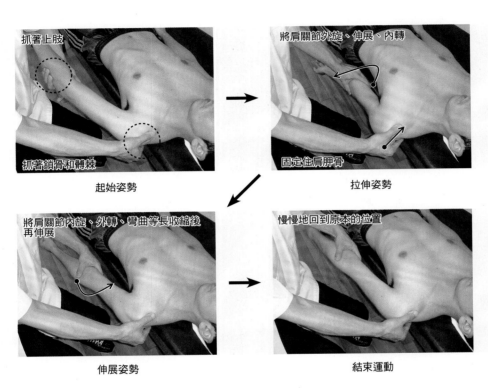

抓著上肢

抓著鎖骨和髆棘

起始姿勢

將肩關節外旋、伸展、內轉

固定住肩胛骨

拉伸姿勢

將肩關節內旋、外轉、彎曲等長收縮後
再伸展

伸展姿勢

慢慢地回到原本的位置

結束運動

圖7-24　消除肩胛下肌上段纖維攣縮的伸展運動

c）消除肩袖間隙（喙肱韌帶）攣縮的伸展運動

一隻手抓著鎖骨和髆棘，觸摸肩袖間隙，另一隻手抓著上肢。之後，將肩關節伸展、內轉、外旋，拉伸肩袖間隙。接著，將肩關節彎曲、外轉、內旋，鬆弛肩袖間隙。不斷重複這一連串的動作，直到肩袖間隙緊繃程度減輕為止（圖7-25）。

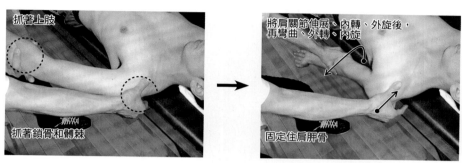

抓著上肢

抓著鎖骨和髆棘

起始姿勢

將肩關節伸展、內轉、外旋後，再彎曲、外轉、內旋

固定住肩胛骨

拉伸姿勢

圖 7-25 消除肩袖間隙（喙肱韌帶）攣縮的伸展運動

> **重點提醒・建議**
> 進行「③改善夜間疼痛的運動療法（活動肩盂肱關節）」之後，逐漸減輕了夜間疼痛。本件病例在下垂姿勢時，外旋可動區域超過30度的部位不再夜間疼痛。之後再繼續治療，改善至外旋可動區域60度、綁帶動作至第12節胸椎。

接著是肩帶可動區域受限的運動療法。在此，伸展發生攣縮的肩鎖關節和胸鎖關節周圍組織。但是，如同本件病例般鎖骨骨幹部骨折時，由於遠端骨折和近端骨折不同，不會直接造成損傷，可以將其視為長期固定所導致的二次攣縮。因此，若能適當活動關節，有助於後續治療更順利。

④ 肩帶可動區域受限的運動療法

如同本件病例般，骨頭癒合緩慢，只能長期體外固定的病例，除了肩盂肱關節外，肩鎖關節和胸鎖關節的可動區域容易受限。因此，必須以去除肩鎖關節和胸鎖關節的攣縮為中心，實施運動療法。

以側躺作為起始姿勢，髖關節保持彎曲90度。治療目標為彎曲130度以上、外轉120度以上、第2種肢體姿勢的外旋可動區域超過45度（圖**7-26**）。

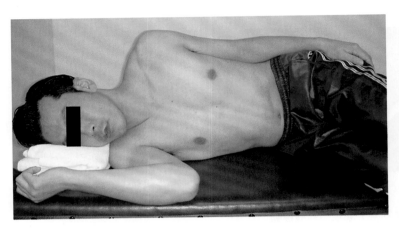

圖 7-26 　起始姿勢

a）消除肩鎖韌帶攣縮的伸展運動

一隻手從肩峰抓著髆棘，另一隻手抓著鎖骨遠端。

肩鎖韌帶後段纖維為抓著鎖骨的手固定住鎖骨，另一隻手將肩胛骨外轉，拉伸韌帶。

至於肩鎖韌帶前段纖維，則是抓著鎖骨的手固定住鎖骨，另一隻手將肩胛骨內轉，拉伸韌帶。不斷重複這一連串的動作，直到肩鎖關節可動性獲得改善為止（圖**7-27**）。

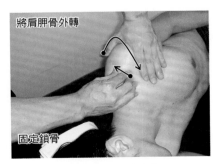

後段纖維　拉伸姿勢

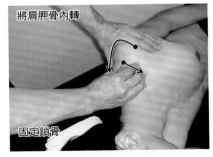

前段纖維　拉伸姿勢

圖 7-27 　消除肩鎖韌帶攣縮的伸展運動

b）消除胸鎖關節攣縮的伸展運動

　　胸鎖關節周圍韌帶的伸展運動，基本上是藉由活動鎖骨，帶動胸骨一起活動。

　　前胸鎖韌帶為一隻手的指腹貼合胸骨和胸鎖關節，另一隻手從鎖骨遠端抓著肩峰。之後，貼合的手固定住胸骨，抓著肩峰的手將鎖骨向下推、伸展，拉伸韌帶。接著，將鎖骨向上舉、彎曲加以鬆弛。不斷重複這一連串的動作，直到胸鎖關節可動性獲得改善為止（圖 **7-28**）。

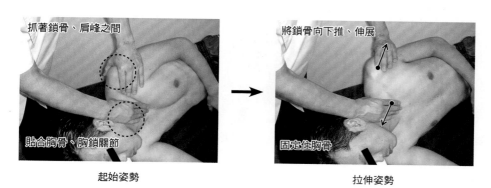

圖 7-28　消除前胸鎖韌帶攣縮的伸展運動

　　至於肋鎖韌帶，則是一隻手的指腹貼合第 1 肋骨內側和肋鎖關節縫隙，另一隻手從鎖骨遠端抓著肩峰。之後，貼合的手固定住第 1 肋骨，抓著肩峰的手將鎖骨向上舉 20 度、伸展，拉伸韌帶。接著，將鎖骨向下推、彎曲加以鬆弛。不斷重複這一連串的動作，直到胸鎖關節可動性獲得改善為止（圖 **7-29**）。

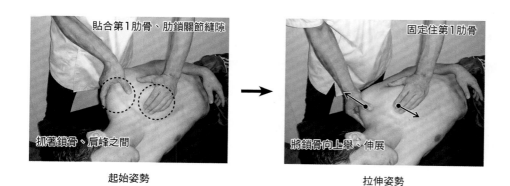

圖 7-29　消除肋鎖韌帶攣縮的伸展運動

而鎖骨間韌帶為一隻手的指腹貼合胸骨和對向鎖骨，另一隻手從鎖骨遠端抓著肩峰。之後，貼合的手固定住胸骨和對向鎖骨，抓著肩峰的手以胸鎖關節為中心，將鎖骨向下推、伸展，拉伸韌帶。接著，將鎖骨向上舉、彎曲加以鬆弛。不斷重複這一連串的動作，直到胸鎖關節可動性獲得改善為止（圖 **7-30**）。

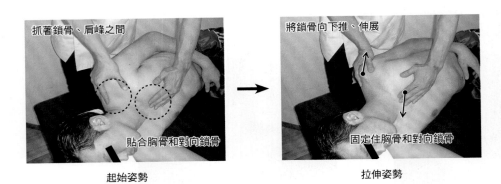

抓著鎖骨、肩峰之間

貼合胸骨和對向鎖骨

起始姿勢

將鎖骨向下推、伸展

固定住胸骨和對向鎖骨

拉伸姿勢

圖 7-30 消除鎖骨間韌帶攣縮的伸展運動

重點提醒‧建議

進行「④肩帶可動區域受限的運動療法」之後，肩帶柔軟度獲得改善，肩關節可動區域為彎曲145度、外轉130度，第2種肢體姿勢外旋45度，第3種肢體姿勢外旋60度。

鎖骨骨幹部骨折時，會在其周圍的軟組織產生沾黏、結疤，妨礙鎖骨生理活動，進而限制肩關節的可動區域。因此，建議先剝離鎖骨周圍組織的沾黏，讓肩帶恢復可動性，接著再擴大肩盂肱關節的可動區域。

再來是針對限制肩盂肱關節向上舉可動區域的組織，進行伸展運動。本件病例必須肩膀下垂長期固定，極有可能以下方支撐組織為中心發生攣縮。所以，必須鎖定該部位，採取相對應的措施。此外，伸展過程中盡可能避免肩胛骨填補空缺，以肩盂肱關節為中心展開治療。正因為如此，在開始前務必要先想像一下肩胛骨關節盂的位置。

⑤ 肩盂肱關節向上舉可動區域受限的運動療法

本件病例在 8 週的固定期間裡，並未早期展開運動療法，預防攣縮。在進行過前述一連串運動療法後，接著是改善肩盂肱關節攣縮的運動療法。

以仰臥作為起始姿勢（圖 7-31）。治療目標為彎曲 160 度以上、外轉 150 度以上、第 2 種肢體姿勢外旋可動區域 90 度以上。

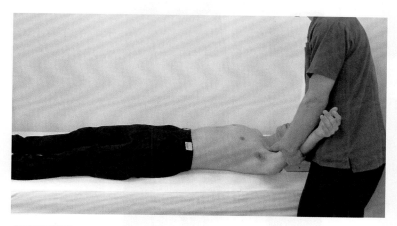

圖 7-31　起始姿勢

a）消除肩胛下肌下段纖維攣縮的伸展運動

肩關節保持外轉90度，一隻手抓著髆棘並貼合著肱骨頭後面，另一隻手抓著上肢。之後，抓著髆棘的手固定住肩胛骨，將肱骨頭向前方推動，抓著上肢的手將肩關節外旋，拉伸肩胛下肌的下段。接著，將肩關節內旋等長收縮（2～3秒、收縮力10％左右），活動至足以充分拉伸的位置後保持外旋姿勢。不斷重複這一連串的動作，直到肌肉阻力減輕為止（圖7-32）。外旋可動區域擴大而且外轉角度逐漸增加後，再進行相同的運動步驟。

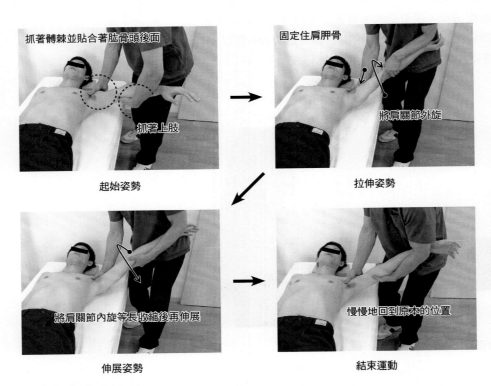

圖 7-32　消除肩胛下肌下段纖維攣縮的伸展運動

b）消除前下方關節囊硬化的伸展運動

　　肩關節保持外轉90度，一隻手抓著髆棘並用手掌魚際貼合肱骨頭後面，另一隻手抓著上肢。之後，抓著髆棘的手固定住肩胛骨，將肱骨頭向前方推動，抓著上肢的手將肩關節外旋，沿著長軸方向拉動、拉伸肱骨頭。接著，等到充分拉伸之後，保持2～3秒再慢慢鬆開回到原位。不斷重複這一連串的動作，直到前下方關節囊阻力減輕為止（圖7-33）。

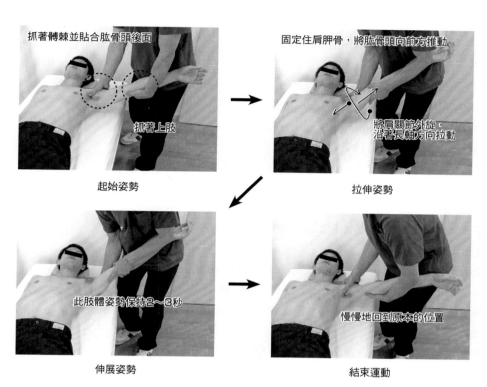

抓著髆棘並貼合肱骨頭後面　　抓著上肢　　固定住肩胛骨，將肱骨頭向前方推動　　將肩關節外旋，沿著長軸方向拉動

起始姿勢　　　　　　　　　　拉伸姿勢

此肢體姿勢保持2～3秒　　　慢慢地回到原本的位置

伸展姿勢　　　　　　　　　　結束運動

圖 7-33　消除前下方關節囊硬化的伸展運動

重點提醒・建議

進行「⑤肩盂肱關節向上舉可動區域受限的運動療法」之後，擴大了肩關節可動區域，肩關節可動區域為彎曲190度、外轉180度、第2種肢體姿勢外旋90度、第3種肢體姿勢外旋100度。

對於鎖骨骨幹部骨折，重點在於消除肩鎖關節、胸鎖關節的攣縮，但若要獲得最終可動區域，仍必須一併消除肩盂肱關節的攣縮才行。

總結

　鎖骨骨折時，大多數骨頭都會癒合，且癒合過程良好。但是，治療經過會因為骨折部位、轉位狀況、韌帶是否受損等而不同，也有病患固定期間長。鎖骨是連接軀幹和肩帶的骨骼，除了肩盂肱關節外，亦必須注意包含胸鎖關節和肩鎖關節在內的肩帶，以及軀幹周圍組織發生攣縮的狀況。

參考文獻

1) Allman, et al：Fracture and ligamentous injuries of the clavicle and its articulation. J Bone Joint Surg 49-A：774-784, 1967.

2) Rowe CR, et al：An atlas of anatomy and treatment of midclavicular fractures. Clin Orthro 58：29-42, 1968.

3) Robinson CM, et al：Fracture of the clavicle in the adult. J Bone Joint Surg 80-B：476-484, 1998.

4) 井上尚美：鎖骨の解剖・鎖骨遠位端骨折の分類と診断. MB Orthop 26：1-8, 2013.

5) 蜂谷將史：鎖骨骨折. プラクティカルマニュアル肩疾患保存療法. 信原克哉編. P162-170, 金原出版, 1997.

6) Hill JM：Closed treatment of displaced middle-third fractures of the clavicle gives poor results. J Bone Joint Surg 79-B：537-539, 1997.

7) 坂中秀樹, 他：鎖骨骨幹部骨折に対する（経皮的）Kirschnar 鋼線固定法. MB Orthop 20：15-21, 2007.

8) 伊藤貴明：鎖骨骨幹部骨折に対するプレート固定法. MB Orthop 20：9-14, 2007.

9) 渡辺慶, 他：鎖骨骨折の外科的治療方針. 中部整災誌 45：153-154, 2002.

10) 生田拓也, 他：鎖骨遠位端骨折の治療経験. 整形外科と災害外科 44：1299-1302, 1995.

11) 菅本一臣：動きからみた肩関節の不思議. 整形外科 66：1295-1300, 2015.

12) 林典雄, 他：夜間痛を合併する片関節周囲炎の可動域制限の特徴と X 線学的検討〜運動療法への展開〜. The journal of Clinical Physical Therapy 7：1-5, 2004.

第 8 章

大結節骨折的運動療法

1. 大結節骨折的概要與臨床上的狀況

1）掌握大結節骨折的基礎知識

① 什麼是大結節骨折

大結節是位在肱骨頭外側的骨隆起。大結節分成上面（superior facet）、中間面（middle facet）、下面（inferior facet）三個面，分別附著棘上肌、棘下肌、小圓肌（上段肌束），成為支撐動作的機構（圖8-1）。

大結節單獨骨折，約占全部骨折的2％左右[1]，在肱骨頭近端骨折的2-part之中，占了18％[2]。此外，大結節骨折的型態基本上分成2種，受傷機轉各不相同，故必須依各個病例加以分類才行[3]。

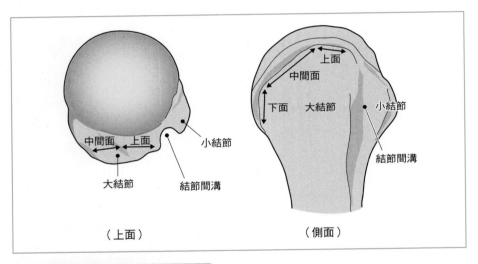

（上面）　　　　　　　　　（側面）

圖 8-1　大結節周圍解剖圖（右側）
肱骨頭大結節分成上面（superior facet）、中間面（middle facet）、下面（inferior facet）三個面。

第1種是撕除性骨折（avulsion fracture），占了大結節骨折的大多數。該骨折型態是因為跌倒時，肩關節過度內轉，前方脫臼時，關節盂邊緣施加剪力至大結節上，再加上旋轉肌袖牽拉力道集中在大結節所導致（圖8-2）[3]。此外，前方脫臼之中，15～30％同時發生大結節撕除性骨折[4][5][6]。

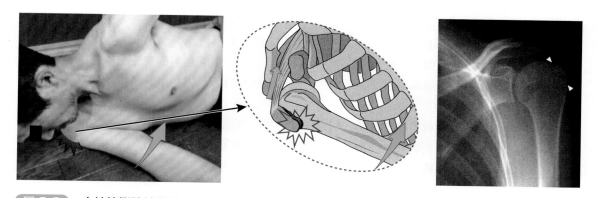

圖 8-2　大結節撕除性骨折

跌倒時肩關節過度內轉，旋轉肌袖牽拉力道集中在大結節所導致。

　　單純撕除性骨折時，旋轉肌袖和肩峰下滑液囊等上方支撐組織幾乎不會受損。然而，骨折後的骨片向上轉位明顯的病例，大多會因為肩峰下滑動機構障礙，導致上方支撐組織受損。無法消除症狀時，有可能必須接受矯正切骨手術[7]。

　　另一種是發生機率低的嵌入性骨折（impaction fracture）[8]。此種骨折型態是因為跌倒時肩關節過度外轉，大結節衝撞肩峰和關節上結節邊緣所導致（圖8-3）。

　　因此，必須隨時記住穿過肩峰下方的旋轉肌袖，以及肩峰下滑液囊等上方支撐組織，有可能在受傷時受損[9]。在治療過程中，判定難以解決的肩關節疼痛和旋轉肌袖機能不良時，就必須透過MRI和超音波影像診斷，確認旋轉肌袖破裂和肱二頭肌長頭肌腱障礙等上方支撐組織的病態[1][3][8]。

　　也就是說，發生大結節骨折時，制定治療戰略必須考量完全不同的2個發生機制，是後續順利進行運動療法的首要條件。

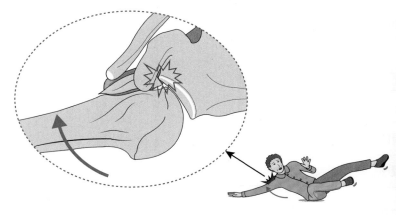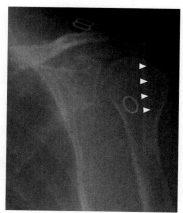

圖 8-3　大結節嵌入性骨折

跌倒時肩關節過度外轉，大結節衝撞肩峰和關節上結節邊緣所導致的縱向破裂骨折。

② 大結節骨折的類別和選擇治療方法

　　本段將說明大結節骨折的骨折類型和轉位。大結節骨折是根據從大結節開始，連續受損的骨膜損傷程度，轉位量而有所不同，若是未受傷或僅有輕傷，骨折程度非常輕微，但當損傷為重症程度，將因為棘上肌和棘下肌的拉動，導致骨折進一步惡化。

　　此一見解對撕除性骨折病例特別重要，病患從受傷那一刻起，骨折骨片就脫離骨床時，後續治療必須更加審慎以對。所以，透過X光檢查，詳細評估骨片大小、預測的轉位方向、轉位量，考慮保守療法和手術療法等，組合出適合的治療戰略[10]。

　　另外，嵌入性骨折是從大結節上面，一路裂到下面的縱向破裂骨折，骨折面範圍大，有利於骨頭癒合。而且，附著在上面的棘上肌向上向量，以及附著在下面的小圓肌向下向量會互相折抵，轉位大多輕微。所以，治療仍以保守療法為第一選擇。

③ 類別

　　基本上大結節骨折，大多會依據轉位量，分類治療方針。McLaughlin著重在轉位量和機能障礙，5mm以下不是沒有症狀就是程度輕微，5～10mm症狀將變明顯，10mm以上若未採取任何處置將造成後遺症[11]（表1）。Neer將轉位量低於10mm、45度以下歸類為minimal displacement，適用保守療法[12]。Park建議輕微轉位採用保守療法，但轉位達3mm，而且病患為運動員和重度勞動者時，就必須接受整復固定[13]。此外，仲川則認為後方轉位10mm以下，適用保守療法[14]。另一方面，由於向上轉位4mm以上的病患，大多無法避免肩峰下夾擠，篠田認為此類病患必須接受手術治療[15]。

　　由上述論點可以得知大結節骨折轉位量輕微時，幾乎不會導致旋轉肌袖機能不良和肩峰下滑動機能障礙，最適合保守療法。無法消除症狀的病患，則是必須接受阻斷注射和手術等處置[16][17][18]。但因為大結節轉位量，會隨著照射X光的角度和方向而出現變化，必須特別避免過度評估或輕忽病況[19]。

轉位量	機能障礙
5mm以下	機能障礙少。
5～10mm	判定機能障礙的病例數增加。
10mm以上	殘存機能障礙。

表1　McLaughlin 的轉位量和機能障礙類別

2）大結節骨折的臨床表現

① 病症特徵

　　如同前述，大結節骨折轉位輕微時，大多幾乎不會導致機能障礙，而且治療成效良好。然而，依Kim[1]所言，大結節骨折後疼痛未獲得改善，接受內視鏡直視手術的23位病患，轉位量平均值僅有2.3mm。這代表即使轉位量輕微，也有的病患其疼痛和可動區域受限等機能障礙惡化。因此，必須要知道就算是X光無法掌握的不顯性骨折和輕微轉位，也可能會併發旋轉肌袖破裂等症狀[20][21][22]。尤其是嵌入性骨折，有些病患雖然轉位輕微，但亦因為旋轉肌袖和肩峰下滑液囊等上方支撐組織受傷，造成預後不良。所以，大結節骨折後，肩關節明顯疼痛和可動區域受限時，必須利用MRI和超音波影像診斷，仔細評估旋轉肌袖和肩峰下滑液囊的狀況（圖8-4）。

　　在治療大結節骨折之際，併發症方面的報告是非常重要的資料。如同前述，已知前方脫臼發生機率最高[4]，但有報告指出外傷性臂神經叢損傷，約有一半發生大結節骨折[23]，極低機率會發生腋窩動靜脈為中心的血管損傷[24]。由此可知，大結節骨折絕非單純骨折那麼簡單。

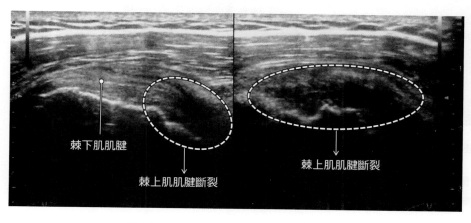

棘下肌肌腱

棘上肌肌腱斷裂

棘上肌肌腱斷裂

短軸影像　　　　　　　　　　長軸影像

圖 8-4　旋轉肌袖損傷的超音波影像

判定棘上肌肌建斷裂。

② 治療概念

　　大結節骨折病例之中，大多治療過程良好，但仍須根據受傷機轉和骨片轉位量、方向，考量預測的機能障礙和併發症，制定適合的治療戰略。

　　撕除性骨折在骨頭癒合前，須極力避免收縮、拉伸附著在骨片上的各個旋轉肌袖，從轉位危險性低的被動外轉運動開始，就能安全且穩定地活動關節。治療過程中骨片持續轉位的病例，可以選擇使用三角巾，舒緩肌肉緊繃的肢體姿勢。不論選擇何者，只要向上轉位的骨頭癒合，大結節就會在肩膀外轉（圖8-5）、伸展、內旋（圖8-6）時，於喙突肩峰韌帶下發生夾擠。

　　嵌入性骨折在復原過程中，容易因為上方支撐組織沾黏、結疤，造成可動區域明顯受限，組織持續退化的高齡者常因此加重症狀。所以，以剝離上方支撐組織沾黏為基礎活動關節極為重要。

　　如上所述，有少數大結節骨折的病患預後不良，根據病患骨折型態、轉位量，制定適合的治療戰略並且彈性對應，是將機能障礙降低至最小限度、治療穩定且成效良好的祕訣。

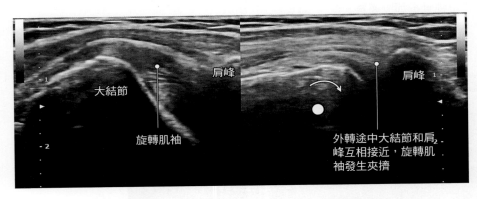

下垂姿勢　　　　　　　　　　　　肩膀外轉姿勢

圖 8-5　大結節骨折後發生肩峰下夾擠的病例

肩關節外轉，大結節和肩峰互相接近，位在中間的旋轉肌袖發生夾擠。

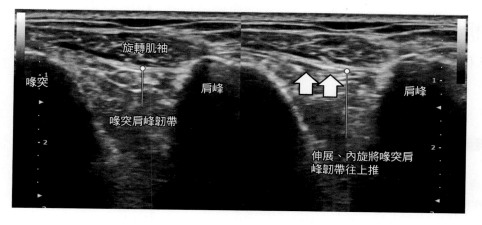

旋轉肌袖

喙突

肩峰

喙突肩峰韌帶

肩峰

伸展、內旋將喙突肩
峰韌帶往上推

下垂姿勢

肩膀伸展、內旋姿勢

圖 8-6 　**大結節骨折後發生肩峰下夾擠的病例**

肩關節伸展、內旋，大結節將喙突肩峰韌帶往上推，發生夾擠。

2. 案例分析

大結節骨折（縱向破裂）明顯攣縮的病例

1）本件病例概要

　　本件病例是50歲世代女性，在大結節骨折後選擇保守療法，經過體外固定4週後開始復健。跌倒受傷時的肢體姿勢為上肢向上舉。根據X光檢查的影像，確認骨折線從大結節上面開始，一直沿著長軸骨折，推測乃是撞擊肩峰下面而導致的大結節骨折。此外，體外固定拆除後，非常明顯可動區域受到限制，極有可能受傷時，位在大結節和喙肩弓下方之間的肩峰下滑液囊，以及旋轉肌袖受到傷害。一般而言，退化的軟組織容易發炎、惡化。本件病例已經超過50歲，預計旋轉肌袖亦將出現器質性的退化。在此環境之下從體外固定住骨頭4週，造成上方支撐組織嚴重沾黏、結疤。結果，上方支撐組織滑動性明顯受限，進而引起攣縮性疼痛。

　　大結節骨折的骨片型態和大小，依骨折發生機制而有所不同。其中，嵌入性骨折為縱向破裂，特徵為骨片尺寸大，本件病例情況也是如此。然而，幸運的是它幾乎未轉位，只依靠體外固定骨頭就得以癒合。判斷拉動附著在大結節上的軟組織仍然安全，故決定實施運動療法。

　　運動療法從剝離上方支撐組織沾黏、結疤的活動關節開始。特別是上方支撐組織因為受傷而受損，在後續的復原過程中發生沾黏、結疤，必須細心地剝離沾黏。剝離沾黏適合全部的病患，但容易對侵害刺激過度反應，剝離沾黏本身也會助長疼痛。最壞的情況可能引起發炎，導致旋轉肌袖和肩峰下滑液囊浮腫、腫脹，妨礙進行運動療法。因此，進行運動療法的過程中，以及結束運動療法後，只要確認不會感到疼痛即可停止。

2）病歷和評估

① 病例

　　50歲世代女性，從事美容相關工作。過往病歷、家人病歷皆無必須特別記載的事項。

② 目前病況

　本件病例是在工作時不慎於鐵板上滑倒，上肢舉起來不及放下就直接跌倒受傷。至別間醫院就診，使用三角巾從體外固定4週。骨頭順利癒合，但肩關節明顯攣縮，因此前來本院看診，自第5週起開始運動療法。

③ 運動療法開始前的基本評估

a）問診

i　出現疼痛的時間

　受傷後即使不動也會感到強烈疼痛。在骨頭癒合、去除三角巾的第5週，靜止不動的疼痛減輕，但可動區域明顯受限，而且運動時會感到疼痛。

ii　造成疼痛的原因

　推測侵害、刺激已經沾黏、結疤的上方支撐組織，是引發疼痛的主要原因。

iii　何種情形下感到疼痛

　以手掌轉動肩關節四周區域時會感到疼痛。

iv　出現疼痛的部位

　肩關節前面至外側表面（圖8-7）。

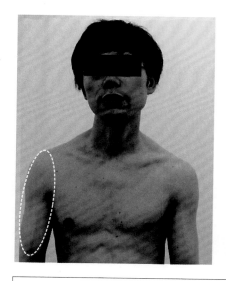

圖 8-7　**出現疼痛的部位**
肩關節前面至外側表面感到疼痛。

※ 此處使用露出上半身的照片，包括後續的照片在內，都是由模特兒示範，而非病患本人。

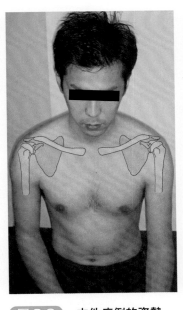
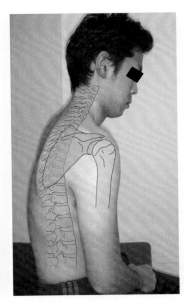

v 夜間疼痛

　林的分類[25]：Type 2

以夜間疼痛的程度為基準分類

TYPE1：夜間完全不會感到疼痛

TYPE2：有時會出現夜間疼痛，但不會痛到醒來

TYPE3：每天都會夜間疼痛，晚上會痛醒 2 ～ 3 次

TYPE4：每天都會夜間疼痛，嚴重影響到睡眠

---

b）視診、觀察

　　肩胛骨輕微外轉、向下旋轉、向前傾，肱骨頭略微偏向前方（圖8-8）。

圖 8-8　　**本件病例的姿勢**

肩胛骨輕微外轉、向下旋轉、向前傾，肱骨頭偏向前方。

c）觸診

i 確認按壓感到疼痛的部位（圖8-9）

按壓大結節上面至中間面會感到疼痛。

ii 確認肌肉緊繃狀況（圖8-10）

出現緊繃的組織為棘上肌前段纖維、棘下肌上下段纖維、肩胛下肌下段纖維、小圓筋、肩袖間隙。

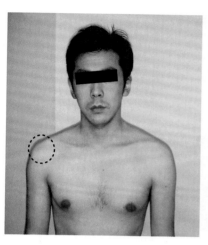

圖 8-9 按壓會感到疼痛的部位

按壓大結節上面至中間面會感到疼痛。

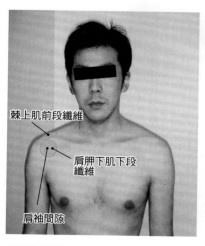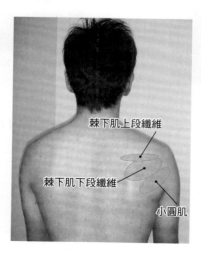

棘上肌前段纖維

肩胛下肌下段纖維

肩袖間隙

棘下肌上段纖維

棘下肌下段纖維

小圓肌

圖 8-10 緊繃部位

出現緊繃的組織為棘上肌前段纖維、棘下肌上下段纖維、肩胛下肌下段纖維、小圓筋、肩袖間隙。

243

d）關節可動區域

彎曲：105度　外轉：95度

第1種肢體姿勢外旋：20度　綁帶動作：至臀部外側

第2種肢體姿勢外旋：10度　第2種肢體姿勢內旋：20度

第3種肢體姿勢外旋：60度　第3種肢體姿勢內旋：-30度

e）肌肉、韌帶、關節囊拉伸測試

i 　第1種肢體姿勢外旋受限：肩胛下肌上段纖維、棘上肌前段纖維、肩袖間隙

ii 　第1種肢體姿勢內旋受限：棘下肌上段纖維、後上方關節囊

iii 　第2種肢體姿勢外旋受限：肩胛下肌下段纖維、前下方關節囊

iv 　第2種肢體姿勢內旋受限：棘下肌下段纖維、後方關節囊

v 　第3種肢體姿勢外旋受限：前下方關節囊

vi 　第3種肢體姿勢內旋受限：小圓肌、後下方關節囊

f）前胸柔軟度測試

測試結果為4.5指寬（健側：3.5指寬）。肩峰距離地面2.5指寬（健側：2指寬）（圖8-11）。

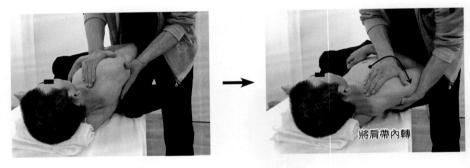

將肩帶內轉

圖 8-11　前胸柔軟度測試

肩峰毫無受阻直接碰到地面即為陰性。測試結果為4.5指寬（健側：3.5指寬）。肩峰距離地面2.5指寬（健側：2指寬）。

g）肌力

旋轉肌袖等級4。

h）骨科測試

棘上肌測試、診斷肩峰下夾擠測試的 Neer 測試、Hawkins 測試、疼痛弧現象（painful arc sign）皆為陽性。

④ 病例影像

a）X光檢查（圖8-12）

ⅰ 正面影像：大結節的骨折為縱向破裂，幾乎未出現向上轉位。

ⅱ 斜位影像：大結節上面至下面出現骨折線。

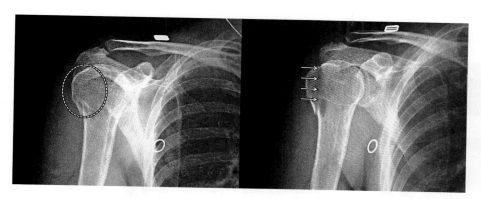

正面影像　　　　　　　　　　　　斜位影像

圖8-12　　大結節骨折（縱向破裂）骨折時

大結節沿著長軸骨折，受傷時大結節和肩峰受到強力壓迫而造成骨折。

3）展開運動療法

① 剝離上方支撐組織沾黏、結疤

　以仰臥作為起始姿勢（圖8-13）。三角肌和胸大肌緊繃，是妨礙活動關節的主要原因，因此要求病患放鬆。棘上肌和棘下肌的收縮力，只要保留至三角肌無法活動即可。治療目標為在固定住肩胛骨之下，上肢能夠碰觸到軀幹。

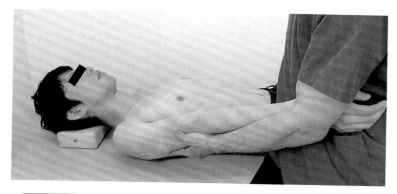

圖8-13　　起始姿勢

a）剝離棘上肌肌腱和肩峰下滑液囊的沾黏

一隻手抓著上肢，另一隻手貼合大結節（上面）並觸摸棘上肌肌腱。

前段纖維治療方式，為抓著上肢的手在肩胛骨平面上，將輕微外旋的姿勢內轉，觸摸的手將大結節從喙肩弓拉出，朝向遠端滑動刺激。之後，在肩胛骨平面上，將輕微內旋的姿勢外轉收縮肌肉，朝向近端滑動刺激（圖8-14）。

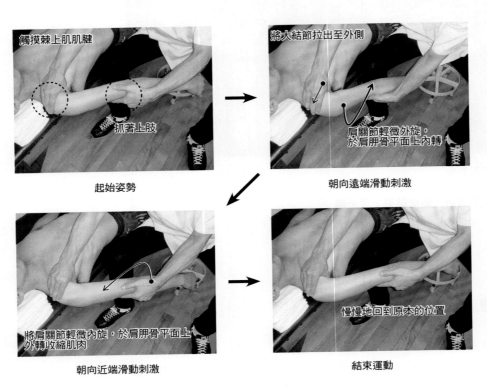

觸摸棘上肌肌腱　　抓著上肢
起始姿勢

將大結節拉出至外側
肩關節輕微外旋，
於肩胛骨平面上內轉
朝向遠端滑動刺激

將肩關節輕微內旋，於肩胛骨平面上
外轉收縮肌肉
朝向近端滑動刺激

慢慢地回到原本的位置
結束運動

圖 8-14　剝離棘上肌前段纖維和肩峰下滑液囊的沾黏

大結節骨折

至於後段纖維，則是抓著上肢的手在肩胛骨平面上，將輕微內旋的姿勢內轉，觸摸的手將大結節從喙肩弓拉出，朝向遠端滑動刺激。之後，在肩胛骨平面上，將輕微外旋的姿勢外轉收縮肌肉，朝向近端滑動刺激（圖8-15）。重複此步驟直到大結節滑動性獲得改善為止。

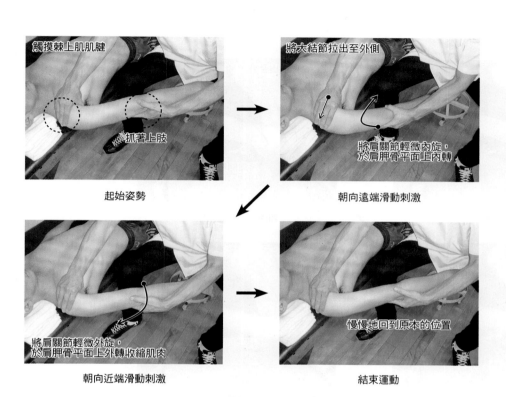

觸摸棘上肌肌腱
抓著上肢
起始姿勢

將大結節拉出至外側
將肩關節輕微內旋，於肩胛骨平面上內轉
朝向遠端滑動刺激

將肩關節輕微外旋，於肩胛骨平面上外轉收縮肌肉
朝向近端滑動刺激

慢慢地回到原本的位置
結束運動

圖8-15　剝離棘上肌後段纖維和肩峰下滑液囊的沾黏

b）剝離棘下肌肌腱和肩峰下滑液囊的沾黏

一隻手抓著上肢，另一隻手貼合大結節中間面並觸摸棘下肌肌腱。之後，抓著上肢的手將肩關節伸展、內轉、內旋，觸摸的手將大結節從喙肩弓拉出，朝向遠端滑動刺激。接著，將肩關節彎曲、外轉、外旋收縮肌肉，朝向近端滑動刺激（圖8-16）。重複此步驟直到大結節滑動性獲得改善為止。

大結節骨折

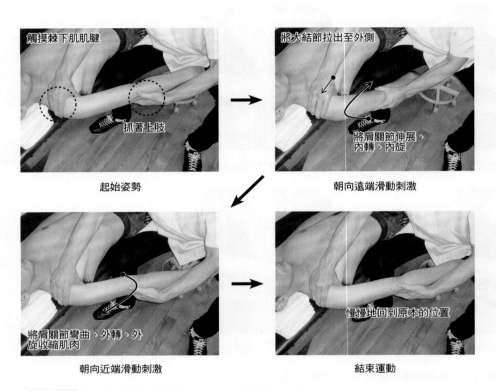

觸摸棘下肌肌腱 — 抓著上肢

起始姿勢

將大結節拉出至外側 — 將肩關節伸展、內轉、內旋

朝向遠端滑動刺激

將肩關節彎曲、外轉、外旋收縮肌肉

朝向近端滑動刺激

慢慢地回到原本的位置

結束運動

圖 8-16 剝離棘下肌肌腱和肩峰下滑液囊的沾黏

c）剝離肩胛下肌肌腱和肩峰下滑液囊的沾黏

一隻手抓著上肢，另一隻手貼合小結節並觸摸肩胛下肌肌腱。之後，抓著上肢的手將肩關節伸展、內轉、外旋，觸摸的手將小結節從喙肩弓拉出，朝向遠端滑動刺激。接著，將肩關節彎曲、外轉、內旋收縮肌肉，朝向近端滑動刺激（圖8-17）。重複此步驟直到小結節滑動性獲得改善為止。

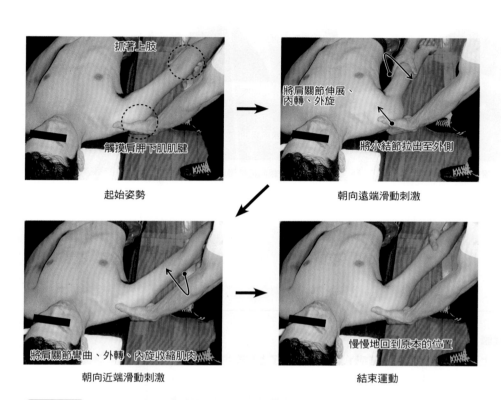

起始姿勢

朝向遠端滑動刺激

朝向近端滑動刺激

結束運動

圖8-17 剝離肩胛下肌肌腱和肩峰下滑液囊的沾黏

d）剝離喙肱韌帶（肩袖間隙）周圍的沾黏

一隻手抓著上肢，另一隻手觸摸附著於大、小結節的喙肱韌帶。之後，抓著上肢的手將肩關節伸展、內轉、外旋，觸摸的手將大、小結節拉離喙突，拉伸給予刺激。接著，將肩關節彎曲、外轉、內旋舒緩緊繃（圖8-18）。重複此步驟直到喙肱韌帶緊繃獲得舒緩為止。

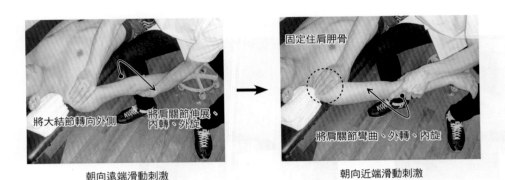

圖 8-18　剝離喙肱韌帶（肩袖間隙）周圍的沾黏

> **重點提醒・建議**
>
> 進行「①剝離上方支撐組織沾黏、結疤」之後，改善了上方支撐組織的沾黏、結疤。結果，第1種肢體姿勢外旋25度，綁帶動作至第3節腰椎。此外，擴大肩胛骨平面上內轉可動區域，在固定住肩胛骨之下，上肢能碰觸到軀幹（亦即可達到0度）。
>
> 本項運動療法的重點，在於一邊觸摸、了解活動的肌肉肌腹，以及停止肌腱（旋轉肌袖）的緊繃程度，一邊進行運動療法。例如伸展、內轉肩關節之際，旋轉肌袖的緊繃程度比肌腹還高時，判斷旋轉肌袖周圍沾黏、結疤，是現階段限制活動的原因。
>
> 另一方面，實施本項運動療法，在於剝離旋轉肌袖周圍的沾黏後，肌腹緊繃將變得更明顯。此時，判斷肌肉縮短是現階段限制活動的原因。也就是說，一邊透過觸診，確認限制肩關節內轉的原因，是從旋轉肌袖周圍沾黏、結疤變成肌肉縮短，一邊進行運動療法，是運動療法有效的祕訣。

本件病例後上方支撐組織嚴重攣縮，強制將肩關節伸展、內旋時，肱骨頭將因為obligate translation偏向前方，侵害、刺激以肩袖間隙為中心的前上方支撐組織。最後，判定運動時疼痛，以及可動區域受限等機能障礙嚴重，對於肩關節後上方支撐組織攣縮，本項運動療法必須改善該組織的拉伸性和柔軟度。由於必須適當拉伸、刺激棘下肌和後上方關節囊，建議本項治療從徹底剝離旋轉肌袖周圍的沾黏、結疤開始。

② 消除後上方支撐組織攣縮的運動療法

　　以坐姿作為起始姿勢（圖8-19）。此階段由於已剝離上方支撐組織的沾黏、結疤，可以透過活動關節，拉伸各個組織給予刺激。治療目標為改善obligate translation，讓做出綁帶動作時產生的疼痛，從肩袖間隙（肩膀表面疼痛）移轉至棘下肌拉伸疼痛（肩膀後方疼痛）。

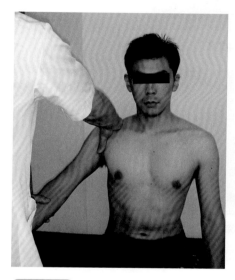

圖8-19　起始姿勢

a）消除棘下肌上段纖維縮短的伸展運動

一隻手從前方固定住肱骨頭，抓著肩峰並觸摸棘下肌上段纖維，另一隻手抓著上肢。之後，抓著肩峰的手固定住肩胛骨，將肱骨頭向後推動，抓著上肢的手將肩關節伸展、內轉、內旋，適度拉伸給予刺激。接著，將肩關節彎曲、外轉、外旋等長收縮（2～3秒、收縮力10％左右）後再伸展。不斷重複這一連串的動作，直到肌肉阻力和緊繃程度減輕為止（圖8-20）。

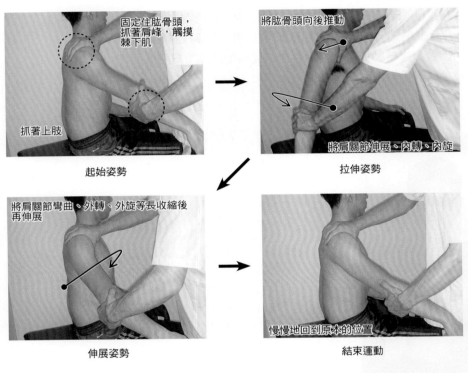

固定住肱骨頭，抓著肩峰，觸摸棘下肌

抓著上肢

起始姿勢

將肱骨頭向後推動

將肩關節伸展、內轉、內旋

拉伸姿勢

將肩關節彎曲、外轉、外旋等長收縮後再伸展

伸展姿勢

慢慢地回到原本的位置

結束運動

圖 8-20 消除棘下肌上段纖維縮短的伸展運動

大結節骨折

b) 消除後上方關節囊硬化的伸展運動

一隻手從前方固定住肱骨頭並抓著肩峰，另一隻手抓著上肢。之後，抓著肩峰的手固定住肩胛骨，將肱骨頭向後推動，抓著上肢的手將肩關節伸展、內轉、內旋，適度拉伸給予刺激2～3秒。接著，將肩關節彎曲、外轉、外旋舒緩緊繃。不斷重複這一連串的動作，調整肱骨頭向後推動的幅度，以及肩關節的伸展、內旋角度，慢慢地擴張後上方關節囊（圖8-21）。

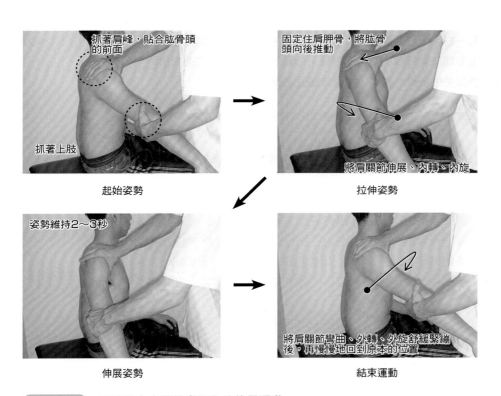

起始姿勢　　　　　　　　　　　拉伸姿勢

伸展姿勢　　　　　　　　　　　結束運動

圖 8-21　消除後上方關節囊硬化的伸展運動

重點提醒・建議

進行「②消除後上方支撐組織攣縮的運動療法」之後，改善了肩關節後上方
支撐組織的拉伸性和柔軟度。結果，即使肩關節伸展、內轉、內旋，肱骨頭
也不會像治療前一樣如此偏向前方，肩關節前面不再感到疼痛。同時，綁帶
動作改善至第12節胸椎。

本項運動療法的重點，在於進行過程中，同時確認活動關節會感到疼痛的部
位。肩關節前面感到疼痛時，極有可能是因為肱骨頭偏向前方，侵害、刺激
到肩袖間隙等。另一方面，肩關節後面感到疼痛時，極有可能是適當拉伸、
刺激棘下肌和後上方關節囊所致。注意這幾點，活動肱骨頭時阻止它偏向前
方，並且沿著肱骨頭長軸旋轉，是本項運動療法成功與否的關鍵。

接下來，本件病例出現肩峰下夾擠，導致肩關節向上舉時會感到疼痛，而且可
動區域受到限制。因此，必須確實分析發生肩峰下夾擠的原因，消除症狀才行。

大結節骨折後，骨頭在維持向上轉位之下癒合，是引起肩峰下滑動機能障礙
的主因。本件病例大結節骨折向上轉位的幅度輕微，但骨折屬於嵌入性骨折，
推測以旋轉肌袖和肩峰下滑液囊為中心而結疤、肥厚。所以，肩峰下腔的空間
變狹窄。再加上受傷後體外固定4週，下方支撐組織出現攣縮，肩關節向上舉
時會發生obligate translation，肱骨頭向上偏移。推測這幾項都是本件病例發生
肩峰下夾擠的原因。

運動療法先剝離上方支撐組織的沾黏、結疤，改善朝向近端滑動的滑動性，
讓大結節能輕易穿過喙肩弓。

③ 改善上方支撐組織滑動性的肩峰下夾擠運動療法

以仰臥作為起始姿勢（圖8-22）。若是健側，在他人將肩關節向上舉時，
位在上方的旋轉肌袖會鬆弛，但本件病例反而是變緊繃。主要原因在於旋轉肌
袖被夾住，無法適當地在喙肩弓下方滑動。因此，治療目標為改善肩關節向上
舉時，旋轉肌袖朝向近端滑動的滑動性，直到喙肩弓下方的旋轉肌袖緊繃消失
為止。

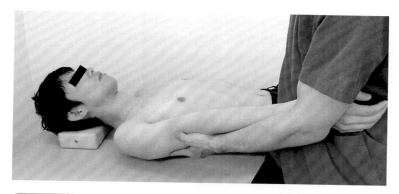

圖 8-22　　起始姿勢

a）朝向棘上肌肌腱和肩峰下滑液囊近端滑動的運動

　　一隻手從上方固定住肱骨頭，觸摸附著在大結節上面的棘上肌肌腱，另一隻手抓著上肢。

　　前段纖維治療方式，為觸摸的手將肱骨頭向下壓，確保肩峰下腔的空間足夠，抓著上肢的手將肩關節輕微外旋，於肩胛骨平面上形成內轉姿勢。接著，轉動肩關節的手在輕微受阻之下，將肩關節輕微內旋，於肩胛骨平面上外轉收縮肌肉，壓住肱骨頭的手協助大結節在喙肩弓下方滑動（圖 8-23）。

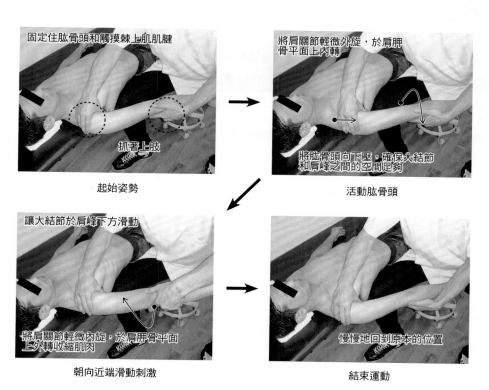

固定住肱骨頭和觸摸棘上肌肌腱

抓著上肢

起始姿勢

將肩關節輕微外旋，於肩胛骨平面上內轉

將肱骨頭向下壓，確保大結節和肩峰之間的空間足夠

活動肱骨頭

讓大結節於肩峰下方滑動

將肩關節輕微內旋，於肩胛骨平面上外轉收縮肌肉

朝向近端滑動刺激

慢慢地回到原本的位置

結束運動

圖 8-23　　朝向棘上肌前段纖維和肩峰下滑液囊近端滑動的運動

至於後段纖維，則是一隻手從下方壓住肱骨頭，確保肩峰下腔的空間足夠，
另一隻手將肩關節輕微內旋，於肩胛骨平面上形成內轉姿勢。接著，轉動肩關
節的手在輕微受阻之下，將肩關節輕微外旋，於肩胛骨平面上外轉收縮肌肉，
壓住肱骨頭的手協助大結節在喙肩弓下方滑動（圖8-24）。重複此步驟直到
棘上肌肌腱朝向近端滑動的滑動性獲得改善為止。

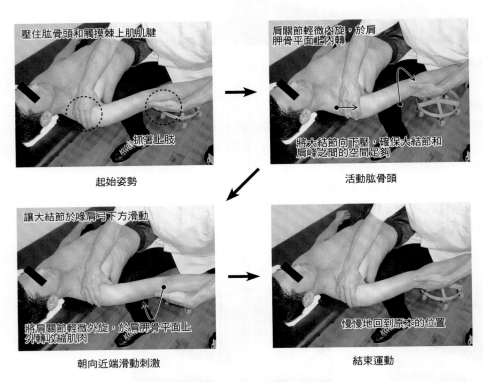

圖 8-24 　朝向棘上肌後段纖維和肩峰下滑液囊近端滑動的運動

b）朝向棘下肌肌腱和肩峰下滑液囊近端滑動的運動

　　一隻手從上方抓著肱骨頭，觸摸附著在大結節中間面的棘下肌肌腱，另一隻手抓著上肢。之後，觸摸的手將肱骨頭向下壓，確保肩峰下腔的空間足夠，抓著上肢的手將肩關節伸展、內轉、內旋。接著，轉動肩關節的手在輕微受阻之下，將肩關節彎曲、外轉、外旋收縮肌肉，壓住肱骨頭的手協助大結節在喙肩弓下方滑動（圖8-25）。重複此步驟直到棘下肌肌腱朝向近端滑動的滑動性獲得改善為止。

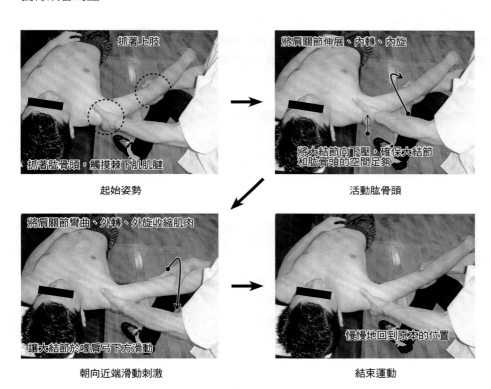

起始姿勢	活動肱骨頭
朝向近端滑動刺激	結束運動

圖 8-25　朝向棘下肌肌腱和肩峰下滑液囊近端滑動的運動

> **重點提醒‧建議**
>
> 進行「③改善上方支撐組織滑動性的肩峰下夾擠運動療法」之後，恢復了旋轉肌袖朝向近端滑動的滑動性，肩關節向上舉時，喙肩弓下方的旋轉肌袖不再緊繃。結果，肇因於肩峰下夾擠的疼痛獲得舒緩，肩關節彎曲150度、外轉130度。
>
> 本項運動療法的重點，在於把大結節滑入至喙肩弓下方時，觸診旋轉肌袖，了解其緊繃程度。若在喙肩弓下方滑動性不佳時，直接將肩關節向上舉，將施加壓力至喙突肩峰韌帶上，引起肩峰下夾擠。另一方面，改善旋轉肌袖朝向近端滑動的滑動性後，即使將肩關節向上舉，也不會發生肩峰下夾擠。

　　等到上方支撐組織恢復滑動性之後，再開始治療下方支撐組織的攣縮。本項運動療法的目的，在於增加下方支撐組織的餘裕，當肩關節向上舉時，不會發生obligate translation，導致肱骨頭向上偏移。本件病例肌肉攣縮嚴重，一開始就從肌肉著手，經由運動療法恢復柔軟度和拉伸性。

④ 去除下方支撐組織攣縮的肩峰下夾擠運動療法

　　以仰臥作為起始姿勢（圖8-26）。找出肩關節向上舉時，會變得緊繃的下方支撐組織，決定優先順序後開始治療，將有助於病患順利恢復。治療目標為改善下方支撐組織的拉伸性、滑動性，擴大第2種肢體姿勢和第3種肢體姿勢內外旋可動區域、消除肩峰下夾擠。

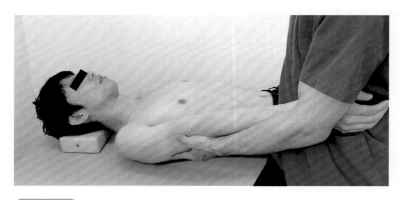

圖 8-26 起始姿勢

a）消除肩胛下肌下段纖維縮短的伸展運動

一隻手從後上方固定住肱骨頭，觸摸附著在小結節的肩胛下肌下段纖維並抓著肩峰，另一隻手抓著上肢。之後，觸摸的手固定住肩胛骨，將肱骨頭往前下方壓，抓著上肢的手將肩關節外轉、外旋，適當拉伸給予刺激。接著，將肩關節內轉、內旋等長收縮（2～3秒、收縮力10％左右）後再伸展。不斷重複這一連串的動作，直到肌肉阻力和緊繃程度減輕為止（圖8-27）。

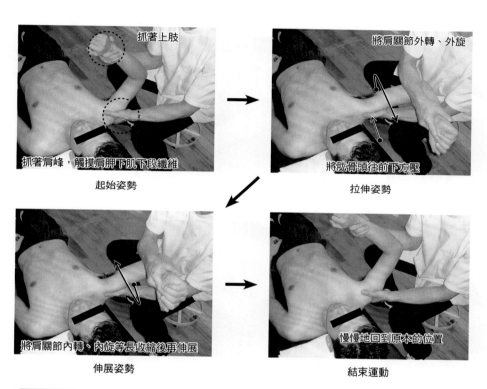

起始姿勢

拉伸姿勢

伸展姿勢

結束運動

圖 8-27 消除肩胛下肌下段纖維縮短的伸展運動

b）消除棘下肌下段纖維縮短的伸展運動

　　一隻手從前上方固定住肱骨頭，觸摸附著在大結節中間面的棘下肌下段纖維並抓著肩峰，另一隻手抓著上肢。之後，觸摸的手固定住肩胛骨，將肱骨頭往後下方壓，抓著上肢的手將肩關節外轉、內旋，適當拉伸給予刺激。接著，將肩關節內轉、外旋等長收縮（2～3秒、收縮力10％左右）後再伸展。不斷重複這一連串的動作，直到肌肉阻力和緊繃程度減輕為止（圖8-28）。

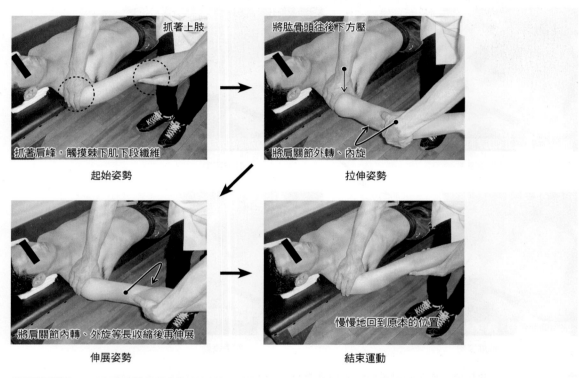

抓著肩峰，觸摸棘下肌下段纖維 **起始姿勢**	將肩關節外轉、內旋 **拉伸姿勢**
將肩關節內轉、外旋等長收縮後再伸展 **伸展姿勢**	慢慢地回到原本的位置 **結束運動**

圖 8-28 消除棘下肌下段纖維縮短的伸展運動

c）消除小圓肌縮短的伸展運動

一隻手從前上方固定住肱骨頭，觸摸附著在大結節下面的小圓肌並抓著肩峰，另一隻手抓著上肢。之後，觸摸的手固定住肩胛骨，將肱骨頭往後下方壓，抓著上肢的手將肩關節彎曲、內旋，適當拉伸給予刺激。接著，將肩關節伸展、外旋等長收縮（2～3秒、收縮力10％左右）後再伸展。不斷重複這一連串的動作，直到肌肉阻力和緊繃程度減輕為止（圖8-29）。

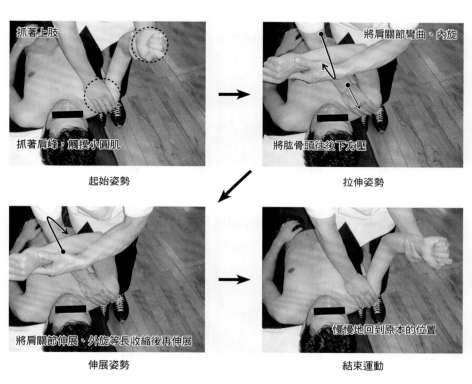

抓著上肢	將肩關節彎曲、內旋
抓著肩峰，觸摸小圓肌	將肱骨頭往後下方壓
起始姿勢	拉伸姿勢
將肩關節伸展、外旋等長收縮後再伸展	慢慢地回到原本的位置
伸展姿勢	結束運動

圖 8-29 消除小圓肌縮短的伸展運動

大結節骨折

d）伸展使用到胸大肌的下方支撐組織

　　一隻手從上方固定住肱骨頭，觸摸胸大肌並抓著肩峰，另一隻手抓著肘突，將肩關節保持外轉、外旋姿勢。之後，在固定住肘突的位置，將肩關節內轉等長收縮（2～3秒、收縮力20％左右），將胸大肌的拉力轉換成讓肱骨頭偏移至下方的向量，觸摸的手進一步將肱骨頭往下方壓，適度拉伸下方關節囊給予刺激。透過此步驟增加下方支撐組織的餘裕，擴大肩關節外轉、外旋的角度（圖8-30）。

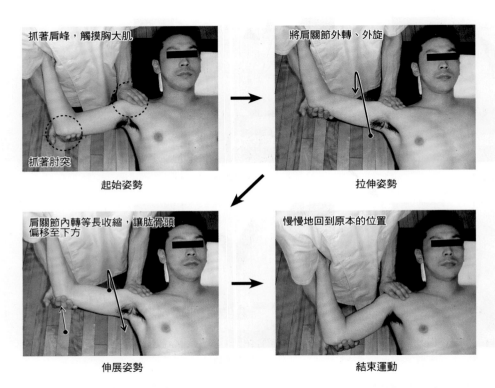

圖 8-30　伸展使用到胸大肌的下方支撐組織

重點提醒・建議

進行「④去除下方支撐組織攣縮的肩峰下夾擠運動療法」之後，改善了下方支撐組織的拉伸性和柔軟度。結果，肩關節可動區域為彎曲170度、外轉155度，第2種肢體姿勢外旋70度、內旋60度，第3種肢體姿勢外旋85度、內旋10度，消除肩峰下夾擠。

本項運動療法的重點，在於判定發生肩峰下夾擠前進行治療，創造肱骨頭向下方滑動的餘裕。適當進行治療，確保大結節和喙肩弓之間的空間，消除肩峰下夾擠。

此外，已知讓肩關節內旋的外轉運動，是大結節和喙肩弓靠近距離最近的運動。因此，在充分確認下方支撐組織的餘裕之前，避免從此方向活動關節，也是運動療法有效對策之一。也有病患因為大結節骨折骨片的向上轉位量，引發肩峰下夾擠，妨礙肩關節外轉運動。此時，必須限制外轉運動和水平伸展運動，指導進行不會引起肩峰下夾擠的運動。幸運的是本件病例向上轉位量輕微，不會因為外轉運動和水平伸展運動引起肩峰下夾擠，得以恢復肩關節原有的機能。

大結節嵌入性骨折，大多會造成上方支撐組織嚴重沾黏、結疤，容易發生以攣縮為主的肩關節機能障礙。結果，難以展開運動療法，被迫延長治療期間。面對此種骨折型態，必須同時具備準確掌握病症的技術，以及確實活動關節的技術。組合這兩者，展現良好、穩定的治療成績吧。

總結

大結節骨折有2種完全不同的型態。撕除性骨折在骨頭癒合前，必須極力避免收縮、拉伸附著在骨折片上的旋轉肌袖肌肉，從轉位危險性低的被動外轉運動開始。至於嵌入性骨折，在修復過程中，容易因為上方支撐組織沾黏、結疤，導致可動區域明顯受限，制定治療戰略時，重點在於早期就開始剝離沾黏。

参考文獻

1) Kim SH, et al：Arthroscopy. The Journal of Arthroscopic & Related Surgery Online 16（7）：695-700, 2000.

2) Chun JM, et al：Two-part fractures of the proximal humerus. J Shoulder Elbow Surg 3：273-287, 1994.

3) Green A, et al：Isolated fractures of the greater tuberosity of the proximal humerus. J shoulder Elbow Surg 12（6）：641-649, 2003.

4) Rowe CR：Acute and recurrent anterior dislocation of the shoulder. Orthop Clin North Am 11：253-270, 1980.

5) Rowe CR, et al：Prognosis in dislocations of the shoulder. J Bone Joint Surg 38-A：957-977, 1956.

6) Rowe CR, et al：Factors related to recurrences of anterior dislocations of the shoulder. Clin Orthop 20：40-47, 1961.

7) 保坂正人, 他：上腕骨近位端骨折変形治癒後の impingement syndrome に対する大結節矯正骨切り術の経験. 中部整災誌 30：1636-1641, 1987.

8) Kaspar S, et al：Acromial impression fracture of the greater tuberosity with rotator cuff avulsion due to hyperabduction injury of the shoulder. J Shoulder Elbow Surg 13（1）：112-114, 2004.

9) Depalma AF：Surgery of the shoulder. 3rd ed. , JB Lippincott, Philadelphia, 387-390, 1983.

10) 大沢敏久：大結節 2-part 骨折に対する治療方針の立て方. 関節外科 27（10）：53-55, 2008.

11) McLaughlin HL：Dislocation of the shoulder with tuberosity fracture. Surg Clin North America 43：1615-1620, 1963.

12) Neer CS Ⅱ：Displaced proximal humeral fracture Part1. Classification and evaluation. J Bone Joint Surg 52-A：1077-1089, 1970.

13) Park TS, et al：A new suggestion for the treatment of minimally displaced fractures of the greater tuberosity of the proximal humerus. Bull Hosp Jt Dis 56：171-176, 1997.

14) 仲川喜之, 他：上腕骨大結節骨折. MB Orthop 10（7）：51-59, 1997.

15) 篠田毅, 他：当院における上腕骨大結節骨折の治療方針. 整・災外 53：857-860, 2004.

16) 衛藤正雄：上腕骨近位端骨折の診療. 分類法の歴史と治療法の変遷. MB Orthop 10（7）：1-10, 1997.

17) 仲川善之：上腕骨近位端骨折の診療. 上腕骨大結節骨折. MB Orthop 10（7）：51-59, 1997.

18) 杉田光, 他：上腕骨大結節骨折に対する interfragmentary suture 法の治療

成績. 中部整災誌 44（1）：197-198, 2001.

19) Parsons BO, et al：Reliability and reproducibility of radiographs of greater tuberosity displacement. J Bone Joint Surg 87-A：58-65, 2005.

20) 松村明，他：上腕骨大結節骨折不顕性骨折の経験. 東日本整災誌 13（4）：423-427, 2001.

21) Keene JS, et al：Proximal humerus fractures. A correlation of residual deformity with long-term function. Orthopedics 6：173-178, 1983.

22) Reinus WR, et al：Fractures of the greater tuberosity presenting as rotator cuff abnormality：Magnetic resonance demonstration. J Trauma 44：670-675, 1998.

23) Reffert RD, et al：Infraclavicular brachial plexus injuries. J Bone Joint Surg 47-B：9-22, 1965.

24) Zuckerman JD, et al：Axillary artery injury has a complication of proximal humerus fractures. Clin Orthop 189：234-237, 1984.

25) 林典雄，他：夜間痛を合併する片関節周囲炎の可動域制限の特徴と X 線学的検討〜運動療法への展開〜. The journal of Clinical Physical Therapy 7：1-5, 2004.

大結節骨折

第 9 章
肱骨頭近端骨折的
運動療法

1. 肱骨頭近端骨折的概要與臨床上的狀況

1）掌握肱骨頭近端骨折的基礎知識

① 什麼是肱骨頭近端骨折

肱骨頭近端骨折和股骨近端骨折、橈骨遠端骨折、脊椎壓迫骨折並駕齊驅，為高齡者常發生的「四大骨折」之一，全骨折比率5～10%（圖9-1）[1][2]。本項骨折大多是因為跌倒「直接撞擊肩膀和上臂」或「伸展上肢時手去打到地板」受傷而導致。

由於病患層集中在高齡者，受傷後即使經過很長一段時間，仍然有許多病患殘存可動區域受限、疼痛等症狀，這也是本項骨折最大特徵。

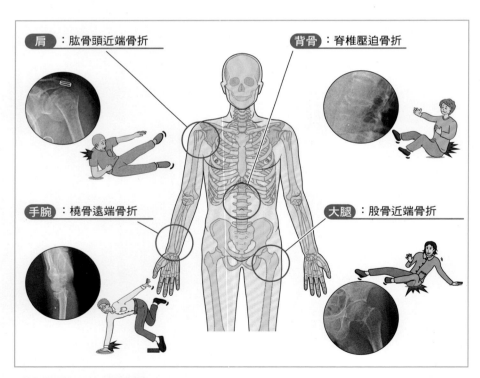

肩：肱骨頭近端骨折

背骨：脊椎壓迫骨折

手腕：橈骨遠端骨折

大腿：股骨近端骨折

圖9-1　高齡者常見的「四大骨折」

肱骨頭近端骨折

肱骨頭近端是肱骨頭到外科頸附近的部位。肱骨頭頸部分成解剖頸和外科頸。解剖頸包覆骨頭軟骨，在此處附著關節囊。很少會因為解剖頸導致骨折。另一方面，外科頸位在大結節、小結節的遠端，常發生肱骨頭近端骨折（圖9-2）。

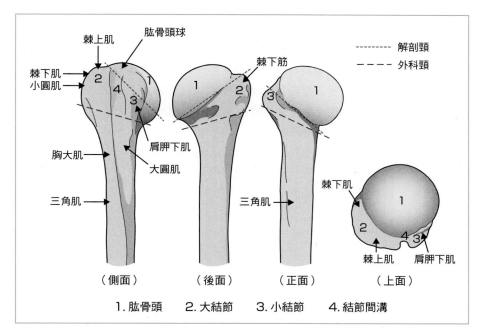

圖 9-2　肱骨頭（右側）解剖圖

肱骨頭近端骨折

本項骨折發生部位、轉位、骨片數量等，會影響血液流往骨頭，預後情況因類型而異。因此，在制定治療計畫上，必須經由X光檢查加以分類。本項骨折的類型一般使用Neer分類（圖9-3）。此項分類將肱骨頭近端，分成「肱骨頭（解剖頸）」「外科頸」「大結節」「小結節」4個部位以便掌握骨折線，組合各個部位進行分類。以骨片間轉位1cm或角狀變形45度為基準表示類型[3]，例如轉位數量1為2-part、數量2為3-part、數量3為4-part。另一方面，未達到基準值的轉位為minimum displacement，視為穩定型處理。脫臼依方向分成前方脫臼骨折和後方脫臼骨折。

② 選擇保守療法和手術療法

若依據Neer分類的定義，本項骨折約80％屬於轉位少的穩定型。同樣地，轉位少的大結節骨折和接觸面廣的外科頸骨折，適合採用保守療法，只要適當予以治療就會獲得不錯的成效。尤其是高齡者，顧慮到日常生活活動（ADL）和生活品質（QOL），大多以保守療法為第一優先選擇[4]。

罹患骨質疏鬆症，因而骨頭脆弱時，容易發生粉碎性骨折，必須花費很長一段時間骨頭才會癒合。所以，面對骨片離開骨床，無法找到接觸面的病患，以及難以保持在整復位置的病患，就必須考量全身狀態，改選擇手術療法[5]。

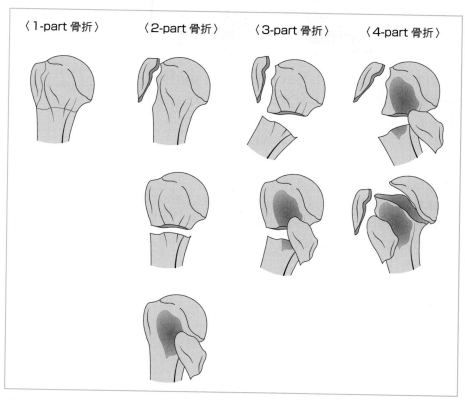

〈1-part 骨折〉　　〈2-part 骨折〉　　〈3-part 骨折〉　　〈4-part 骨折〉

圖 9-3　Neer 分類

分成「解剖頸」「外科頸」「大結節」「小結節」4個部位，再依各個部位是否轉位，組合各個部位進行分類。非常適合用來判斷影響血液流向骨頭、預後的原因。

這4個部位相互間隔1cm以上，或旋轉的轉位超過45度時，將判斷為轉位骨片。

【1-part骨折】

骨片未轉位，預後較良好，大多適用保守療法。

【2/3-part骨折】

大多選擇骨板固定手術和髓內釘固定手術等手術療法。1個或2個骨片轉位時，有發生血液循環障礙和骨頭壞死等併發症的風險。

小結節一旦骨折，就會改分類為4-part骨折，骨頭壞死的可能性極高。

【4-part骨折】

3個骨片轉位，大多因為骨頭粉碎而難以整復，適合人工骨頭置換手術。為了預防手術後難以向上舉，建議使用外轉裝具。

③ 手術療法

　手術療法的治療目的，依骨頭壞死的風險而不同。骨頭壞死危險性低的2-part骨折和3-part骨折，優先選擇骨板固定手術和髓內釘固定手術（圖9-4a·b）。另一方面，骨頭壞死危險性高的3-part脫臼骨折和4-part骨折，治療戰略必須納入人工骨頭置換手術（圖9-4c）。即使是3-part骨折，若病患採用體內固定，病情仍無法穩定下來時，就適合人工骨頭置換手術[6]。

　在各種手術的報告之中，最近在傳統型骨板（conventional plate）之外，開發出固定力和角度穩定性佳的鎖定式骨板，到目前為止，治療成績成飛躍性成長[7][8][9]。有許多成效良好的報告，但另一方面，在適當的位置上，未固定好鎖定式骨板和骨螺釘時，可能會偏離整復位置和發生骨切，後續療法必須特別注意並採取因應對策[10]。尤其是脫臼骨折的病患，不論使用哪一種器具，發生骨頭壞死的機率都會偏高，必須連續一段時間拍攝X光片，和主治醫師密切合作，審慎採取適合的後續療法[11]。

　至於骨質疏鬆症的病患，理所當然外科頸和大結節的骨密度偏低[12]，千萬不可過度信賴骨螺釘的固定力，建議執刀醫師在手術過程中，確認骨螺釘的效果。也就是說，和主治醫師密切溝通，影響了病患後續的狀況。

　此外，不管使用哪一種類型的骨板固定，都應該要時常注意可動區域是否發生肩峰下夾擠。

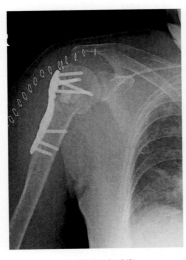
a：骨板固定手術

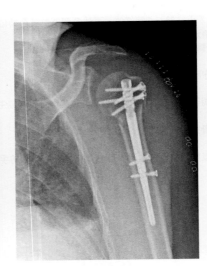
b：髓內釘固定手術

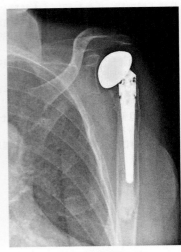
c：人工骨頭置換手術

圖 9-4 　**肱骨頭近端骨折的手術療法**

2）肱骨頭近端骨折的臨床表現

① 病症特徵

肱骨頭近端骨折依骨折部位有下列特徵。

a）解剖頸骨折

肱骨頭近端骨折極少發生。然而，由於屬於關節內骨折，骨頭不易癒合，即使骨頭癒合，也會發生以攣縮為中心的機能障礙。若擔心血液流動障礙導致骨頭壞死時，適合人工骨頭置換手術。

b）外科頸骨折

是本項骨折之中最常發生的，在旋轉轉位、角狀轉位之下骨頭癒合時，後續將影響到肩關節可動區域，必須特別注意（圖9-5）。外旋變形時，外旋角度增加、內旋角度減少，內旋變形則是內旋角度增加、外旋角度減少。此外，外翻變形會外轉角度增加、內轉角度減少，內翻變形為內轉角度增加、外轉角度減少。肩關節向上舉無法達到90度的病患之中，外翻變形占了16％，但內翻變形卻多達49％[2]。

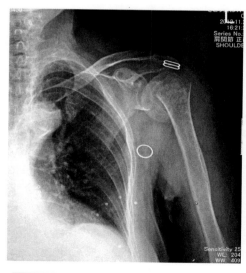

圖 9-5　肱骨頭外科頸骨折

外科頸在大結節和小結節的下方，容易因為動作發生骨折，肱骨頭近端骨折最常發生的是外科頸骨折。

c）大結節骨折

是肱骨頭近端骨折之中第 2 多的類型，僅次於外科頸骨折。在骨頭癒合的 X 光影像裡，將大結節所在位置分類為低位置（即正常肩膀，位在尾端，比骨頭低）、同等位置（高度幾乎和骨頭一樣）、高位置（位在頂端，比骨頭高），較容易預設跟旋轉肌袖之間的關聯性（圖 9-6）。大結節在高位置癒合時，除了旋轉肌袖（特別是棘上肌）使用效率低之外，發生肩峰下夾擠的風險也會變高，肩關節向上舉無法達到 90 度的病患占了 57 %[13]。

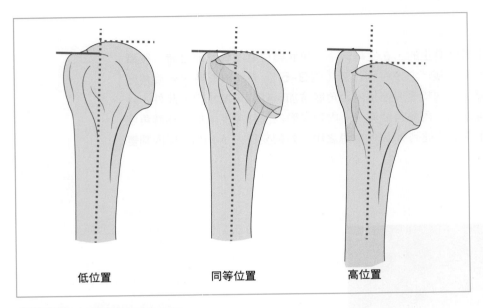

| 低位置 | 同等位置 | 高位置 |

圖 9-6　大結節骨折的分類

在骨頭癒合的 X 光影像裡，將大結節所在位置分類為低位置（即正常肩膀，位在尾端，比骨頭低）、同等位置（高度幾乎和骨頭一樣）、高位置（位在頂端，比骨頭高）。

d）小結節骨折

　　肩關節機能障礙隨著轉位幅度大小升高，是必須多加注意的骨折。肩胛下肌附著在小結節上（圖9-7），發生轉位的小結節骨折，會因為前方不穩定性、力偶遭到破壞，造成向心力下降、肱二頭肌長頭（LHB）不穩定等肩胛下肌機能不良，引發各種症狀。

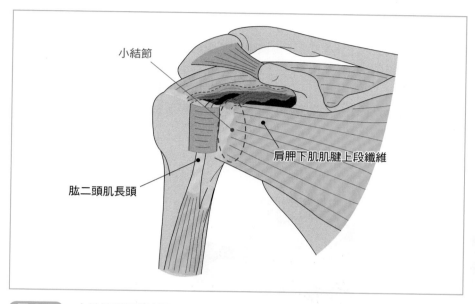

小結節

肩胛下肌肌腱上段纖維

肱二頭肌長頭

圖 9-7　小結節周圍解剖圖

② 治療概念

　肱骨頭近端骨折的運動療法，必須先考量骨折類型、手術方法和器具、受損的軟組織等之後再開始治療。

　發生肱骨頭近端骨折之後，或是手術後的早期運動療法，以維持肩盂肱關節可動區域為目的的彎身運動（stooping exercise）最為有效（圖9-8）。可以從發炎和疼痛減輕的時期開始，但侵害、刺激骨折區域和受傷的軟組織，將導致疼痛惡化、提升肌肉緊繃程度，可動區域受限變嚴重，後續治療成績不佳。必須盡可能在未造成疼痛之下溫柔地運動。

　骨頭癒合後的運動療法，目的在於改善受傷後沾黏、結疤的軟組織的拉伸性和滑動性，恢復關節的機能。因此，必須先了解受傷機轉、影像判斷、手術侵入、軟組織受傷部位等，再來制定治療戰略。

　骨頭中心到大結節為止的距離（近端橫徑），與旋轉肌袖的力臂有關。所以，這段距離在肱骨頭近端骨折後變短（力臂縮短）時，會導致旋轉肌袖機能不良，肩關節難以自動向上舉[13]。

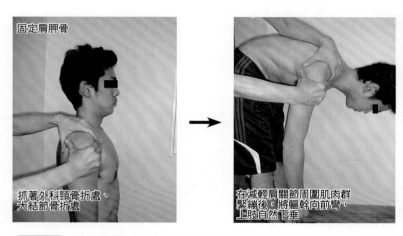

固定肩胛骨

抓著外科頸骨折處、
大結節骨折處

在減輕肩關節周圍肌肉群
緊繃後，將軀幹向前彎，
上肢自然下垂

圖 9-8　彎身運動（stooping exercise）

這是利用重力讓肩關節彎曲，去除肩關節周圍的肌肉攣縮，擴大支撐組織拉伸性的運動。圖為依據1934年Codman發表的運動理論設計動作。

2. 案例分析

肱骨頭近端骨折（3-part）手術後發生攣縮的病例

1）本件病例概要

　　本項骨折是從樓梯跌落，直接撞到肩膀，導致肱骨頭近端骨折的病例。骨折發生在外科頸和大結節，依Neer分類屬於3-part骨折。

　　治療上選擇手術治療。手術後的第4週同意進行肘關節運動療法，骨頭癒合穩定的第6週同意進行肩關節運動療法。無靜止不動時疼痛和自發性疼痛的現象，但肩關節運動時會感到疼痛，可動區域明顯受到限制，出現攣縮性疼痛為主的肩關節機能障礙。

　　不論是何種類型的骨折，都必須根據受傷機轉，推測軟組織受傷處和受傷程度。手撐到地板而受傷的間接外力，讓軟組織受傷處大多集中在骨折處四周。另一方面，如同本件病例般，因為直接外力受傷時，會壓迫骨折處四周的軟組織，從表層到深層大範圍受傷。此外，位在深層的腔室內部壓力上升，出現腔室症候群的症狀。因此，對於位在骨折處周圍的三角肌、旋轉肌袖、韌帶等軟組織，應以按壓疼痛為中心儘早評估狀況。

　　另外，觀察X光影像，推測受傷時的外力，產生從肱骨頭外科頸的外側，往內側移動的向量，以及往上方移動的向量。外科頸偏向內側，因而撞擊到關節盂的下緣，造成橫向骨折。肩胛下肌肌腱和小圓肌（下段肌束）附著在外科頸上，這些肌肉有可能因為骨折而受傷。當肱骨頭偏移上方，大結節會撞擊到肩峰，造成縱向骨折。所以，上方支撐組織的棘上肌肌腱、棘下肌肌腱、肩峰下滑液囊，極有可能受到壓迫而受傷。從X光檢查結果推敲出受傷的軟組織，對於之後展開的運動療法來說，是非常重要的資訊。

　　本件病例所採用的手術方式，為利用手術入路（deltopectoral approach）進行髓內釘固定手術。不管是哪一種手術，切開皮膚的部位在手術後，皮膚和皮下組織會發生沾黏、結疤。當皮膚喪失原有的拉伸性和滑動性，活動肩關節就容易產生皮膚性疼痛。因此，在皮膚和皮下組織仍沾黏之下，直接治療深層組織，不但會引發皮膚性疼痛，也將造成肩關節可動區域受限。

　　以經過6週後才開始進行運動療法的本件病例來說，治療的第一步是評估皮膚性疼痛，剝離皮膚、皮下組織的沾黏。之後，再依順序實施運動療法，這些步驟對骨折後的治療而言極為重要。

由以上說明可以得知，本件病例運動療法的主要目的，是順利恢復肩關節的機能，因此從改善皮膚和皮下組織的滑動性開始。

2）病歷和評估

① 病例

50歲世代女性，在公司擔任行政職務。過往病歷、家人病歷皆無必須特別記載的事項。

② 目前病況

在工作時沒踩好樓梯而跌倒受傷。診斷結果為肱骨頭近端骨折（3-part），至其他醫院接受髓內釘固定手術。手術後經他人介紹前來本院治療。使用三角巾體外固定5週，等到骨頭癒合狀況穩定後，從第6週開始進行肩關節的運動療法。

③ 運動療法開始前的基本評估

a）問診

i 出現疼痛的時間

受傷後和手術後，出現靜止不動時疼痛和自發性疼痛的現象，但開始運動療法後，未再發生靜止不動時疼痛和自發性疼痛，反而以運動時疼痛為主。

ii 造成疼痛的原因

侵害、刺激已經沾黏、結疤的肱骨頭近端骨折周圍組織，是發生運動時疼痛的主因。

iii 何種情形下感到疼痛

以手掌轉動肩關節四周區域時會感到疼痛。

iv 出現疼痛的部位

運動時肩關節前面到外側表面、上臂前面會感到疼痛（圖9-9）。

v 夜間疼痛

林的分類[14]：Type 1（夜間完全不會感到疼痛）

以夜間疼痛的程度為基準分類

TYPE1：夜間完全不會感到疼痛

TYPE2：有時會出現夜間疼痛，但不會痛到醒來

TYPE3：每天都會夜間疼痛，晚上會痛醒 2 ～ 3 次

TYPE4：每天都會夜間疼痛，嚴重影響到睡眠

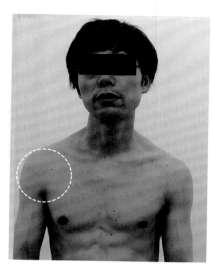

圖 9-9 　　**出現疼痛的部位**

肩關節前面到外側表面、上臂前面會感到疼痛。

b）視診、觀察

　　肩胛骨外轉、向下旋轉、向前傾，胸椎過度後彎（圖9-10）。

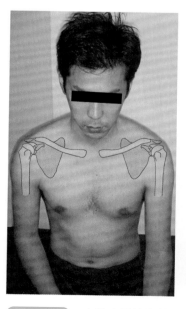
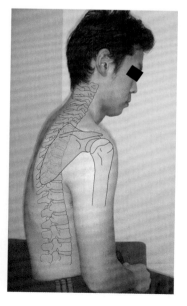

圖 9-10 　　**本件病例的姿勢**

肩胛骨外轉、向下旋轉、向前傾，胸椎過度後彎。

c）觸診

i 確認按壓感到疼痛的部位（圖9-11）

按壓棘上肌前後段纖維、棘下肌上下段纖維、肩胛下肌上下段纖維、小圓肌上下段纖維、肩袖間隙、三角肌、手術侵入處的皮膚會感到疼痛。

ii 確認肌肉緊繃狀況（圖9-12）

出現緊繃的肌肉有三角肌前中後段纖維、棘上肌前後段纖維、棘下肌上下段纖維、肩胛下肌上下段纖維、小圓肌上下段纖維、肩袖間隙。

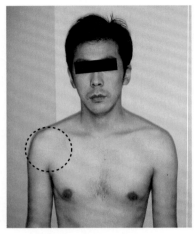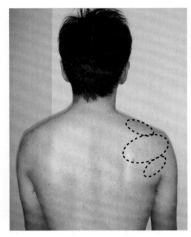

圖 9-11　按壓會感到疼痛的部位

按壓棘上肌前後段纖維、棘下肌上下段纖維、肩胛下肌上下段纖維、小圓肌上下段纖維、肩袖間隙、三角肌、手術侵入處的皮膚會感到疼痛。

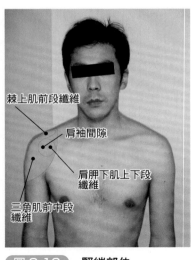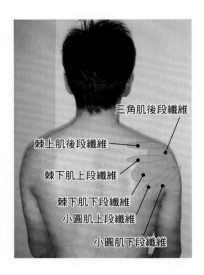

棘上肌前段纖維

肩袖間隙

肩胛下肌上下段纖維

三角肌前中段纖維

三角肌後段纖維

棘上肌後段纖維

棘下肌上段纖維

棘下肌下段纖維

小圓肌上段纖維

小圓肌下段纖維

圖 9-12　緊繃部位

出現緊繃的肌肉有三角肌前中後段纖維、棘上肌前後段纖維、棘下肌上下段纖維、肩胛下肌上下段纖維、小圓肌上下段纖維、肩袖間隙。

d）關節可動區域

彎曲：60度　　外轉：40度

第1種肢體姿勢外旋：-15度　　綁帶動作：至臀部外側

第2種肢體姿勢外旋、內旋：向上舉可動區域不足，無法測量

第3種肢體姿勢外旋、內旋：向上舉可動區域不足，無法測量

e）肌肉、韌帶、關節囊拉伸測試

根據各種拉伸測試的結果，如下判斷肢體姿勢受到限制的原因。

i 第1種肢體姿勢外旋受限：三角肌前段纖維、棘上肌前段纖維、肩胛下肌上段纖維

ii 第1種肢體姿勢內旋受限：三角肌後段纖維、棘下肌上段纖維

iii 第2種肢體姿勢外旋受限：肩胛下肌下段纖維、腋窩凹陷處（前段纖維）

iv 第2種肢體姿勢內旋受限：棘下肌下段纖維、腋窩凹陷處（後段纖維）

v 第3種肢體姿勢外旋受限：腋窩凹陷處（前段纖維）

vi 第3種肢體姿勢內旋受限：小圓肌、腋窩凹陷處（後段纖維）

f）前胸柔軟度測試

結果為距離地面5.5指寬（健側：3.5指寬）。仰臥時肩峰距離地面3指寬（健側：2指寬），懷疑肩鎖關節、胸鎖關節、胸椎、胸廓的柔軟度下滑（圖9-13）。

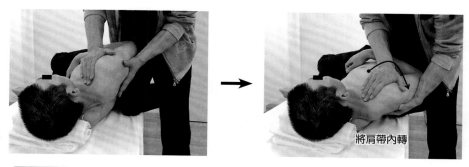

將肩帶內轉

圖 9-13　前胸柔軟度測試

肩峰毫無受阻直接碰到地面即為陰性。測試結果為距離地面5.5指寬（健側：3.5指寬）。仰臥時肩峰距離地面3指寬（健側：2指寬）。

g）肌力

肩關節彎曲等級3、外轉等級2、外旋等級3、內旋等級3。

h）其他特殊病症

手術侵入處的皮膚和皮下組織明顯沾黏，引起皮膚性疼痛，難以活動肩關節。

骨折極有可能造成小圓肌下段肌束、肩胛下肌下段纖維受傷、硬化。

④ 病例影像

a）X光檢查

ⅰ 受傷時：大結節、外科頸骨折（3-part）（圖9-14）。

ⅱ 手術後不久：大結節骨折使用骨螺釘固定，外科頸骨折使用髓內釘固定（圖9-15）。

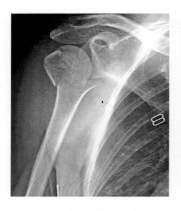

正面影像　　　　　　斜位影像

圖 9-14　　肱骨頭近端骨折受傷時

大結節、外科頸的骨折為3-part骨折。

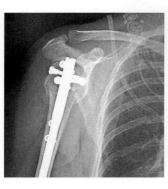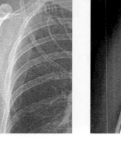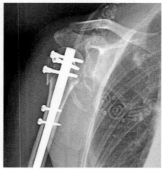

正面影像　　　　　　斜位影像

圖 9-15　　肱骨頭近端骨折手術後不久

大結節骨折使用骨螺釘固定，外科頸骨折使用髓內釘固定。

肱骨頭近端骨折

3）展開運動療法

① 剝離皮膚、皮下組織的沾黏、結疤

　　以坐姿作為起始姿勢（圖9-16）。對著三角肌和胸大肌等表層肌肉施力，將難以剝離手術創傷處的沾黏、結疤，因此請病患放鬆不要出力。在注意是否引起皮膚性疼痛、運動是否造成皮膚蒼白之下，展開活動關節的運動療法。剝離過程中出現上述的皮膚症狀時，請勿再增加刺激的強度。治療目標為消除皮膚拉伸性和滑動性所引起的疼痛。

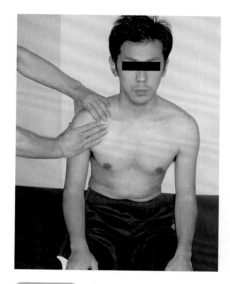

圖9-16 　起始姿勢

a）改善皮膚拉伸性、滑動性的運動

　　不直接碰觸到手術創傷處，用雙手抓著手術創傷處周圍皮膚。之後，輕輕將皮膚向上擠，皮膚兩側分別慢慢地朝向頭尾端、內外側推動。重複此步驟直到皮膚拉伸性、滑動性獲得改善後，再逐漸增加向上推擠的皮膚量和活動範圍（圖9-17）。

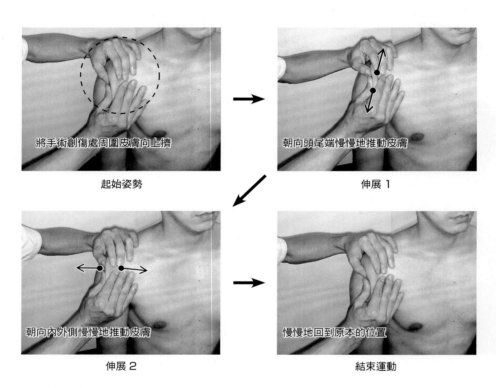

將手術創傷處周圍皮膚向上擠

起始姿勢

朝向頭尾端慢慢地推動皮膚

伸展 1

朝向內外側慢慢地推動皮膚

伸展 2

慢慢地回到原本的位置

結束運動

圖 9-17　改善皮膚拉伸性、滑動性的運動

肱骨頭近端骨折

b）活動關節改善皮膚拉伸性、滑動性的運動

一隻手抓著手術創傷處周圍皮膚，另一隻手抓著上肢。之後，抓著皮膚的手將皮膚向上擠，抓著上肢的手將肩關節慢慢地伸展、內轉、外旋。接著，將肩關節慢慢地彎曲、內轉、內旋，改善皮膚的拉伸性、滑動性。不斷重複這一連串的動作，直到確認皮膚性疼痛獲得改善後，再逐漸擴大肩關節的可動範圍（圖9-18）。

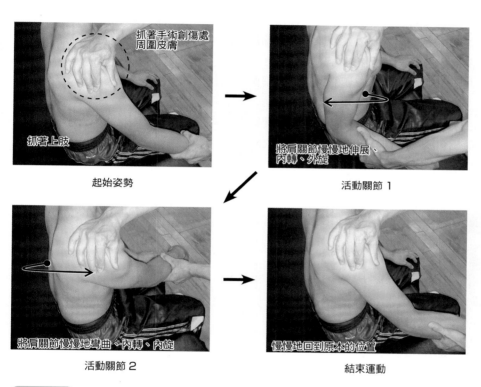

圖9-18 活動關節改善皮膚拉伸性、滑動性的運動

重點提醒・建議

進行「①剝離皮膚、皮下組織的沾黏、結疤」之後，改善了手術創傷處的按壓疼痛，以及皮膚的拉伸性、滑動性，變得更容易活動關節。此外，當減輕皮膚切開處周圍組織的疼痛後，將更容易抓住肱骨頭，有助於後續進行運動療法。在進行這些運動療法時，必須在不會妨礙活動關節之下，先讓皮膚、皮下組織有多餘的空間。

接下來是剝離表層肌肉的沾黏、結疤。肱骨頭近端骨折後，三角肌等表層肌肉因為跟位在深層的組織沾黏、結成疤，妨礙這些組織滑動。如此一來，即使拉伸深層組織，也會因為組織間的沾黏、結疤而結成塊，無法適當進行治療。所以，剝離表層肌肉沾黏、結疤為治療的前一階段，對治療來說很重要。

② 剝離表層肌肉的沾黏、結疤

手術創傷處按壓疼痛消失，而且皮膚恢復拉伸性、滑動性後，就可以開始處理肌肉攣縮的問題。肩關節進行彎曲、內轉運動和伸張、內轉運動時，三角肌會因為拉伸而感到疼痛且可動區域受限。若從受傷機轉來考量，三角肌極有可能受到壓迫而受傷。另外，拉伸、刺激三角肌，大結節附近區域會感到疼痛，造成三角肌和位在深層的三角肌下滑液囊沾黏、結成疤。

所以，以改善三角肌和三角肌下滑液囊的拉伸性、滑動性為目標，展開剝離沾黏的運動療法。

以坐姿作為起始姿勢（圖 9-19）。治療目標為肩關節進行彎曲、內轉運動和伸張、內轉運動時三角肌大結節附近區域不會產生拉伸疼痛。

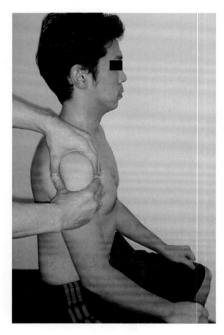

圖 9-19　起始姿勢

a) 直接滑動三角肌的運動

　　一隻手貼合前段、中段纖維，另一隻手貼合後段、中段纖維。之後，將三角肌向上方推離肱骨頭，從此一肢體姿勢開始運動。首先，將前段、中段纖維朝向肱骨頭後方滑動，一直持續到覺得受阻為止。接著，將後段、中段纖維朝向肱骨頭前方滑動，同樣持續到覺得受阻為止。不斷重複這一連串的動作，直到滑動性獲得改善為止（圖9-20）。

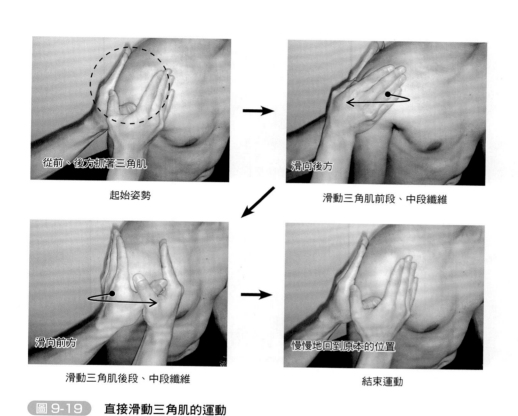

從前、後方抓著三角肌
起始姿勢

滑向後方
滑動三角肌前段、中段纖維

滑向前方
滑動三角肌後段、中段纖維

慢慢地回到原本的位置
結束運動

圖 9-19　直接滑動三角肌的運動

b）活動關節滑動三角肌的運動

〈前段、中段纖維〉

一隻手抓著前段、中段纖維，另一隻手抓著上肢。之後，抓著纖維的手將前段、中段纖維向上擠，抓著上肢的手將肩關節慢慢地伸展、內轉、外旋，滑動前段纖維和三角肌下滑液囊之間並給予刺激。等到能順利拉伸之後，再將肩關節彎曲、外轉、內旋，舒緩滑動的刺激（圖9-21）。

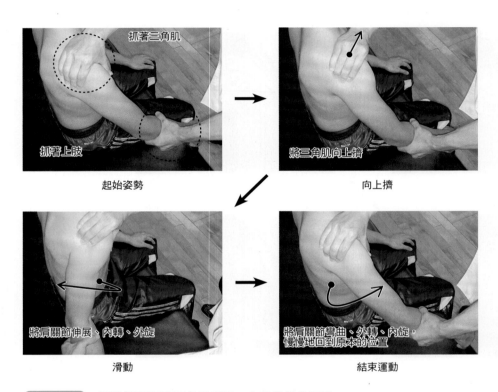

起始姿勢　　　　　　　　　　　　向上擠

滑動　　　　　　　　　　　　結束運動

圖 9-21 活動關節滑動三角肌前段、中段纖維的運動

〈後段、中段纖維〉

　一隻手抓著後段、中段纖維，另一隻手抓著上肢。之後，抓著纖維的手將後段、中段纖維向上擠，抓著上肢的手將肩關節慢慢地彎曲、內轉、內旋，滑動後段纖維和三角肌下滑液囊之間並給予刺激。等到能順利拉伸之後，再將肩關節伸展、外轉、外旋，舒緩滑動的刺激（圖9-22）。

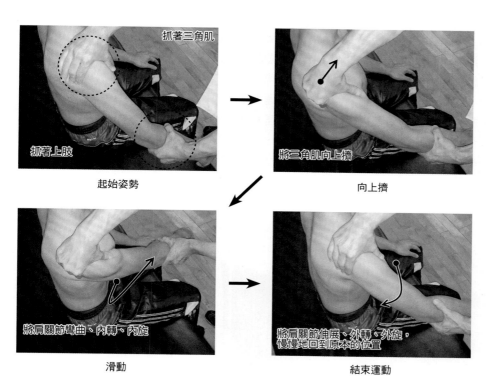

起始姿勢　　　　　　　　　　　　　　向上擠

滑動　　　　　　　　　　　　　　結束運動

圖 9-22　活動關節滑動三角肌後段、中段纖維的運動

重點提醒・建議

進行「②剝離表層肌肉的沾黏、結疤」之後，改善了三角肌和三角肌下滑液囊之間的滑動性，變得更容易活動肩關節。結果，第1種肢體姿勢外旋20度，綁帶動作至第3節腰椎。

三角肌是較厚的肌肉，將表層纖維至深層纖維視為一整塊，再藉由活動關節適當滑動、刺激三角肌，是本項運動療法的重點。

接下來是治療上方支撐組織的攣縮。跌倒造成的肱骨頭近端骨折，大多數是因為肱骨頭向上突出而受傷，導致以棘上肌肌腱為中心的上方支撐組織損傷。旋轉肌袖和關節囊本為生理性結合，但發生本項骨折後嚴重沾黏、結疤，是引起疼痛和可動區域受限等機能障礙的原因。所以，雖然剝離上方支撐組織沾黏、結疤很重要，但為了讓治療確實、有效，仍必須謹慎活動關節。

③ 消除上方支撐組織攣縮的運動療法

肱骨頭近端骨折（外科頸、大結節）的病患之中，大多位在旋轉肌袖和關節囊等深層的軟組織，會發生沾黏、結疤。因此，經由觸診正確掌握結疤組織，再適當地重複剝離沾黏、刺激的技術，在治療上非常重要。

另外，上方支撐組織伸展性欠佳，會造成肩關節內轉受限，肩胛骨變成向下旋轉的姿勢。結果，懸垂肩胛骨的肩帶周圍肌肉群緊繃加重，擾亂肩盂肱的節奏，導致以肩峰下夾擠為主的機能障礙。所以，透過運動療法，先消除上方支撐組織的攣縮，避免後續打亂肩盂肱的節奏。

以仰臥作為起始姿勢（圖9-23）。治療目標為下垂姿勢的外旋角度60度以上，綁帶動作至第12節胸椎。

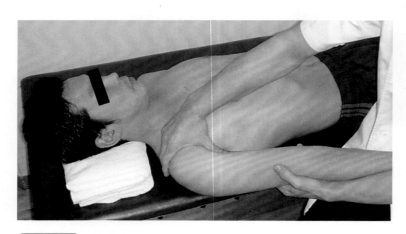

圖 9-23 　起始姿勢

a）剝離棘上肌的沾黏

一隻手將肱骨頭向上方推動並觸摸棘上肌肌腱，另一隻手抓著上肢。

之後，前段纖維為推肱骨頭的手確保關節軸未偏移，抓著上肢的手將肩關節輕微外旋，於肩胛骨平面上內轉，讓棘上肌肌腱朝向遠處滑動。接著，將肩關節輕微內旋，於肩胛骨平面上外轉同步收縮棘上肌，讓棘上肌肌腱朝向近處滑動（圖9-24）。

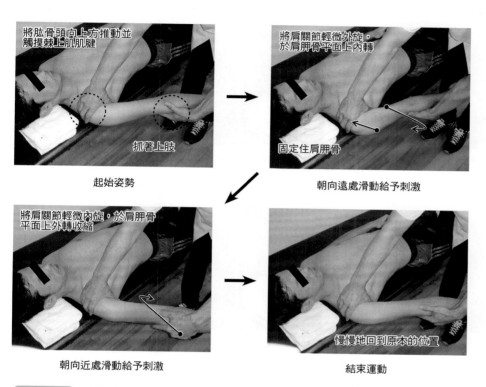

起始姿勢　　　　　　　　　　　朝向遠處滑動給予刺激

朝向近處滑動給予刺激　　　　　　結束運動

圖 9-24　剝離棘上肌前段纖維的沾黏

至於後段纖維為推肱骨頭的手確保關節軸未偏移，抓著上肢的手將肩關節輕微內旋，於肩胛骨平面上內轉，讓棘上肌肌腱朝向遠處滑動。接著，將肩關節輕微外旋，於肩胛骨平面上外轉同步收縮棘上肌，讓棘上肌肌腱朝向近處滑動（圖9-25）。

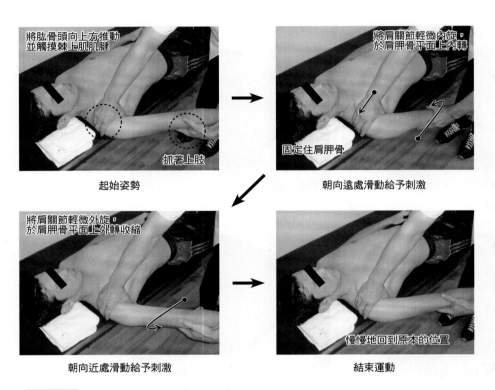

將肱骨頭向上方推動並觸摸棘上肌肌腱
抓著上肢
起始姿勢

將肩關節輕微內旋，於肩胛骨平面上內轉
固定住肩胛骨
朝向遠處滑動給予刺激

將肩關節輕微外旋，於肩胛骨平面上外轉收縮
朝向近處滑動給予刺激

慢慢地回到原本的位置
結束運動

圖 9-25　剝離棘上肌後段纖維的沾黏

肱骨頭近端骨折

b）剝離棘下肌上段纖維的沾黏

一隻手將肱骨頭向後上方推動並觸摸棘下肌肌腱，另一隻手抓著上肢。之後，推肱骨頭的手確保關節軸未偏移，抓著上肢的手將肩關節內旋、伸展、內轉，讓棘上肌肌腱朝向遠處滑動。接著，將肩關節外旋、彎曲、外轉同步收縮棘下肌，讓棘下肌肌腱朝向近處滑動（圖9-26）。

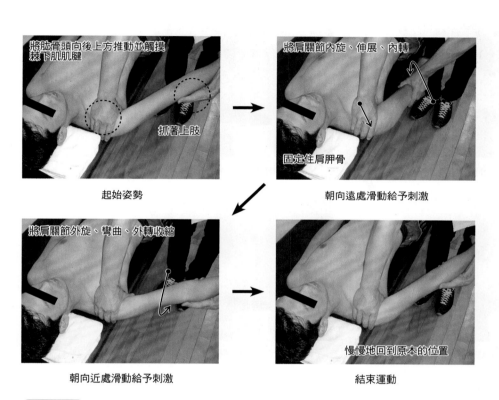

起始姿勢

朝向遠處滑動給予刺激

朝向近處滑動給予刺激

結束運動

圖 9-26　剝離棘下肌上段纖維的沾黏

肱骨頭近端骨折

293

c）剝離肩胛下肌上段纖維的沾黏

一隻手將肱骨頭向前上方推動並觸摸肩胛下肌肌腱，另一隻手抓著上肢。之後，推肱骨頭的手確保關節軸未偏移，抓著上肢的手將肩關節外旋、伸展、內轉，讓肩胛下肌肌腱朝向遠處滑動。接著，將肩關節內旋、彎曲、外轉同步收縮肩胛下肌，讓肩胛下肌肌腱朝向近處滑動（圖9-27）。

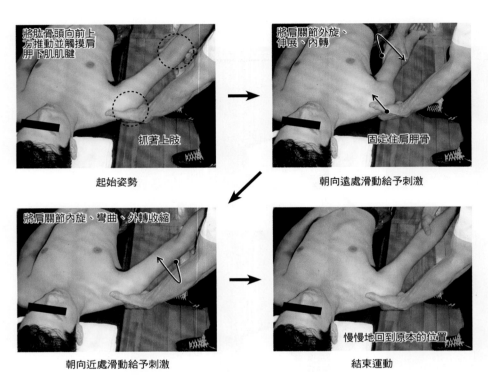

圖 9-27　剝離肩胛下肌上段纖維的沾黏

　　再來是治療下方支撐組織的攣縮。外科頸骨折是肱骨頭頸部遠端發生的骨折，其部位是附著在肩胛下肌下段纖維和小圓肌下段肌束等肌肉上。因此，這些肌肉受損後，大多會發生沾黏、結疤。在骨頭癒合後觸診外科頸骨折周圍區域，發現這些肌肉的組織硬度確實變高了，但只要剝離沾黏、結疤，組織硬度就會階段性地降低。建議開始治療時，隨時將上述的見解謹記在心裡。

④ 消除下方支撐組織攣縮的運動療法

　　觀察受傷時的 X 光影像，外科頸轉位骨折，令人擔心附著在此的小圓肌下段肌束和肩胛下肌下段纖維，會因為骨折造成的受傷，發生沾黏、結疤。所以，必須剝離這些組織的沾黏。

　　以仰臥作為起始姿勢（圖9-28）。治療目標為第2種肢體姿勢外旋可動區域60度，第3種肢體姿勢內旋角度0度。

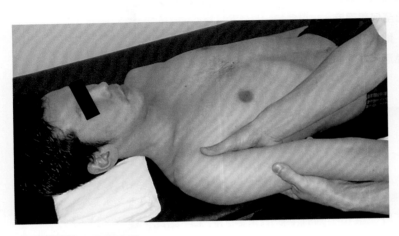

圖 9-28　　起始姿勢

a）剝離肩胛下肌下段纖維的沾黏

一隻手將肱骨頭向前下方推動並抓著上肢，另一隻手觸摸肩胛下肌下段纖維。之後，抓著上肢的手確保關節軸未偏移，將肩關節外轉、外旋，改善肌肉朝向遠處滑動的滑動性，同時，觸摸的手確認拉伸感。接著，將肩關節內轉、內旋收縮肌肉，朝向近處滑動給予刺激（圖9-29）。

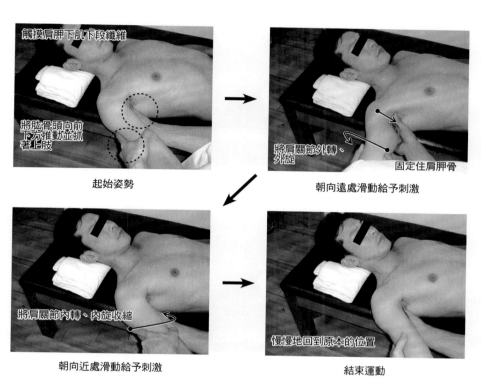

觸摸肩胛下肌下段纖維

將肱骨頭向前下方推動並抓著上肢

起始姿勢

將肩關節外轉、外旋

固定住肩胛骨

朝向遠處滑動給予刺激

將肩關節內轉、內旋收縮

朝向近處滑動給予刺激

慢慢地回到原本的位置

結束運動

圖 9-29 剝離肩胛下肌下段纖維的沾黏

b）剝離棘下肌下段纖維的沾黏

　　一隻手將肱骨頭向後下方推動並抓著上肢，另一隻手觸摸棘下肌下段纖維。之後，抓著上肢的手確保關節軸未偏移，將肩關節外轉、內旋，改善肌肉朝向遠處滑動的滑動性，同時，觸摸的手確認拉伸感。接著，將肩關節內轉、外旋收縮肌肉，朝向近處滑動給予刺激（圖9-30）。

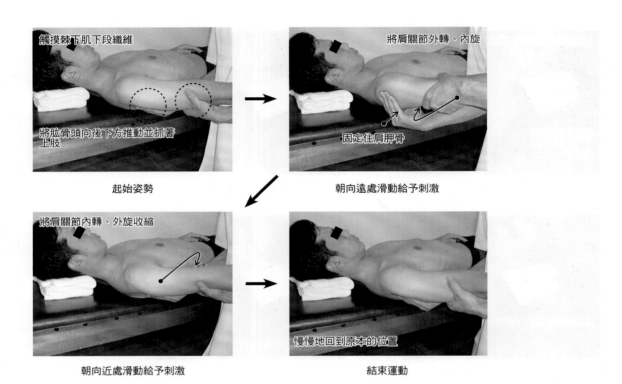

圖 9-30 剝離棘下肌下段纖維的沾黏

肱骨頭近端骨折

298

c）剝離小圓肌的沾黏

一隻手將肱骨頭向後下方推動並抓著上肢，另一隻手觸摸小圓肌。之後，抓著上肢的手確保關節軸未偏移，將肩關節彎曲、內旋，改善肌肉朝向遠處滑動的滑動性，同時，觸摸的手確認拉伸感。接著，將肩關節伸展、外旋收縮肌肉，朝向近處滑動給予刺激（圖9-31）。

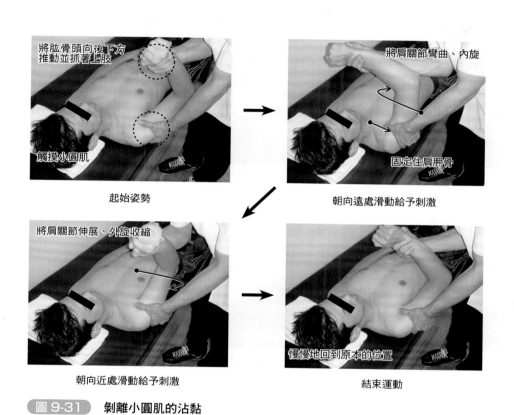

起始姿勢

朝向遠處滑動給予刺激

朝向近處滑動給予刺激

結束運動

圖 9-31 剝離小圓肌的沾黏

肱骨頭近端骨折

d）剝離肩胛下肌下段纖維、小圓肌的沾黏

　一隻手抓著肩胛下肌下段纖維，另一隻手抓著小圓肌，兩手再包住外科頸骨折處。之後，將肌腹向上推擠並往後牽拉，剝離肩胛下肌下段纖維的附著處。接著，將肌腹向上推擠並往前牽拉，剝離小圓肌附著處（圖9-32）。

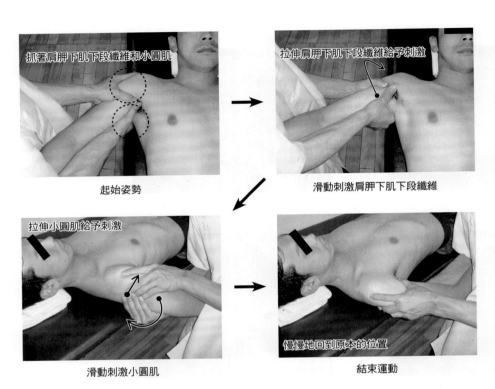

圖 9-32　剝離肩胛下肌下段纖維、小圓肌的沾黏

肱骨頭近端骨折

接下來是治療肩袖間隙和腋窩凹陷處的攣縮。位在此部位的關節囊並未與旋
轉肌袖相接合。因此，發生沾黏、結疤的時候，必須將肱骨頭往關節囊推動，
拉伸、刺激關節囊，恢復拉伸性。而若要達到此效果，就必須將肱骨頭、關節
盂立體化，去想像兩者的位置關係。由於旋轉肌袖緊繃程度高，將無法確實進
行治療，所以，原則上應先確認旋轉肌袖未出現緊繃後，再來展開治療。

⑤ 拉伸肩袖間隙和腋窩凹陷處的攣縮

到了此階段，已順利擴大肩關節可動區域，也消除了關節運動產生的疼痛。
然而，受到肩袖間隙和腋窩凹陷處攣縮的影響，無法再進一步擴大可動區域。
因此，開始治療肩袖間隙和腋窩凹陷處。

以仰臥作為起始姿勢（圖9-33）。治療目標為第2種肢體姿勢外旋可動區域
80度，第3種肢體姿勢內旋角度10度。

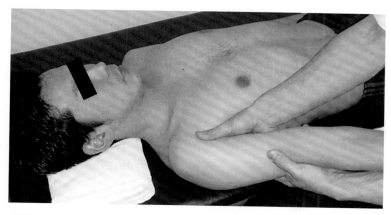

圖 9-33　起始姿勢

a）消除肩袖間隙攣縮的伸展運動

一隻手抓著肩峰並且貼合肱骨頭後方，另一隻手抓著上肢，保持下垂姿勢。之後，貼合的手固定住肩胛骨，將肱骨頭向前方推動，抓著上肢的手將肩關節伸展、內轉、外旋，適當拉伸給予刺激。本項運動的重點為一旦感覺到受阻，就必須立即鬆開，不可再繼續下去（圖9-34）。

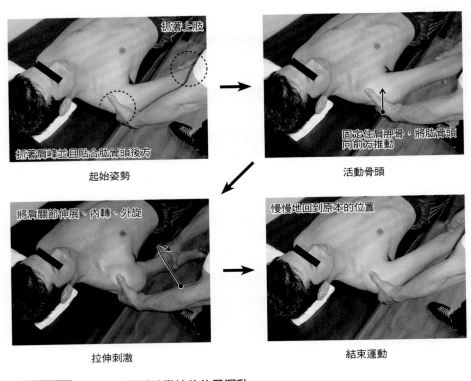

起始姿勢

活動骨頭

拉伸刺激

結束運動

圖9-34　消除肩袖間隙攣縮的伸展運動

b）消除腋窩凹陷處攣縮的伸展運動

一隻手抓著肩峰並且貼合肱骨頭上方，另一隻手抓著上肢，於肩胛骨平面上保持外轉90度姿勢。

前段纖維為貼合的手固定住肩胛骨，將肱骨頭向下方推動，抓著上肢的手將肩關節外轉、外旋，適當拉伸給予刺激（圖9-35）。

至於後段纖維，則是貼合的手固定住肩胛骨，將肱骨頭向下方推動，抓著上肢的手將肩關節彎曲、內旋，適當拉伸給予刺激（圖9-36）。

肱骨頭近端骨折

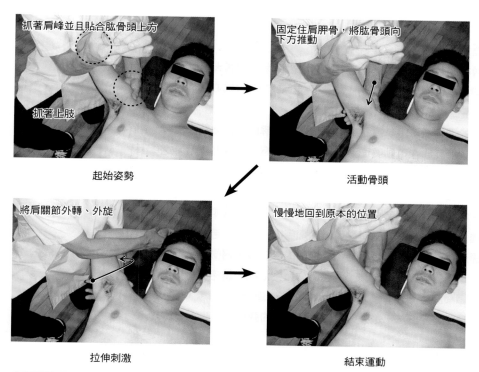

抓著肩峰並且貼合肱骨頭上方

抓著上肢

起始姿勢

固定住肩胛骨，將肱骨頭向下方推動

活動骨頭

將肩關節外轉、外旋

拉伸刺激

慢慢地回到原本的位置

結束運動

圖 9-35　消除腋窩凹陷處前段纖維攣縮的伸展運動

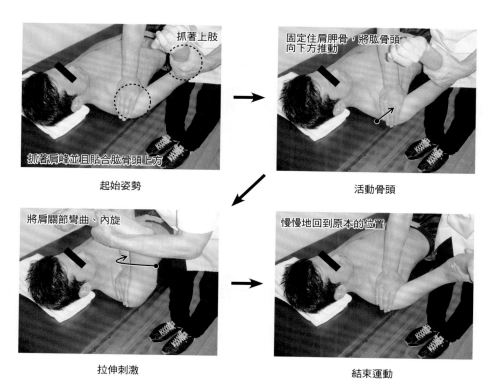

抓著上肢

固定住肩胛骨，將肱骨頭向下方推動

抓著肩峰並且貼合肱骨頭上方

起始姿勢

活動骨頭

將肩關節彎曲、內旋

拉伸刺激

慢慢地回到原本的位置

結束運動

圖 9-36　消除腋窩凹陷處後段纖維攣縮的伸展運動

肱骨頭近端骨折

進行「⑤拉伸肩袖間隙和腋窩凹陷處的攣縮」之後，進一步擴大了肩關節的可動區域，彎曲170度、外轉160度，第2種肢體姿勢外旋70度、內旋45度，第3種肢體姿勢外旋85度、內旋25度。

在進行上述提到的運動療法時，重點在於必須事先了解即使拉伸關節囊等軟組織，也不會立即反應在可動區域上，因而第一步應該先降低阻力，之後再擴大可動區域才對。關節設定能保留些微餘裕的角度後，再來活動關節是拉伸運動的訣竅。

如同本項骨折一樣，強大外力造成的外傷，必然會嚴重損及軟組織。正因如此，才會因為沾黏、結疤，導致可動區域明顯受限。而且，若皮下組織沾黏、結疤嚴重難以處理，容易受到活動關節前的皮膚性疼痛影響，導致治療成效不彰。不過，適當重複拉伸、滑動刺激發生沾黏、結疤的組織，可望逐漸改善組織間的滑動性，擴大可動區域。隨時謹記此一觀念，配合攣縮狀況，正確實施運動療法，是獲得良好可動區域的要訣。

總結

　　對於肱骨頭近端骨折，會考量骨片轉位程度和身體機能等，再選擇保守療法或手術療法。手術療法因為手術侵入體內，常造成皮下組織沾黏、結疤。此外，發生骨折常同時造成軟組織受傷，導致骨折處周圍組織沾黏、結疤。所以，肱骨頭近端骨折大多會伴隨著交錯複雜的攣縮，應注意是否以此為中心，引起疼痛和可動區域受限。

　　運動療法依循表層組織到深層組織的順序進行治療。也就是說，從皮膚、皮下組織開始，接著是肌膜、表層肌肉、深層肌肉，最後才是治療關節囊。在表層組織柔軟度和滑動性未充足之下，即使活動、治療深層組織，也會被表層組織削弱力道，反而無法達到治療目標。

　　另外，肱骨頭近端骨折也常因為外力的強弱、施力方向，造成旋轉肌袖破裂。結果，引起向心位置亂掉、肩關節機能下滑等問題。不過，若能根據觀察影像後得到的資訊，找出容易沾黏、結疤的軟組織，正確進行運動療法，相信會有不錯的治療成效。

參考文獻

1) 石毛徳之：上腕骨近位端骨折分類の変換．関節外科 27：23-31, 2008.

2) 飯澤典茂, 他：多施設集計に基づく上腕骨近位端骨折データベースの分析．関節外科 27：1302-1309, 2008.

3) Neer CS：Displaced proximal humeral fractures. I. Classification and evaluation. J Bone Joint Surg Am 52：1077-1089, 1970.

4) 石黒隆, 他：上腕骨近位端骨折に対する保存療法．整・災外 50：325-332, 2007.

5) 米田英正, 他：高齢者の上腕骨近位部骨折に対する骨接合術の成績．別冊整形外科 58：101-105, 2010.

6) 井出淳二, 他：上腕骨近位端骨折に対する人工骨頭置換術．関節外科 27：133-135, 2008.

7) Seide K, et al：Locked vs. unlocked plate osteosynthesis of the proximal humerus；a biomechanical study. Clin Biomech 22：176-182, 2007.

8) Foruria AM, et al：Proximal humerus fracture rotational stability after fixation using a locking plate or a fixed-angle locked nail；the role of implant stiffness. Clin Biomech 25：307-311, 2010.

9) Sala LE, et al：Two-part surgical neck fracture of the proximal part of the humerus；a biomechanical evaluation of two fixation techniques. J Bone Joint Surg 88-A：2258-2264, 2006.

10) Thanasas C, et al：Treatment of proximal humerus fracture with locking plates；a systematic review. J Shoulder Elbow Surg 18：837-844, 2009.

11) Hente R, et al：Treatment of dislocated 3- and 4-part fracture of the proximal humerus with an angle-stabilizing fixation plate. Unfallchirurg 107：769-782, 2004.

12) 岡村圭佑, 他：上腕骨近位端の骨粗鬆症と骨折．関節外科 13：641-646, 1994.

13) Rietveld ABM, et al：The lever arm in glenohumeral abduction after hemiarthroplasty. J Bone Joint Surg 70-B：561-565, 1988.

14) 林典雄, 他：夜間痛を合併する片関節周囲炎の可動域制限の特徴と X 線学的検討～運動療法への展開～．The journal of Clinical Physical Therapy 7：1-5, 2004.

肱骨頭近端骨折

第 10 章
頸部揮鞭症候群的
運動療法

1. 頸部揮鞭症候群的概要與臨床上的狀況

1）掌握頸部揮鞭症候群的基礎知識

① 什麼是頸部揮鞭症候群

頸部揮鞭症候群（whiplash-associated disorder：WAD）是交通外傷造成頭部、頸部、背部、肩胛周圍組織受損，在運動器官和神經系統上顯現各種症狀的綜合症候群[1]，一般稱為「頸部鞭打症」。「頸部鞭打症」是頭部承受到強烈撞擊，頸部像鞭子一樣甩來甩去而導致（圖10-1），除了汽車事故外，勞動災害和運動障礙等也會引起「頸部鞭打症」。

各種症狀大多在受傷後不久，或是受傷後過了2～3天才出現，尤其是補強頸椎、上段胸椎的椎間盤，以及小面關節的滑膜、關節囊、韌帶等的傷勢一旦惡化，就需要非常長的時間才能痊癒[1][2][3][4]。

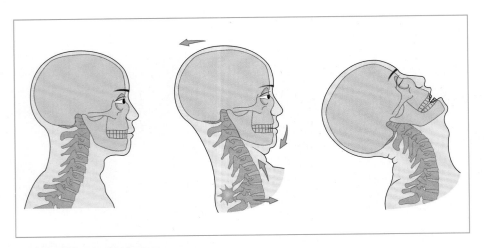

圖 10-1　WAD 的受傷機轉

WAD依客觀、主觀症狀分成5個等級。等級0為未顯現任何客觀症狀，等級Ⅰ是出現按壓疼痛，等級Ⅱ為頸部疼痛，骨頭、關節出現障礙，等級Ⅲ是進一步併發神經學症狀，等級Ⅳ是判定骨折、脫臼[5]。

魁北克報告的WAD臨床分類（修改文獻5部分內容）

等級0：頸部無症狀。無其他症狀。

等級Ⅰ：頸部只有疼痛、僵硬、壓痛。無客觀症狀。

等級Ⅱ：包含頸部主訴症狀和ROM受限、按壓疼痛在內的肌肉、骨骼症狀
　　　　（頭部、顏面、頭後方、肩膀、手臂出現非特異性症狀）。

等級Ⅲ：包含頸部主訴症狀和肌腱反射減弱or消失、無力、感覺障礙在內。
　　　　神經學症狀（包含神經學症狀在內的ROM受限）。

等級Ⅳ：頸部主訴症狀和骨折or脫臼。

※全部等級出現的症狀和障礙，皆包含重聽、眩暈、耳鳴、頭痛、記憶喪失、吞嚥障礙、下顎關節疼痛等。

根據最近的臨床研究，發現WAD的受傷區域，是以支撐頸椎、胸椎的多裂肌深層纖維[6]，以及頭半棘肌等特定肌肉為中心[7]（圖10-2）。而一段時間內使用MRI連續檢查後討論其變化的報告，亦提到橫斷面積減少和脂肪組織浸潤，將造成症狀演變成慢性。

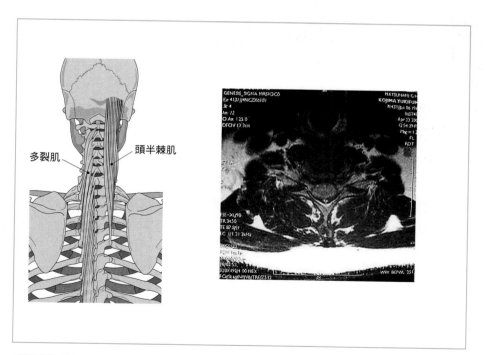

多裂肌　　頭半棘肌

圖 10-2　WAD 受傷機轉

② 頸椎、胸椎的支撐機構

　　支撐頸椎、胸椎的多裂肌和頭半棘肌具有2個重要機能。第1種為抵抗重力，支撐住頸椎和胸椎，另一種是讓小面關節運動順暢。由於某些原因，造成前述機能受損時，將導致頸椎無法保持前彎（直頸），胸椎過度後彎，胸椎的伸展旋轉運動受到限制（圖10-3）。當肋骨發生功能性變化，機能受到限制，肩關節也會受到影響。

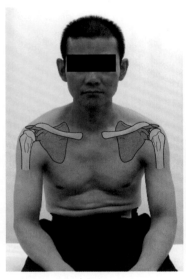
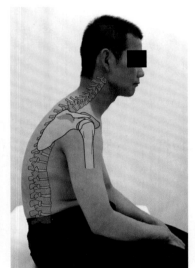
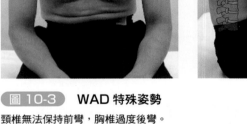

圖 10-3　　**WAD 特殊姿勢**

頸椎無法保持前彎，胸椎過度後彎。

　　在此，將試著分析肩關節運動，跟以胸椎為中心的胸廓兩者的關聯性。依據肩關節向上舉的基礎研究結果，從下垂姿勢向上舉至160度為止，以第5肋骨為中心，各個肋骨約向上6mm，再做出向後旋轉的動作[8]。以胸椎第6節和第7節為起點伸展約3度後[9]，同一側再側彎和旋轉[10][11]。透過肋骨和胸椎的協調運動，胸廓彎曲前面呈現凸狀，後面則是凹狀，讓肩胛骨能做出內轉、後傾、向上旋轉的動作（圖10-4）。另一方面，胸椎小面關節和肋骨運動受到妨礙時，跟肩胛骨之間的協調性就會亂掉。

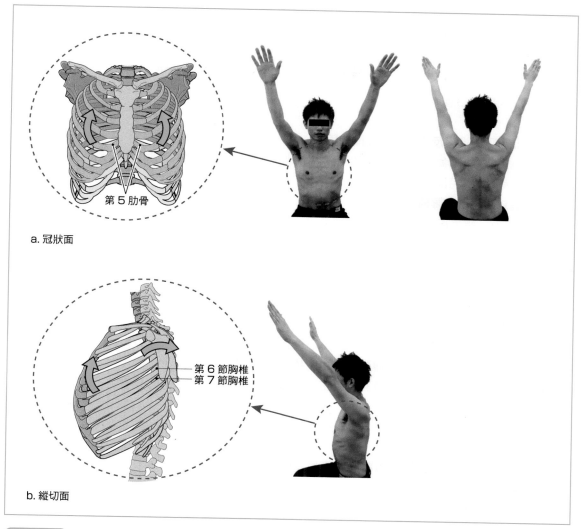

a. 冠狀面

第 5 肋骨

第 6 節胸椎
第 7 節胸椎

b. 縱切面

圖 10-4　肩關節向上舉時的胸廓動作

③ 理學檢查

WAD 屬於症候群的一種。造成運動器官和神經系統出現各種症狀的原因，不會單純只有 1 種，必須全面進行評估才行。特別是第 2、3 節頸椎關節障礙，導致頸椎伸展、側彎時疼痛，以及引起大枕神經障礙的頭部後方疼痛等，都是發生機率極高的症狀。當判定出現明顯的神經根症狀時，應該要確認跟影像觀察結果的一致性。神經根症狀和理學檢查結果一致時，就可能是頸椎病變，兩者若是不一致，有可能是胸廓出口症候群，在此假設之下觀察病況。

2）頸部揮鞭症候群的臨床表現

① 病症特徵

WAD會出現下列3種症狀，甚至有不少病患併發肩關節機能障礙。

因為小面關節障礙過度反應疼痛的肩關節障礙

WAD病患構成小面關節的滑膜組織和脂肪組織容易受傷，跟肩關節運動連動的小面關節運動會引起疼痛。

胸椎後彎造成的肩關節障礙

WAD病患為了避免疼痛，容易擺出胸椎後彎、同一側側彎、旋轉等姿勢[12]，若長時間維持此種姿勢，將造成胸椎後彎、肩胛骨運動受阻。

肩胛骨向前傾、外轉、向下旋轉姿勢造成的肩關節障礙

姿勢後彎，肩胛骨向後傾、內轉、向上旋轉的運動區域受到限制[13]。

上述3種症狀會互相影響，使得肩盂肱節奏發生問題，除了骨頭向心力下降之外，前面也會發生機能障礙。

此外，有的WAD病患反射性以上肢抵擋受傷時，所承受到的強大外力衝擊，導致壓傷肩峰下滑液囊和旋轉肌袖。像這類外傷引起的發炎性病變，必須和頸部疼痛分開個別處理。該部位發炎會在肩峰下滑液囊四周形成沾黏，後續引發肩峰下夾擠等（圖10-5）。

② 治療概念

罹患WAD之後出現的肩關節障礙，是頸椎、胸椎支撐機構和肩胛骨的位置異常（錯位：mal position）所導致的肩關節機能障礙。肩峰下滑液囊和旋轉肌袖出現發炎性病變時，將發生肩峰下滑動機構沾黏為主的病症。運動療法的目標為消除肩關節症狀，第一步就是擴大頸椎、胸椎、肩帶的可動區域，以及改善前胸攣縮、肩盂肱節奏恢復、骨頭恢復向心力。

因此，採取運動療法，治療WAD引起的肩關節機能障礙時，建議先明確找出造成機能障礙的原因，之後再制定治療戰略。

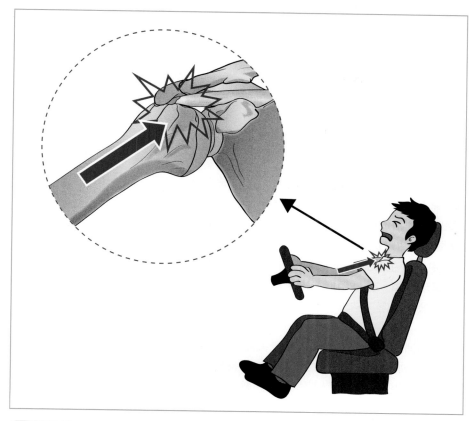

圖 10-5 肩關節機能障礙的機制

本件病例是肩胛骨運動主軸的胸椎和肩帶周圍組織受傷。因此，肩盂肱節奏明顯混亂。除此之外，受傷時強大外力沿著長軸方向施加在上肢，壓迫到肩峰下滑液囊和旋轉肌袖。所以，肩峰下滑液囊和旋轉肌袖受傷等，容易進展成肩關節機能障礙。

2. 案例分析

頸部揮鞭症候群併發肩關節攣縮的病例

1）本件病例概要

　　本件病例是手握住方向盤，突然被後方車子追撞而受傷。根據受傷機轉，推測肱骨頭突出，造成肩峰下滑液囊炎和旋轉肌袖炎。至本院看診的前2個月，給予消炎鎮痛藥物並採取物理治療控制疼痛，順利改善急性症狀。之後隨著時間經過，肩關節上方支撐組織沾黏日漸明顯，肩關節攣縮導致運動時感到疼痛。

　　本件病例以棘上肌為中心發生攣縮，下垂時肩胛骨被棘上肌拉住而向下旋轉。頭部向前傾，頸椎呈現直頸，胸椎過度後彎。長期姿勢不良且固定住，連接肩胛骨和脊椎的肌肉群機能低落，結果脊椎定位異常，導致肩帶機能不良，成為負螺旋狀。

　　運動療法採用舒緩方式，消除脊椎定位異常及肩帶機能不良所導致的肌肉緊繃。步驟為矯正脊椎定位，增加胸椎可動性，之後再治療肩帶機能。胸椎後彎幅度增加、減少，會影響肩胛骨的位置，前後步驟對調，將難以獲得預期的效果。

2）病歷和評估

① 病例

　　50歲世代女性，從事運輸工作。不論是過往病歷、家人病歷皆無必須特別記載的事項。

② 目前病況

　　停車中遭到後方來車追撞而受傷。受傷後不久症狀輕微，但後來疼痛逐漸惡化。到本院接受治療，為了舒緩疼痛，投予消炎鎮痛藥物及採取物理治療2個月。之後，雖然頸部疼痛減輕，但左肩關節攣縮，改採用運動療法進行治療。

③ 運動療法開始前的基本評估

a）問診

i 出現疼痛的時間

受傷後2～3天疼痛愈來愈明顯。

ii 造成疼痛的原因

在握著方向盤之下被撞，導致肩峰下滑液囊和旋轉肌袖受傷。

iii 何種情形下感到疼痛

以手掌轉動肩關節四周區域時會感到疼痛。

iv 出現疼痛的部位

肩關節到前臂的前方外側疼痛、頸背部和肩胛骨周圍出現疲勞感、不適感、鈍痛（圖10-6）。

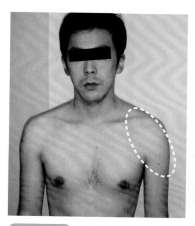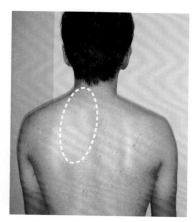

※ 此處使用露出上半身的照片，包括後續的照片在內，都是由模特兒示範，而非病患本人。

圖 10-6　出現疼痛的部位

肩關節到前臂的前方外側疼痛、頸背部和肩胛骨周圍出現疲勞感、不適感、鈍痛。

v 夜間疼痛

林的分類[14]：Type 3

以夜間疼痛的程度為基準分類

TYPE1：夜間完全不會感到疼痛

TYPE2：有時會出現夜間疼痛，但不會痛到醒來

TYPE3：每天都會夜間疼痛，晚上會痛醒2～3次

TYPE4：每天都會夜間疼痛，嚴重影響到睡眠

---

b）視診、觀察

　　頭部向前傾，頸部成為直頸，胸椎過度後彎，肩胛骨過度外轉、向下旋轉、向前傾（圖10-7）。

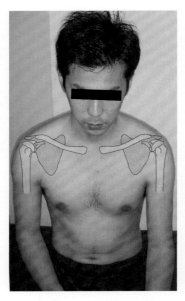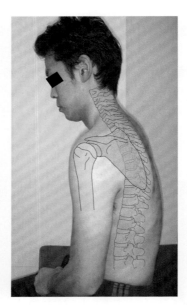

圖 10-7　本件病例的姿勢

頭部向前傾，頸部成為直頸，胸椎過度後彎，肩胛骨過度外轉、向下旋轉、向前傾。

c）觸診

i　確認按壓感到疼痛的部位（圖10-8）

　　按壓頭半棘肌、胸部多裂肌、提肩胛肌、大小菱形肌、胸小肌、前鋸肌上段纖維、闊背肌、胸大肌胸肋部纖維會感到疼痛。

ii　確認肌肉緊繃狀況（圖10-9）

　　出現緊繃的組織有頭半棘肌、胸部多裂肌、提肩胛肌、大小菱形肌、前鋸肌上段纖維、闊背肌、胸大肌胸肋部纖維。

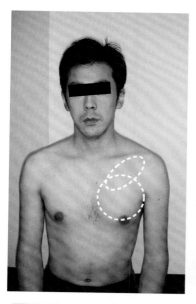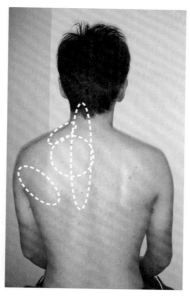

圖 10-8　按壓會感到疼痛的部位

按壓頭半棘肌、胸部多裂肌、提肩胛肌、大小菱形肌、胸小肌、前鋸肌上段纖維、
闊背肌、胸大肌胸肋部纖維會感到疼痛。

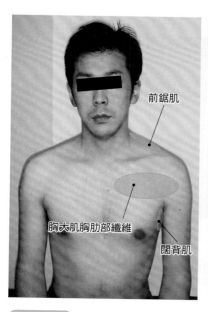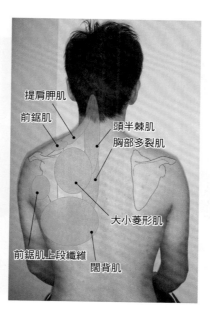

前鋸肌

提肩胛肌

前鋸肌

頭半棘肌

胸部多裂肌

胸大肌胸肋部纖維

闊背肌

大小菱形肌

前鋸肌上段纖維

闊背肌

圖 10-9　緊繃部位

出現緊繃的組織有頭半棘肌、胸部多裂肌、提肩胛肌、大小菱形肌、前鋸肌上段纖維、
闊背肌、胸大肌胸肋部纖維。

d）關節可動區域

彎曲：145度　外轉：100度

第1種肢體姿勢外旋：20度　綁帶動作：至第7節胸椎

第2種肢體姿勢外旋：20度　第2種肢體姿勢內旋：70度

第3種肢體姿勢外旋：65度　第3種肢體姿勢內旋：30度

e）肌肉、韌帶、關節囊拉伸測試

i 第1種肢體姿勢外旋受限：棘上肌前段纖維

ii 第1種肢體姿勢內旋受限：棘上肌後段纖維

iii 第2種肢體姿勢外旋受限：闊背肌、胸大肌胸肋部纖維、胸小肌、肩鎖韌帶、前胸鎖韌帶、肋鎖韌帶

iv 第2種肢體姿勢內旋受限：未受限

v 第3種肢體姿勢外旋受限：闊背肌、胸大肌胸肋部纖維、肩鎖韌帶、前胸鎖韌帶、肋鎖韌帶

vi 第3種肢體姿勢內旋受限：未受限

f）前胸柔軟度測試

測試結果為患側距離地面7指寬（健側：4指寬），判定前胸攣縮嚴重（圖10-10）。

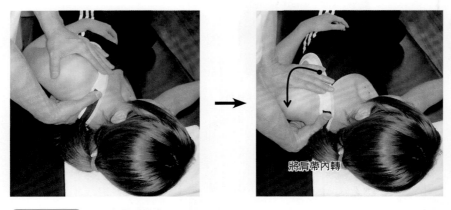

將肩帶內轉

圖 10-10 前胸柔軟度測試

肩峰毫無受阻直接碰到地面即為陰性。測試結果為患側距離地面7指寬（健側：4指寬）。

318

g）骨科測試

　　WAD重症度分類為等級 2。未發生巴劉氏症候群[※]。診斷肩峰下夾擠的 Neer 測試和 Hawkins 測試皆為陽性。

④ 病例影像

a）X光檢查（圖 10-11）

ⅰ　頸椎：頸椎向右側彎曲。
ⅱ　左肩關節：鎖骨向下拉，肩胛骨外轉、向下旋轉。

※ 巴劉氏症候群
（Barre-Lieou syndrome）
除了疼痛之外，還會出現肌肉結硬塊、耳鳴、眩暈等各種症狀。判定是因為脖子受傷，直接或間接刺激到自律神經（主要為交感神經）而引發此症候群。

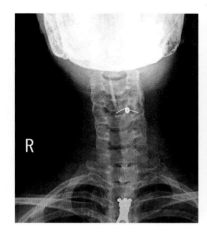
頸椎

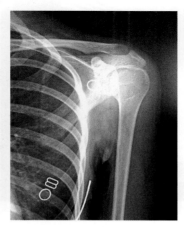
肩關節

圖 10-11　X 光檢查

頸椎向右側彎曲，鎖骨向下拉，肩胛骨外轉、向下旋轉。

3）展開運動療法

① 脊椎定位異常而緊繃的肌肉群運動療法

以半側躺作為起始姿勢，肩關節保持彎曲、外轉（圖 **10-12**）。先定位再觸診肩關節上方支撐組織緊繃狀況，確認已開始放鬆。頭部過度側彎的肢體姿勢，肌肉將難以放鬆。必須調整枕頭高度，讓頭部保持在中間。治療目標為能自我矯正脊椎定位。

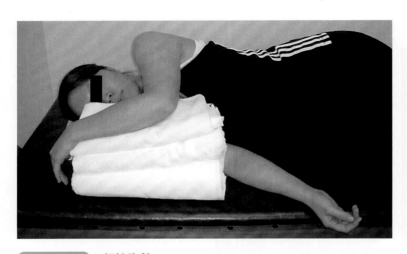

圖 10-12 **起始姿勢**

a）消除頭半棘肌攣縮的舒緩運動

一隻手抓著下顎骨，另一隻手放在上段胸椎棘突上。抓著下顎骨的手透過下顎骨，將後頭骨向後方推動，放置的手將上段胸椎向前方推回去。感覺到受阻時，輕輕地保持當下的姿勢2～3秒，之後將下顎骨往上拉、放鬆。利用這一連串的動作，讓放置的手依序降低胸椎棘突位置，一直進行至頭半棘肌附著的第6胸椎棘突為止。不斷重複此步驟，直到改善按壓疼痛和肌肉緊繃為止（圖10-13）。

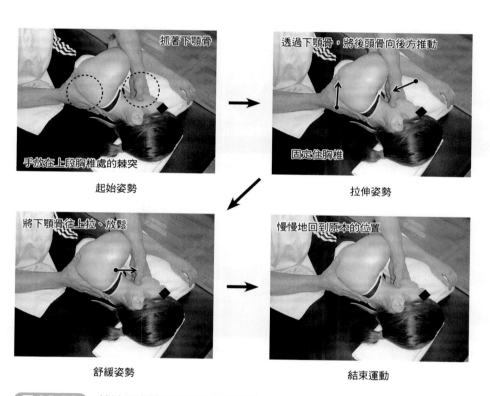

起始姿勢

拉伸姿勢

舒緩姿勢

結束運動

圖 10-13　消除頭半棘肌攣縮的舒緩運動

b）消除胸部多裂肌攣縮的舒緩運動

一隻手貼合第7頸椎棘突，另一隻手觸摸第7頸椎～第1胸椎小面關節。貼合的手讓第7頸椎棘突彎曲、向右側彎，拉伸多裂肌，之後，利用小面關節將多裂肌伸展、向左側彎輕輕收縮。利用這一連串的動作，讓放置的手依序降低胸椎棘突位置，一直進行至胸部多裂肌附著的第12胸椎棘突為止。不斷重複此步驟，直到改善按壓疼痛和肌肉緊繃為止（圖10-14）。

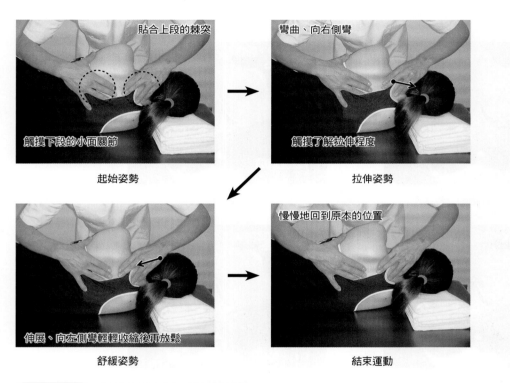

圖 10-14 消除胸部多裂肌攣縮的舒緩運動

> **重點提醒・建議**
>
> 進行「①脊椎定位異常而緊繃的肌肉群運動療法」時，重點為引起肌肉收縮。為此，治療師必須具備能確實觸診骨頭，正確活動關節的技術。藉由舒緩運動，減輕頸背部的疲勞感、不適感、鈍痛。同時，改善胸椎柔軟度和姿勢異常，進而能自我矯正脊椎定位。
>
> 在將第7節頸椎向下拉的時候，指示病患擴張胸部（伸展胸椎），更容易獲得身體意象，而這也是簡易自我矯正脊椎定位的祕訣。

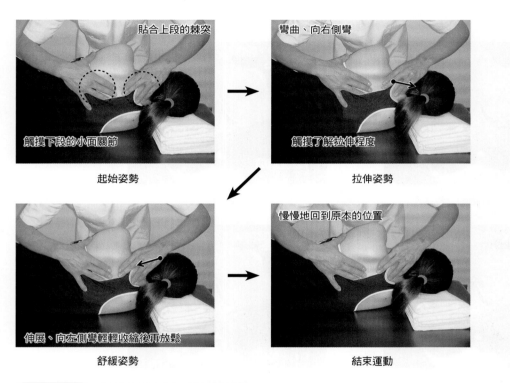

（圖片中文字）
- 貼合上段的棘突
- 觸摸下段的小面關節
- 起始姿勢
- 彎曲、向右側彎
- 觸摸了解拉伸程度
- 拉伸姿勢
- 伸展、向左側彎輕輕收縮後再放鬆
- 舒緩姿勢
- 慢慢地回到原本的位置
- 結束運動

再來是矯正肩胛骨位置異常的運動療法。治療目標為能自我矯正肩胛骨的位置。

② 肩胛骨位置異常而緊繃的肌肉群運動療法

　　以側躺作為起始姿勢，肩關節保持彎曲、外轉（圖 **10-15**）。病患肩膀緊縮時，是斜方肌上段纖維高度緊繃的症狀。此時，將無法放鬆肩帶周圍肌肉，須指示病患放鬆脖子，不要出力。

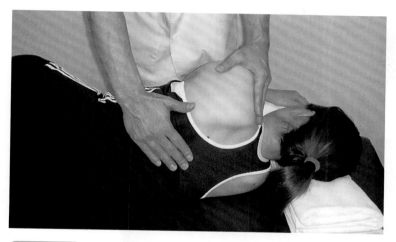

圖 10-15　　**起始姿勢**

a）利用反覆收縮消除提肩胛肌攣縮的舒緩運動

　　一隻手貼合肩胛骨上角，另一隻手抓著肩胛骨下角。放在上角的手將肩胛骨向下拉，抓著的手將肩胛骨向上旋轉，拉伸提肩胛肌給予刺激。之後，將肩胛骨輕輕向上舉、向下旋轉進行收縮。不斷重複這一連串的動作，直到提肩胛肌的按壓疼痛和肌肉緊繃獲得改善為止（圖10-16）。

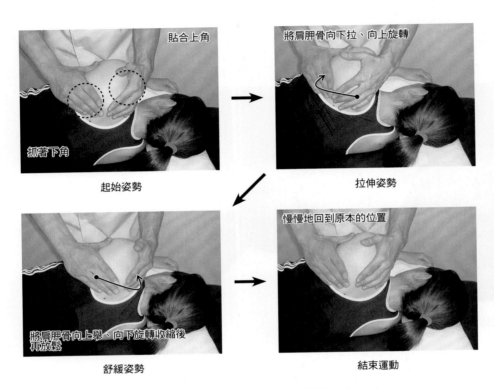

貼合上角　　將肩胛骨向下拉、向上旋轉

抓著下角

起始姿勢　　　　　　　拉伸姿勢

慢慢地回到原本的位置

將肩胛骨向上舉、向下旋轉收縮後再放鬆

舒緩姿勢　　　　　　　結束運動

圖 10-16　利用反覆收縮消除提肩胛肌攣縮的舒緩運動

b）利用反覆收縮消除大小菱形肌攣縮的舒緩運動

　　一隻手貼合肩棘三角內側邊緣附近，另一隻手抓著肩胛骨下角。放在肩棘三角內側邊緣的手將肩胛骨外轉，抓著的手將肩胛骨向上旋轉，拉伸小菱形肌給予刺激。之後，將肩胛骨輕輕內轉、向下旋轉進行收縮。不斷重複這一連串的動作，直到小菱形肌的按壓疼痛和肌肉緊繃獲得改善為止（圖 **10-17**）。

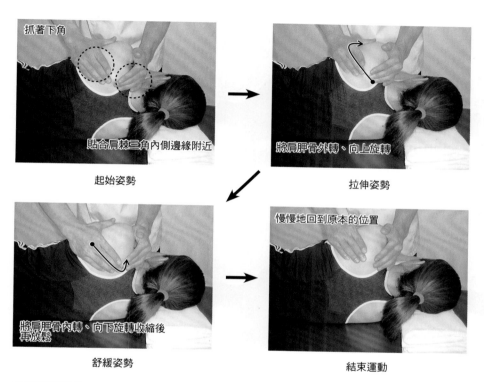

抓著下角

貼合肩棘三角內側邊緣附近

起始姿勢

將肩胛骨外轉、向上旋轉

拉伸姿勢

將肩胛骨內轉、向下旋轉收縮後再放鬆

舒緩姿勢

慢慢地回到原本的位置

結束運動

圖 10-17　利用反覆收縮消除小菱形肌攣縮的舒緩運動

　　大菱形肌為一隻手貼合肩棘三角內側邊緣附近，另一隻手抓著肩胛骨下角。
放在棘三角內側邊緣的手將肩胛骨外轉，抓著的手將肩胛骨向上旋轉，拉伸大
菱形肌給予刺激。之後，將肩胛骨輕輕內轉、向下旋轉進行收縮。不斷重複
這一連串的動作，直到大菱形肌的按壓疼痛和肌肉緊繃獲得改善為止（圖10-
18）

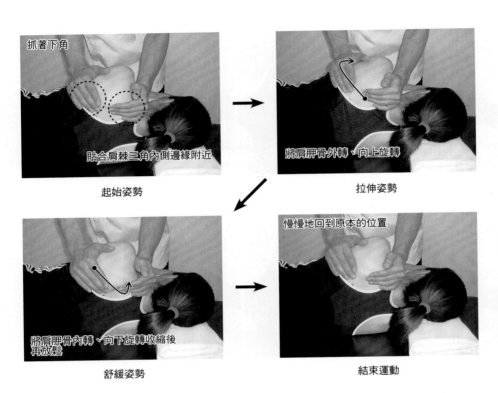

抓著下角

貼合肩棘三角內側邊緣附近
起始姿勢

將肩胛骨外轉、向上旋轉
拉伸姿勢

將肩胛骨內轉、向下旋轉收縮後
再放鬆
舒緩姿勢

慢慢地回到原本的位置
結束運動

圖 10-18　利用反覆收縮消除大菱形肌攣縮的舒緩運動

重點提醒・建議
進行「②肩胛骨位置異常而緊繃的肌肉群運動療法」時，重點為引起運
動的肌肉收縮。為此，治療師必須具備能確實觸診骨頭，正確活動關節
的技術。舒緩運動消除了頸背部的疲勞感、不適感、鈍痛。此外，增加
肩胛骨向下拉、過度外轉、向上方旋轉的可動性，讓肩關節可達彎曲
150度、外轉130度。

再來是肩胛骨內轉受限的運動療法。首先，充分改善造成肩胛骨內轉受限的肌肉，之後再來處理肩鎖關節和胸鎖關節。

本件病例的肩胛骨內轉受限原因之一，為前胸嚴重攣縮，肩胛骨呈現外轉。在此種肩胛骨姿勢之下仰臥，將強迫肩關節過度伸展，牽拉、刺激到臂神經叢。若再加上胸小肌緊繃程度加重，穿梭於深層肌肉的臂神經叢受到壓迫、刺激的程度也會升高，最後，呈現類似於胸廓出口症候群的症狀。面對如同本件病例般，前胸和肩帶攣縮頑固的病患，建議先改善上述提到的柔軟度，之後再治療肩盂肱關節。

此處運動療法的目的，在於改善肩胛骨內轉可動區域，緩和對臂神經叢的侵害、刺激。

③ 肩胛骨內轉受限相關組織的運動療法

以半側躺作為起始姿勢（圖 10-19）。病患肩膀緊縮時，是斜方肌上段纖維高度緊繃的症狀。此時，將無法放鬆肩帶周圍肌肉，須指示病患放鬆脖子，不要出力。治療目標為前胸柔軟度測試結果4指寬以下。

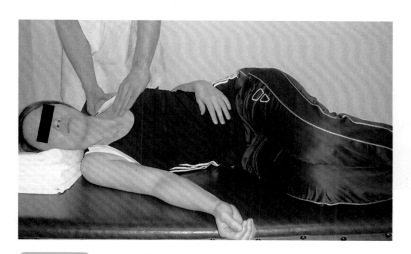

圖 10-19　起始姿勢

a）消除胸小肌縮短的伸展運動

　　一隻手從肩峰抓著髖棘，另一隻手觸摸胸廓（胸小肌和第2～5肋骨）。接著，觸摸的手固定住胸廓，抓著的手將肩胛骨向後傾、內轉、向上旋轉，適當伸展給予刺激。等感覺到胸小肌產生阻力，將肩胛骨向前傾、外轉、向下旋轉等長收縮（2～3秒、收縮力10％左右），再向後傾至能充分拉伸的位置並保持向上旋轉姿勢。不斷重複這一連串的動作，直到肌肉阻力減輕為止（圖10-20）。

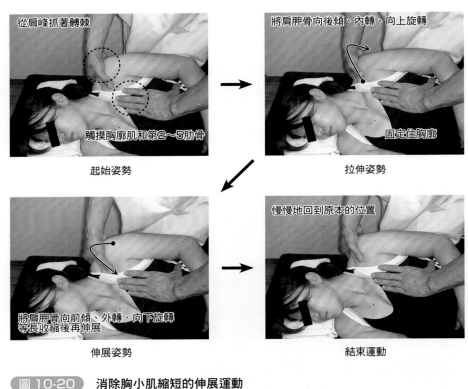

起始姿勢 — 從肩峰抓著髖棘 / 觸摸胸廓肌和第2～5肋骨

拉伸姿勢 — 將肩胛骨向後傾、內轉、向上旋轉 / 固定住胸廓

伸展姿勢 — 將肩胛骨向前傾、外轉、向下旋轉 等長收縮後再伸展

結束運動 — 慢慢地回到原本的位置

圖 10-20　消除胸小肌縮短的伸展運動

b）消除前鋸肌上段纖維縮短的伸展運動

　　一隻手抓著肩胛骨上角，另一隻手觸摸前鋸肌和第1肋骨。接著，觸摸的手固定住第1肋骨，抓著的手將肩胛骨內轉、向上旋轉，適當伸展給予刺激。等感覺到前鋸肌上段纖維產生阻力，將肩胛骨外轉、向下旋轉等長收縮（2～3秒、收縮力10％左右），再內轉至能充分拉伸的位置並保持向上旋轉姿勢。不斷重複這一連串的動作，直到肌肉阻力減輕為止（圖10-21）。

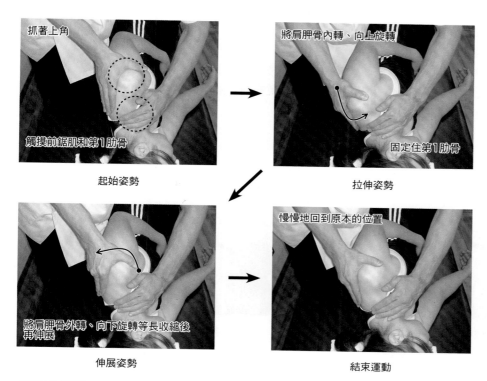

抓著上角

觸摸前鋸肌和第1肋骨

起始姿勢

將肩胛骨內轉、向上旋轉

固定住第1肋骨

拉伸姿勢

將肩胛骨外轉、向下旋轉等長收縮後再伸展

伸展姿勢

慢慢地回到原本的位置

結束運動

圖 10-21 消除前鋸肌上段纖維縮短的伸展運動

c）肩鎖韌帶的伸展運動

　　一隻手從肩峰抓著髆棘，另一隻手抓著鎖骨遠端。接著，抓著鎖骨的手固定住鎖骨，另一隻手將肩胛骨外轉，拉伸後段纖維。之後，將肩胛骨內轉，拉伸前段纖維。不斷重複這一連串的動作，直到韌帶阻力減輕為止（圖 **10-22**）。

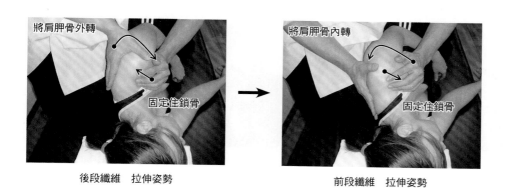

將肩胛骨外轉

固定住鎖骨

後段纖維　拉伸姿勢

將肩胛骨內轉

固定住鎖骨

前段纖維　拉伸姿勢

圖 10-22 肩鎖韌帶的伸展運動

d）前胸鎖韌帶、肋鎖韌帶、鎖骨韌帶的伸展運動

前胸鎖韌帶為一隻手從鎖骨遠端抓著肩峰，另一隻手貼合胸骨柄。接著，貼合的手固定住胸骨柄，抓著的手以胸鎖關節為中心，將鎖骨向下拉、伸展，拉伸韌帶。之後，將鎖骨向上舉、彎曲鬆弛韌帶。不斷重複這一連串的動作，直到韌帶阻力減輕為止（圖10-23）。

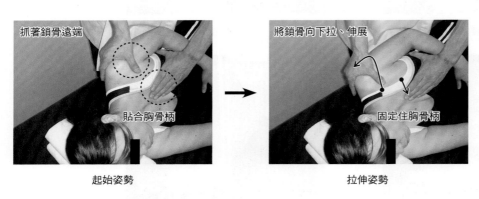

起始姿勢　　　　　　　　　　　　　　　拉伸姿勢

圖 10-23　前胸鎖韌帶的伸展運動

肋鎖韌帶則是一隻手從鎖骨遠端抓著肩峰，另一隻手放在第1肋骨上。接著，放置的手固定住第1肋骨，抓著的手以胸鎖關節為中心，將鎖骨向上舉20度、伸展，拉伸韌帶。之後，將鎖骨向下拉、彎曲鬆弛韌帶。不斷重複這一連串的動作，直到韌帶阻力減輕為止（圖10-24）。

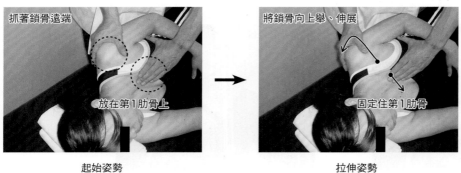

起始姿勢　　　　　　　　　　　　　　　拉伸姿勢

圖 10-24　肋鎖韌帶的伸展運動

至於鎖骨韌帶，方法為一隻手從鎖骨遠端抓著肩峰，另一隻手貼合胸骨和對向側的鎖骨胸骨端。接著，貼合的手固定住胸骨和對向側的鎖骨胸骨端，抓著的手以胸鎖關節為中心，將鎖骨向下拉、伸展，拉伸韌帶。之後，將鎖骨向上舉、彎曲鬆弛韌帶。不斷重複這一連串的動作，直到韌帶阻力減輕為止（圖10-25）。

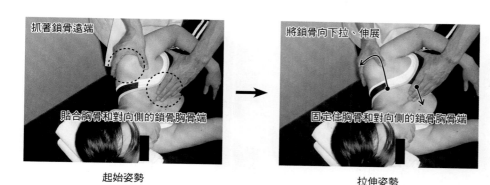

抓著鎖骨遠端

貼合胸骨和對向側的鎖骨胸骨端

起始姿勢

將鎖骨向下拉、伸展

固定住胸骨和對向側的鎖骨胸骨端

拉伸姿勢

圖 10-25　鎖骨韌帶的伸展運動

重點提醒・建議

進行「③肩胛骨內轉受限相關組織的運動療法」時，重點為適當地引起肌肉收縮、拉伸和鬆弛韌帶。為此，治療師必須具備能確實觸診骨頭，正確活動關節的技術。完成這一連串的動作後，前胸柔軟度測試結果為3指寬。最後，改善肩帶錯位、肱骨頭回到向心姿勢，後續治療更容易活動關節。而且，肩胛骨內轉可動區域擴大，肩關節伸展50度，第1種肢體姿勢外旋60度，第2種肢體姿勢外旋80度。緩和就寢時對臂神經叢的過度牽拉、刺激，夜間疼痛也改善至每隔2～3天痛醒1次。

　　再來是提升斜方肌中段、下段纖維機能的運動療法。此階段應在脊椎柔軟度和肩胛骨可動性足夠之後再開始。此外，斜方肌中段、下段纖維的肌肉適當收縮，可望藉由胸小肌等前胸的交互抑制，減輕肌肉緊繃程度。在此，運動療法的目的為不必特意就能保持良好姿勢。

④ 讓胸椎和肩胛骨定位保持良好肢體姿勢的運動療法

以側躺作為起始姿勢（圖10-26）。最大特徵為肩胛骨向上舉時，會加重提肩胛肌和菱形肌的緊繃程度。此時，將無法放鬆肩帶周圍肌肉，須指示病患放鬆肩胛骨四周，不要出力。治療目標為改善肩關節向上舉所造成的疼痛。

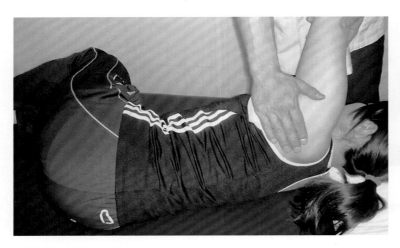

圖 10-26 起始姿勢

a）利用斜方肌中段纖維肌肉收縮伸展胸椎的運動

一隻手從肩峰抓著髆棘，另一隻手於肩胛骨平面上保持外轉90度。接著，將肩胛骨內轉、向上旋轉，引導上段胸椎伸展。之後，斜方肌中段纖維肌肉收縮，輕輕保持著該肢體姿勢，並要求病患立即放鬆不要出力。不斷重複這一連串的動作，直到上段胸椎伸展可動區域增加為止（圖10-27）。

b）利用斜方肌下段纖維肌肉收縮伸展胸椎的運動

一隻手從肩峰抓著髆棘三角區，另一隻手於肩胛骨平面上保持外轉130度。接著，將肩胛骨內轉、下拉、向上旋轉，引導下段胸椎伸展。之後，斜方肌下段纖維肌肉收縮，輕輕保持著該肢體姿勢，並要求病患立即放鬆不要出力。不斷重複這一連串的動作，直到下段胸椎伸展可動區域增加為止（圖10-28）。

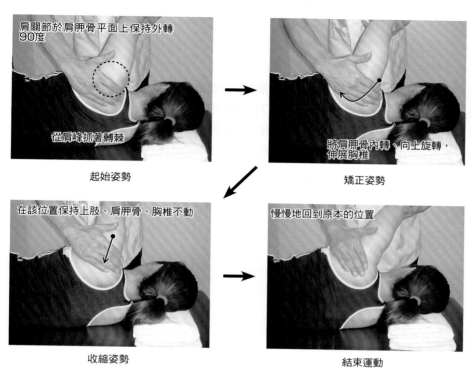

肩關節於肩胛骨平面上保持外轉90度

從肩峰抓著髁棘

起始姿勢

將肩胛骨內轉、向上旋轉，伸展胸椎

矯正姿勢

在該位置保持上肢、肩胛骨、胸椎不動

收縮姿勢

慢慢地回到原本的位置

結束運動

圖 10-27 利用斜方肌中段纖維肌肉收縮伸展胸椎的運動

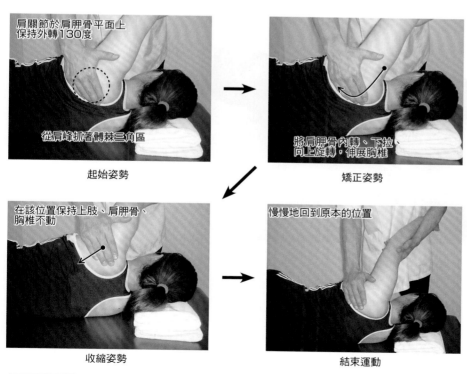

肩關節於肩胛骨平面上保持外轉130度

從肩峰抓著髁棘三角區

起始姿勢

將肩胛骨內轉、下拉、向上旋轉，伸展胸椎

矯正姿勢

在該位置保持上肢、肩胛骨、胸椎不動

收縮姿勢

慢慢地回到原本的位置

結束運動

圖 10-28 利用斜方肌下段纖維肌肉收縮伸展胸椎的運動

重點提醒・建議

進行「④讓胸椎和肩胛骨定位保持良好肢體姿勢的運動療法」時，重點為適當地引起要治療的肌肉收縮。為此，治療師必須具備能確實觸診骨頭，正確活動關節的技術。完成這一連串的動作後，改善了胸椎和肩胛骨的定位，肩關節彎曲180度、外轉170度。此外，消除頸背部的疲勞感、不適感、鈍痛。不過，第2種肢體姿勢的外旋和外轉，活動到最終區域時仍會受到限制，運動時也會產生以肩峰下夾擠為主體的疼痛。

　　接下來的運動療法為剝離上方支撐組織沾黏，以及伸展容易受姿勢影響的闊背肌和胸大肌，解決這些肌肉縮短的問題。

⑤ 肩關節可動區域受限的運動療法

　　以仰臥作為起始姿勢（圖10-29）。確認頸椎、胸椎、肩帶周圍組織肌肉緊繃獲得舒緩後再開始進行。治療目標為擴大第2種肢體姿勢的外旋區域和外轉區域，以及改善運動時產生的疼痛。

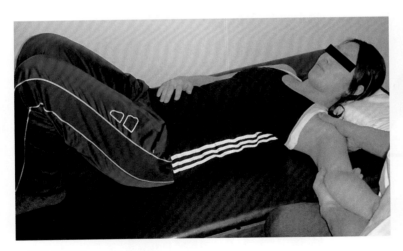

圖 10-29　起始姿勢

a）剝離棘上肌沾黏

　　一隻手觸摸在棘上肌肌腱附著的大結節上面（superior facet），另一隻手抓著上肢，將肩關節保持外轉20度。

　　前段纖維為觸摸的手將大結節拉出至外側，抓著上肢的手將肩關節於肩胛骨平面上內轉、外旋，滑動給予刺激。之後，於肩胛骨平面上外轉、內旋進行收縮，讓大結節滑入至喙肩弓下方。不斷重複這一連串的動作，直到大結節滑動性獲得改善為止（圖10-30）。

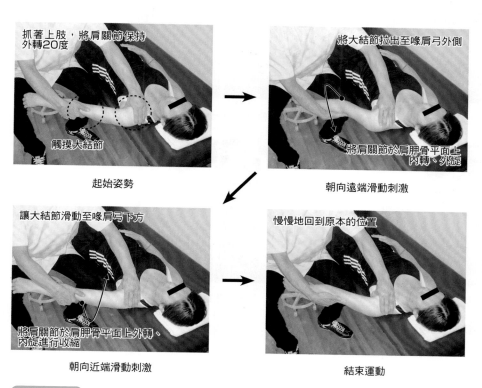

圖 10-30　剝離棘上肌前段纖維沾黏

後段纖維則是觸摸的手將大結節拉出至外側，抓著上肢的手將肩關節於肩胛骨平面上內轉、內旋，滑動給予刺激。之後，於肩胛骨平面上外轉、外旋進行收縮，讓大結節滑入至喙肩弓下方。不斷重複這一連串的動作，直到大結節滑動性獲得改善為止（圖10-31）。

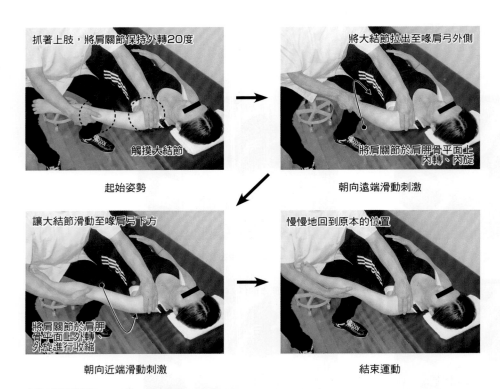

抓著上肢，將肩關節保持外轉20度

觸摸大結節

起始姿勢

將大結節拉出至喙肩弓外側

將肩關節於肩胛骨平面上內轉、內旋

朝向遠端滑動刺激

讓大結節滑動至喙肩弓下方

將肩關節於肩胛骨平面上外轉、外旋進行收縮

朝向近端滑動刺激

慢慢地回到原本的位置

結束運動

圖 10-31　剝離棘上肌後段纖維沾黏

b）消除闊背肌縮短的伸展運動

　　一隻手抓著上肢，另一隻手抓著軀幹。接著，抓著軀幹的手固定住軀幹，抓著上肢的手將肩關節彎曲、外轉、外旋，適當拉伸給予刺激。之後，將肩關節伸展、內轉、內旋等長收縮（2～3秒、收縮力10％左右），再立即要求病患不要出力並開始伸展。不斷重複這一連串的動作。在進行的過程中，同時逐漸擴大肩關節彎曲、外轉、外旋的可動區域（圖10-32）。

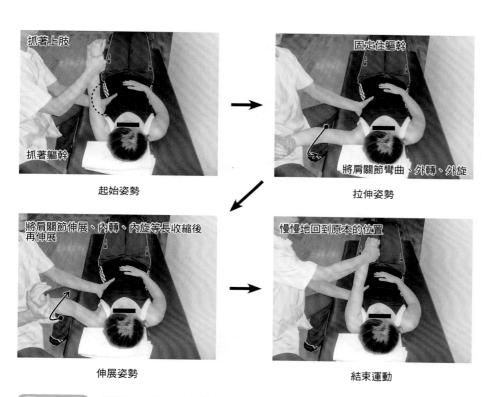

起始姿勢　　　　　　　　　拉伸姿勢

伸展姿勢　　　　　　　　　結束運動

圖 10-32　消除闊背肌縮短的伸展運動

c）消除胸大肌胸肋部纖維縮短的伸展運動

一隻手抓著上肢，另一隻手抓著胸骨、肋骨。接著，抓著胸骨、肋骨的手固定住胸骨、肋骨，抓著上肢的手將肩關節彎曲、外轉、外旋，適當拉伸給予刺激。之後，將肩關節伸展、內轉、內旋等長收縮（2～3秒、收縮力10％左右），再立即要求病患不要出力並開始伸展。不斷重複這一連串的動作。在進行的過程中，同時逐漸擴大肩關節彎曲、外轉、外旋的可動區域（圖10-33）。

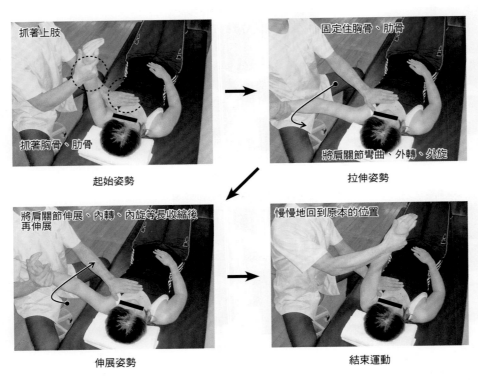

圖 10-33　消除胸大肌胸肋部纖維縮短的伸展運動

重點提醒・建議

進行「⑤肩關節可動區域受限的運動療法」時，重點為適當地引起要治療的肌肉收縮。為此，治療師必須具備能確實觸診骨頭，正確活動關節的技術。完成這一連串的動作後，肩關節彎曲190度、外轉180度，第2種肢體姿勢外旋80度，第3種肢體姿勢外旋90度。不再發生夜間疼痛，亦消除以肩峰下夾擠為主體的運動時疼痛。

總結

　　罹患 WAD 後，幾乎都會出現脊椎定位異常、肩胛骨機能不良的問題。因此，當肩盂肱節奏亂掉、肩帶機能異常引起肩關節疼痛和攣縮時，治療優先順序為改善胸椎和肩胛骨的可動性之後，再來治療肩盂肱關節障礙。頭部重心順利往後矯正時，就能減輕肩關節負擔，有助於更容易控制住疼痛。

參考文獻

1) Spitzer WO, et al：Scientific monograph of the Quebec task force on whiplash-associated disorders：redefining "whiplash" and its management. Spine 20：2-73S, 1995.

2) Kaneoka K, et al：Motion analysis of cervical vertebrae during whiplash loading. Spine 24：763-770, 1999.

3) Siegmund GP, et al：Mechanical evidence of cervical facet capsule injury during whiplash. Spine 26：2095-2101, 2001.

4) Winkelstein BA, et al：The cervical facet capsule and its role in whiplash injury. Spine 25：1238-1246, 2000.

5) 馬場久敏：外傷性頚部症候群："むち打ち損傷" に関する脊椎脊髄外科学的一見解. 脊椎脊髄. 19：369-377, 2006.

6) Kristjaneeon E：Reliability of ultrasonography for the cervical multifidus muscle in asymptomatic and symptomatic subjects. Man Ther 9：83-88, 2004.

7) Jull G, et al：Cervical muscloskeletal impairment in frequent intermittent headache. Part1：subjects with single headaches. Cephalalgia 27：793-802, 2007.

8) Theodoridis D, et al：The effect of shoulder movements on thoracic spine 3D motion . Clin Biomech (Bristol, Avon) 17：418-421, 2002.

9) 立原久義, 他：健常者の上肢挙上に伴う胸郭と肩胛骨の運動. 肩関節 36：795-798, 2012.

10) Theodoridis D, et al：The effect of shoulder movements on thoracic spine 3D motion. Clinical Biomechanics 17：418-421, 2002.

11) Edmondston SJ, et al：Thoracic spine：anatomical and biomechanical considerations for manual therapy. Manual Therapy 2：132-143, 1997.

12) 遠藤健司：むち打ち損傷ハンドブック. シュプリンガー・フェアラーク社, 2006.

13) Borstad JD, et al：The effect of long versus short pectoralis minor resting length on scapular kinematics in healthy individuals. J Orthop Sports Phys Ther 35：227-238, 2005.

14) 林典雄, 他：夜間痛を合併する片関節周囲炎の可動域制限の特徴と X 線学的検討〜運動療法への展開〜. The journal of Clinical Physical Therapy 7：1-5, 2004.

肩關節攣縮的評估與運動治療 臨床篇

出　　　版／楓葉社文化事業有限公司

地　　　址／新北市板橋區信義路163巷3號10樓

郵 政 劃 撥／19907596　楓書坊文化出版社

網　　　址／www.maplebook.com.tw

電　　　話／02-2957-6096

傳　　　真／02-2957-6435

監　　　修／林典雄

執　　　筆／赤羽根良和

插　　　畫／谷本健

翻　　　譯／王美芬

企 劃 編 輯／陳依萱

校　　　對／黃薇霓

港 澳 經 銷／泛華發行代理有限公司

定　　　價／950元

出 版 日 期／2020年8月

國家圖書館出版品預行編目資料

肩關節攣縮的評估與運動治療. 臨床篇 /
赤羽根良和作；王美芬翻譯. -- 初版. --
新北市：楓葉社文化, 2020.08
面；　公分

ISBN 978-986-370-222-1（平裝）

1. 冷凍肩　2. 運動療法

416.613　　　　　　　109007719